U0395929

熊医生医学科普丛书

你也能应对常见疾病

熊旭东　主编

家庭必备
防病指南

上海科学普及出版社

你也能应对常见疾病
编辑委员会

前 言

◆◆◆◆◆◆◆◆◆◆◆◆◆◆◆◆◆◆

  《你也能应对常见疾病》是继《你也看得懂化验单新编》《你也学得会院前与家庭急救》之后的"熊医生医学科普丛书"又一力作。根据专家意见和百姓反馈信息，《你也能应对常见疾病》主要聚焦目前百姓所关注的病症，比如肺结节、肺间质纤维化、高脂血症、脂肪肝、痛风、帕金森病、阿尔兹海默病、甲状腺结节和耳石症等，也介绍了急性冠脉综合征、新型冠状病毒肺炎等热点疾病。全书共分十五个章节（即十五种疾病），每个章节又包含三部分内容。第一部分用通俗易懂的语言介绍疾病病因、常见症状及危险信号等，以帮助读者及时发现这些疾病，达到早诊断、早治疗的目的。第二部分重点介绍这些疾病的防治知识，除了让读者了解这些疾病的治疗措施外，还介绍了科学的生活方式及常见中医药预防方法，收集并挖掘简单、有效、可行的中药食疗和导引养生功法等，以达到让读者既病防变、促进康复的目的。第三部分采用了问答的形式，解答了读者对这些疾病可能产生的疑问，普及并强化了相关医学认知，以提高读者的健康意识，提升防病、养生能力。

  "熊医生医学科普丛书"之《你也看得懂化验单新编》和《你也学得会院前与家庭急救》分别获得了 2016 年度中国中西医结合学会科学技术奖（科普奖）、2017 年度上海中西医结合科学技术奖（科普奖）、2017年度上海科普教育创新奖二等奖和2020年度上海中西医结合科学技术奖（科普奖）。

本书邀请了上海中医药大学附属曙光医院、岳阳中西医结合医院、龙华医院、上海市中医医院，同济大学附属上海市肺科医院和上海交通大学医学院附属仁济医院、同仁医院等医院的27位具有丰富临床经验和科普教育经历的专家和教授参与编写，衷心感谢诸位在繁忙的工作中拨冗编撰。

编写过程中难免存在错误和疏漏，不妥之处，敬请读者批评指正，便于今后修订完善。

熊旭东

2022年8月

你也能应对常见疾病

2

目　录

第 1 章

肺 部 结 节

肺部结节（pulmonary nodules），是指影像学表现为直径≤3 cm的局灶性、类圆形、密度增高的实性或亚实性肺部阴影，可为孤立性或多发性，不伴肺不张、肺门淋巴结肿大和胸腔积液。近年来，随着影像学技术的进步和设备的更新换代，尤其是 CT 检查的普及，肺部结节的检出率明显上升。接受胸片或胸部 CT 扫描的成年人，大约有一半都可能会检出肺部结节；甚至有研究表明，接受低剂量 CT 肺癌筛查的 50 岁以上人群中，60%～70% 的人都会检出肺部结节。肺部结节既有良性的，亦有恶性的，因此，肺部结节的临床诊断与处理已逐渐成为困扰医患的重要问题。

总体而言，肺部结节良性者占多数，约 80% 良性结节为肺部感染所致，最常见的是真菌感染、分枝杆菌感染（结核分枝杆菌和非结核分枝杆菌），而细菌感染的肺部结节相对少见，引起脓肿的细菌感染比较容易出现肺部结节、空洞的情况。肺部感染后留下的结节，有的是吸收修复不完全留下的，这种情况不需要治疗或干预；有的是活动性感染病灶，可能需要进一步的治疗。其余 20% 为良性肿瘤（错构瘤）、血管性病变等。肺部结节病因中恶性者占比较低，美国胸外科协会的报道数据显示，恶性（早期肺癌）肺部结节的比例不足 5%；亦有文献的数据提示，通过低剂量 CT 筛查诊断出肺部结节的 5 848名患者（选取的病例肺部结节均大于 2.5 mm）中，总计诊断出肺癌患者 234 名，肺部结节恶性比例为 4%。

如何科学和规范的肺部结节评估、随访策略，能提高肺部结节良性、恶性的精准鉴别水平，使肺癌患者尽早得到治疗，同时避免对良性肺部结节患者过度治疗，是当前的热点问题。随着各个国家或地区对肺部结节诊治经验的不断积累、诊治技术的不断完善与提高，对肺部结节的治疗已形成一定的共识。

一、疾病特点

1. 病因特点

肺部结节形成的原因非常复杂，目前已知的原因大致有以下几种。

（1）吸烟或空气污染：肺部长期受吸烟、空气污染等因素影响所致的炭末沉着；

（2）感染或外伤：结核或其他炎症感染，或者胸部曾受过外伤，引起肺部淤血的后遗征象；

（3）肺部良性肿瘤；

（4）早期肺癌：如腺癌或者原位腺癌；

（5）转移瘤：身体其他部位恶性肿瘤转移至肺部形成的肺部转移瘤；

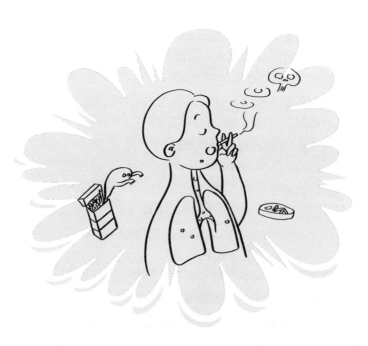

（6）其他：如痰栓、畸形、肺动静脉瘘等。

2. 症状和体征特点

（1）症状特点：一般来说，肺部结节大多都是在体检时偶然发现的。因此，肺部结节早期多数无明显症状。若出现发热、咳嗽、咳痰、气促、胸痛、咯血、体重下降等表现，意味着病情可能潜在较重，更有甚者可能是早期肺癌的征兆，此时应该引起重视，及时诊治。

（2）体征特点：多数无明显体征。由于病因不同，部分患者可能伴有局部或广泛呼吸音减低等表现。

3. 相关辅助检查

（1）胸部 X 线：检查费用低，辐射剂量低于常规标准 CT。不过影像重叠，分辨率有限，对肺部结节容易漏诊、误诊，小于 10 mm 的结节胸片上可能不显示，且难以显示病变细节。胸片因发现肺内小结节的比例仅为 0.09%～0.20%，目前不用于肺部结节的筛查和诊断。

（2）胸部 CT：CT 分辨率高，可清晰显示病变细节（支气管充气征、空泡征、钙化、胸膜凹陷征等），可发现≤ 5 mm 的肺小结节。胸部 CT 检查对肺部结节具有较高敏感性及特异性，可用于早期筛查、诊断与鉴别诊断。缺点是辐射剂量高于胸片，检查费用也高于普通胸部 X 线。具体分为 CT 平扫、CT 增强扫描、低剂量薄层 CT（LDCT）、高分辨薄层 CT（HRCT）等。

1）LDCT：辐射剂量低［辐射剂量（1～3 mSv）相当于 X 线胸片］，层厚通常≤ 1 mm，是国际、国内推荐的肺癌、肺部结节筛查的首选方式。不足之处是因辐射剂量小，不能清楚显示结节内部特征。因此，对高危人群的筛查及发现肺部结节后的随访检查不推荐使用 LDCT 检查。

2）HRCT：扫描层厚 1～2 mm，显示微小的肺组织结构，能清楚显示肺部结节特征，如支气管充气征、空泡征、毛刺征、分叶征及胸膜凹陷征等，帮助鉴别良恶性。可进行图像后期处理，清晰显示肺部结节的表面形态特征及与肺血管的关系，测量肺部结节体积，同时导入人工智能分析软件进行良恶性的鉴别。HRCT 是通常用于发现肺部结节后的进一步鉴别诊断与随访复查的项目，用于鉴别肺部结节良恶性的首选。

3）薄层增强CT：具有薄层CT与增强CT的共同优点，更利于肺部结节的鉴别诊断，是非外科手术活检术前诊断的较佳选择。

根据影像学上结节的大小可进行分类。直径 > 3 cm 称肺肿物，直径在 1~3 cm 者为肺部结节，5~10 mm 为肺小结节，直径 < 5 mm 者为肺微小结节。微小结节可在基层医院管理，小结节可在有诊治经验的医院管理，肺部结节则应尽早请有经验的专家诊治。

（3）PET-CT检查：优点是可用于鉴别肺部结节（10 mm 以上实性结节、实性成分 > 5 mm 的磨玻璃结节）良恶性，诊断敏感性 80%~100%，特异性 40%~100%；也可用于评估怀疑肺癌或有其他肿瘤的肺部结节患者的全身转移情况。伴有肺内其他实性结节，或肺外有恶性肿瘤病史者建议 PET-CT 检查。缺点是对直径小于 10 mm 的实性结节、实性成分 < 5 mm 的磨玻璃结节、纯磨玻璃结节诊断意义不大；且 PET-CT 是影像诊断的方法，不能替代病理学诊断；价格高昂。

（4）肿瘤标志物检查：对肺癌敏感性较高的标志物有神经特异性烯醇化酶（NSE）和细胞角蛋白 19 片段（CYFRA21-1）。优点是取材方便，可实时监测动态变化，与 LDCT 联合或许是早期筛查结节是否为恶性（肺癌）的较好方法。缺点是总体敏感性和特异性较低。适用于中高风险人群。

（5）痰液细胞学检查：诊断肺癌的特异度很高，但敏感度较低。适用于中高风险人群。

（6）非手术组织活检：一种侵入性检查。适用于高风险人群。

1）气管镜检查：气管镜直视下刷检、活检或透视下经支气管镜肺活检（TBLB）及支气管肺泡灌洗，获取细胞学和组织学诊断。自荧光气管镜（AFB）检查是近年发展起来的对中央型肺癌早期诊断的新手段，利用良恶性细胞自发荧光特性不同的原理，可显著提高气管支气管黏膜恶变前病灶（不典型增生）或早期恶变（原位癌）的检出率。支气管内超声引导下肺活检术（EBUS-TBLB）采用外周型超声探头观察外周肺病变，并在支气管超声引导下行 EBUS-TBLB，较传统 TBLB 技术的定位更精确，可进一步提高外周肺部结节活检的阳性率。此外还有电磁导航气管镜（ENB），EBUS-TBLB 和虚拟导航气管镜（VBN）或 ENB 联合应用可提高对周围型肺部病变的诊断率，且安全性高，在肺部结节鉴别诊断和早期肺癌诊断方面有一定的应用前景。

2）经胸壁肺穿刺活检术（TTNB）：可在 CT 或超声引导下进行，对周围型肺癌诊断的敏感度和特异度均较高。病变靠近胸壁者可在超声引导下进行活检；对于不紧贴胸壁的病变，可在透视或 CT 引导下穿刺活检。

（7）手术活检：是侵入性有创检查。适用于高风险人群。

1）胸腔镜检查：适用于无法经气管镜和 TTNB 等检查方法取得病理标本的肺部结节，尤其是肺部微小结节病变，行胸腔镜下病灶切除即可明确诊断。

2）纵隔镜检查：作为确诊肺癌和评估淋巴结分期的有效方法，是目前临床评价肺癌患者纵隔淋巴结状态的金标准，可弥补 EBUS-TBLB 的不足。

二、中西医防病治病措施

中医认为，肺部结节为气虚、痰、瘀痹阻脉络所致。肺部结节的形成当有内外二因。外因源于邪实，主要与感受六淫邪气或烟毒雾霾有关，影响了肺的气机宣降；内因源于正虚，主要为情志内伤、饮食失宜、劳逸失度、禀赋不足等，导致正气亏虚，阴阳失衡，脏腑功能紊乱，气血不畅，卫外不固，外邪乘虚而入。内外因相合，痰凝气滞，痹阻络脉，痰瘀胶结，日久形成结节。肺部结节多为本虚标实。本虚以脾肺两虚为主，标实主要为痰、瘀凝。治本之法，重在补肺益脾，兼顾补肾；治标之法，在于化痰、散结。中医治疗肺部结节是辨证施治，不同肺结节患者的具体用药不同。常用方法有以下几种。

1. 补中益气

补中益气法是指对于正气虚弱，或因虚致实等病证，采用扶助正气为主，辅以祛邪的方法。适用于肺部结节以正虚为主，邪实不显的病证。临床上可以根据本虚不同分型论治，如肺气虚弱予止嗽散合补肺汤加减；肺脾气虚予补肺健脾方加减（党参、黄芪、白术、淫羊藿、茯苓、陈皮、紫菀、浙贝母、杏仁、薤白、枳壳、地龙、炙甘草等）；肺肾气虚予补肺益肾方加减（党参、黄芪、茯苓、熟地黄、沉香、紫石英等）；肺肾气阴两虚，兼有血瘀，予益气滋肾方合血府逐瘀汤加减（太子参、黄芪、熟地黄、天冬、麦冬、五味子、百合、山茱萸、桃仁、红花、赤芍、川芎、丹参等）。有学者根据体质致病特点的不同，对气虚致病者，予玉屏风散合六君子汤加减；对阴虚致病者，予沙参麦冬汤。

2. 疏肝理气

疏肝理气法是指疏通气机、消除郁滞的治法。适用于肺部结节伴肝郁气滞型患者。《黄帝内经》云："百病生于气。"肝气郁结者可用柴胡、香附、玫瑰花、合欢花、百合调畅气机，其中玫瑰花、合欢花、百合等可与绿茶或白水同煮，取其芳香之气以疏达气机。有学者以调畅气机、平衡气血阴阳为大法，善用小柴胡汤、补中益气汤、柴胡疏肝散等方治疗。有学者临床上常选用二陈汤、越鞠丸、消瘰丸等重在疏肝理气、化痰散结的方剂作为基本方。

3. 化痰散结

化痰散结法是指运用具有化痰散结或消癥除积等作用的方药或相关疗法，治疗痰核留结、痰瘀搏结等病证的治法。适用于痰瘀互结、结节已成，是肺结节的主要治法，凡是确诊肺结节均可用此法。痰凝者可用浙贝母、夏枯草、生牡蛎、当归、白芥子、半夏化痰散结，同时可用陈皮、连翘、蒲公英代茶饮理气化痰散结。有学者以"屡攻屡补，以平为期"为治疗原则，自创散结方（龙骨、牡蛎、浙贝母、半枝莲、白花蛇舌草、白术、党参、柴胡、陈皮、桃仁、桂枝、炙甘草）。有学者以益气活血、化痰散结为法，自拟益肺散结方为基础方，药物组成为党参、黄芪、灵芝、法半夏、茯苓、白芥子、白花蛇舌草、夏枯草、川芎、姜黄、海蛤壳。

总之，患了肺结节，不用过度紧张与担心，一定要遵医嘱规律复查胸部，合理治疗。

三、答疑解惑

1. 体检发现肺部结节，是不是患了肺癌？

答：近些年，随着胸部高分辨率薄层 CT（HRCT）的推广，越来越多的肺部结节被发现。一项关于肺部结节筛查的研究发现，在 55～74 岁的无症状、有吸烟史的人群中，低剂量胸部 CT 发现肺部结节的人群检出率为 27.3%。可以发现胸部 CT 在提高肺癌早期筛查率的同时，也给人们带来了越来越多的焦虑：肺部结节就是肺癌吗？

我们先要了解什么是肺部结节。肺部结节是小的局灶性、类圆

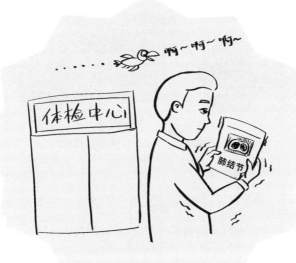

形、影像学表现密度增高的阴影，可单发或多发，不伴肺不张、肺门肿大和胸腔积液。孤立性肺部结节无典型症状，常为单个、边界清楚、密度增高、直径≤3 cm且周围被含气肺组织包绕的软组织影。局部病灶直径＞3 cm者称为肺肿物，≤3 cm者称为肺部结节，其中直径＜5 mm的结节为肺微小结节，直径为5～10 mm者定义为肺小结节。

肺部结节根据密度通常分为以下3种类型。① 纯磨玻璃结节：指在薄层CT上病变边界清楚的类圆形肺内密度增高影，但病变密度不足以掩盖其中的细小血管和细支气管影（见图1-1）。② 混合型磨玻璃结节：指纯磨玻璃结节内出现明显实性成分（见图1-2）。③ 实性结节：指主要明显实性成分的结节（见图1-3）。

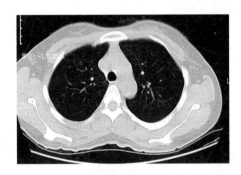

图1-1　纯磨玻璃结节

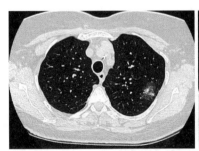

图1-2　混合型磨玻璃结节

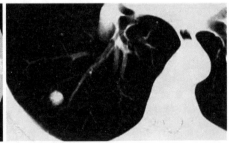

图1-3　实性结节

许多人一旦发现自己有了肺部结节，就十分担心自己是不是得了肺癌，实际上90%以上的肺部结节是良性的，只有极少数肺部结节是肺癌。因为许多其他感染性疾病（细菌、真菌、结核杆菌感染等）、非感染性疾病（结节病、机化性肺炎、肺内淋巴结）、先天性疾病（肺隔离症、支气管闭锁、肺囊肿）等都会造成肺部结节。即使是

＞ 30 mm 的肺部肿物，依旧有超过一半可能是良性病变，并且大部分的肺部结节是不需要处理的。所以大家体检发现肺部结节，首先不要紧张、焦虑，其次也不要听信"祖传药方"或者"别人说"等宣传而自行随便用药，应当向专科医生咨询，进行正规的随访和处理。

以下是关于孤立肺部结节良性概率的数据，希望可以缓解一部分肺部结节患者的焦虑心情：直径为 4～6 mm 的良性概率约为 99%，直径为 7～10 mm 的良性概率约为 98%，直径为 11～20 mm 的良性概率约为 88%，直径 21～30 mm 的良性概率约为 70%，直径 ＞ 30 mm 的良性概率约为 59%。（数据来自 NLST 研究）

2. 磨玻璃结节就是恶性的吗？

答：随着健康体检中胸部 CT 检查的普及，被查出肺部结节的患者越来越多。而磨玻璃结节因恶变率相对偏高，而令众多患者谈"磨"色变，引发过度焦虑与恐慌，进而导致过度治疗。实际上，网传磨玻璃结节大多数是肺癌的说法并不准确，谈"磨"色变不可取。

为什么在肺部结节中大家都格外警惕磨玻璃结节呢？事实上，磨玻璃结节是指结节的形态就像家中的磨砂玻璃一般，有点模模糊糊的。既然磨玻璃结节只是影像学上的一种客观描述，那为什么许多人见到磨玻璃结节就十分害怕呢？

这是因为肺部磨玻璃结节中的一部分会发展为肺癌，而支气管肺癌（简称肺癌）是世界上发病率及死亡率最高的恶性肿瘤之一，每年死亡人数达 140 万人，占所有恶性肿瘤死亡人数的 18%。我国约 75% 的肺癌患者在诊断时已属晚期，5 年生存率约为 15.6%。

其实，相当一部分磨玻璃结节为良性病变，多为感染所致，局灶性间质纤维化、出血或炭末沉积等良性病变亦可表现为磨玻璃结节。而另外一部分磨玻璃肺部结节则有恶性倾向，一般为肺腺癌。而这部分肺部结节根据其病理和渐进性生长过程，可以分为浸润前阶段（不典型腺瘤样增生和原位癌）和浸润阶段（微浸润腺癌和浸润性腺癌）。长期且持续存在的磨玻璃结节使恶性肿瘤的概率大为增高，被认为是肺腺癌的惰性亚型，一般生长缓慢，往往 3～5 年也只增长 1～2 mm，甚至更慢。磨玻璃结节就算是癌，也是一种"懒癌"。磨玻璃结节发展缓慢，绝大部分纯磨玻璃结节在长达数年的观察期内能保持稳定。已有多项研究证实，具有磨玻璃表现的肺癌患者预后较好。即使在出现结节增大、密度增高的时候再进行手术，大部分情况下也仍然是相对安全的。

那么，一旦检查出肺部磨玻璃结节，接下来该做些什么呢？

首先，要及时到正规医院就诊，对肺部结节的性质进行初步判断。

评判肺磨玻璃结节的"好坏"有客观标准。我们前面提到，根据形态肺部磨玻璃结节可分为无实性成分的纯磨玻璃结节（见图1-1）和包含实性成分的混合型磨玻璃结节（见图1-2）。美国放射学会提出了肺部结节影像学 Lung-RADS 分级系统，以下是关于磨玻璃结节的部分。

1级（阴性，恶性概率＜1%）：CT未发现，或确定为良性。

2级（良性表现或良性生物学行为，恶性概率＜1%）：新发混合型磨玻璃结节总直径＜6 mm；纯磨玻璃结节直径＜30 mm，或≥30 mm且无变化或缓慢生长；3级或4级结节超过3个月无变化。

3级（可能良性结节，恶性概率为1%～2%）：混合型磨玻璃结节总直径≥6 mm，其中实性成分＜6 mm，或新发结节总直径＜6 mm；纯磨玻璃结节≥30 mm或新发。

4A级（可疑恶性，恶性概率为5%～15%）：混合型磨玻璃结节总直径≥6 mm，其中实性成分≥6 mm，但＜8 mm；新发或实性成分增长＜4 mm。

4B级（可疑恶性，恶性概率＞15%）：混合型磨玻璃结节，实性成分≥8 mm，或新发、实性成分增长≥4 mm。

4X级（可疑恶性，恶性概率＞15%）：有额外特征的3级或4级结节，或影像学显示增加恶性倾向的结节。

但是需要强调的是，任何标准都不是绝对的，还是需要临床及影像医生结合各方面的表现进行综合判断。

随后，则需要根据医生的诊断和建议，规律随访复查，或者进行进一步的治疗。对于磨玻璃结节的随访观察，目前推荐胸部CT检查，一般来说，纯磨玻璃结节宜在 6～12 个月进行首次随访，混合型磨玻璃结节宜在 3～6 个月时进行首次随访。定期观察结节的动态变化，若无明显变化则继续随访，若有结节增大及密度增高则可以进一步考虑手术。

综上所述，发现肺部磨玻璃结节，大家大可不必过度焦虑和恐慌，也不必急于马上手术干预，过度检查和治疗则更是不理智的，应该放平心态，遵医嘱按时就诊及随访，切忌"病急乱投医"。

3. 发现肺部结节需要进一步做 PET-CT 检查或者增强 CT 检查吗？

答：有些肺部结节患者被推荐做 PET-CT，但近万元的检查费用却让很多患者望而却步。PET-CT 有必要做吗？什么样的肺部结节患者需要做 PET-CT？今天就让我们一起来了解一下。

首先让我们了解一下什么是 PET-CT。PET-CT 指的是正电子发射断层扫描和 X 线计算机断层显像。简单地说，PET 使癌症病灶在 CT 下显像，CT 借助 PET 的显像使医生能够精确找到癌症在人体内的位置。PET 反映人体组织细胞的新陈代谢，而肿瘤细胞代谢活跃，通过向体内注入 18F-FDG（葡萄糖类似物）等显像剂，肿瘤细胞在摄取显像剂并吸收后就会显像，以此可以找到病灶。而 CT 提供组织器官的精确解剖定位。一次显像可获得全身各方位的断层图像，有利于一目了然地了解全身的整体状况。即使肿瘤已发生远处转移，往往也逃不过 PET-CT 的"法眼"。

临床上对于不能定性的 > 8 mm 的实性结节，行 PET-CT 检查有助于鉴别良恶性。恶性结节 18F-FDG 的摄取率、代谢率高，当标准化摄取值（SUV）> 2.5 时，恶性肿瘤可能性高。PET-CT 诊断恶性肺部结节的敏感度为 72%～94%，特异性为 40%～100%。

但是不是所有的肺部结节患者都需要做 PET-CT，只有少数通过 CT 等常规影像学检查难以定性且有恶性可能的患者需要进一步做此检查，而普通人体检时用 PET-CT 做肿瘤筛查是不可取的。因为 PET-CT 除了价格高昂以外，同样也存在辐射，而且 PET-CT 区别良恶性也只是影像诊断的方法，并非金标准，不能替代病理学诊断。

大家不要盲目夸大 PET-CT 的作用。

很多人都知道 CT 有辐射，那更为高级的 PET-CT 有辐射吗？PET-CT 的检查时间为 20～30 分钟。数据表明，做一次 PET-CT 检查，辐射来源于两部分：一部分来自 PET 显像剂（根据受检者的体重千克数来注射相应的量）；另一部分来自全身低剂量 CT（PET-CT 中的 CT 仅仅作为解剖学定位和衰减矫正使用，一般使用全身低剂量 CT）。受检者受到的辐射剂量为 10～32 mSv。有一些方法可以降低受检者体内的辐射剂量。检查后，大量饮水并大量排尿，可以帮助身体加速排出显像剂，一般 15～20 h 这类辐射带来的影响就可以忽略不计。

由于 PET-CT 是通过注射葡萄糖的类似物等显像剂进行检查的，因此进行 PET-CT 检查前禁食是为了减少食物中摄入的糖分对检查结果的影响。以下是 PET-CT 检查前需要注意的事项：① 检查前需禁食 4～6 h；② 检查前一天不要进食含糖食物或饮料；③ 不要做剧烈运动；④ 不要喝咖啡和吸烟；⑤ 检查当日不要穿金属拉链的衣服；⑥ 不戴首饰；⑦ 天气寒冷时注意保暖。

平扫 CT 仅需让患者平躺在 CT 机器上，固定不动，几分钟即可完成检查；增强 CT 则是要进行静脉注射造影剂，造影剂随着血液流动分布到人体的各个器官组织中，使器官与病变内的造影剂浓度产生差别，形成密度差，医生就可以详细观察到患者病变组织具体血流情况，并与周围正常组织进行比对，以准确判断病变的性质，亦可以通过病变部位有无坏死情况与出血情况、血供是否丰富、增强是否均匀等来判断病灶是恶性还是良性。

一般的肺部结节随访患者无需完善胸部增强 CT 检查，普通平扫 CT 即可评估病灶情况。

与 PET-CT 相比，增强 CT 不受血糖影响，无需空腹，检查过程也较为简单。但是因为胸部增强 CT 也需要注射造影剂，这些也会加重肾脏负担，建议完善胸部增强 CT 后增加饮水量，促进造影剂的排除。增强 CT 检查所注射的造影剂内含有碘，甲状腺功能亢进未治愈患者、对碘剂过敏者、哮喘患者不建议进行此检查。

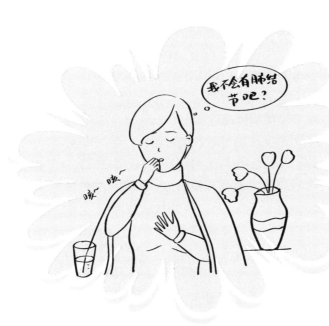

　　综上所述，作为肺部结节的筛查或者一般肺部结节的随访，普通的胸部平扫 CT 完全可以胜任。

　　4.胸闷胸痛是不是肺部结节引起的？肺部结节有症状吗？

　　答："医生，我最近一段时间咳嗽时轻时重，晚上咳得尤其厉害，有时还会咳出黄痰，这是我肺里的结节引起的吧？"当人们体检发现自己有肺部结节后，一旦开始出现咳嗽、咳痰、胸闷、胸痛等呼吸系统症状时经常怀疑这些症状是肺部结节导致的。

　　其实，一般肺部结节都较小，距离支气管非常远，也不靠近胸膜，像这样的结节是不会导致咳嗽、咳痰、胸闷、胸痛等症状的。如果出现了这样的症状，一般要考虑其他原因，如肺部感染、急性上呼吸道感染、支气管哮喘等，确诊这些疾病需要相关的专业检查。少数贴近胸壁的肺部结节，可以引起病灶部位的胸壁处疼痛，这主要是因为胸膜上神经组织比较丰富，贴近胸壁的病灶可导致局部的疼痛。但当肺部结节长大、恶性程度高、发生了转移，则有可能出现相应的症状，如咳嗽、咳痰、胸闷、胸痛、咯血、痰血、乏力、消瘦等。

体检发现的肺部小结节及微小结节一般都是无症状的，更不可能发生转移。因此，大家发现了自己有肺部结节时，应当听取专科医生的专业意见，进行规律随访，而不是对此忧虑过度，导致心因性的症状出现。

5. 肺部结节应该如何规范观察？

答：医生嘱咐肺部结节患者进行随访，是根据患者胸部 CT 上的肺部结节表现以及结合患者的肺癌危险因素确定的。

我们先要评估患者有无肺癌的危险因素。年龄大于 40 岁的人群符合以下任何一点，就是具有肺癌危险因素：① 吸烟 ≥ 20 包 / 年（或 400 支 / 年），或曾经吸烟 ≥ 20 包 / 年（或 400 支 / 年），戒烟时间 < 15 年；② 有环境或高危职业暴露史（如石棉、铍、铀、氡等接触者）；③ 合并慢性阻塞性肺疾病、弥漫性肺纤维化或既往有肺结核病史者；④ 既往罹患恶性肿瘤或有肺癌家族史者。

根据结节大小我们将结节分为以下类型（下文中"影像检查"指胸部平扫 CT 检查）。

（1）直径 ≤ 8 mm 的肺部结节

1）无以上肺癌危险因素 ≤ 8 mm 的肺部结节：① ≤ 4 mm 的肺部结节建议选择性影像检查；② 4～6 mm 的肺部结节 12 个月影像检查，如稳定期后年度常规影像检查；③ 6～8 mm 的肺部结节 6、12、18～24 个月影像检查，如稳定期后年度常规影像检查。

2）存在一种或更多的以上肺癌危险因素 ≤ 8 mm 的肺部结节：① 结节直径 ≤ 4 mm 者应在 12 个月重新评估，如果没有变化则转为常规年度检查；② 结节直径 4～6 mm 者应在 6～12 个月之间随访，如果没有变化，则在 18～24 个月之间再次随访，其后转为常规年度随访；③ 结节直径 6～8 mm 者应在最初的 3～6 个月之间随访，随后在 9～12 个月随访，如果没有变化，在 24 个月内再次随访，其后转为常规年度检查。（CT 检测实性结节 ≤ 8 mm 时，可以使用低剂量胸部 CT 检查随访。）

（2）直径 > 8 mm 的肺部结节：需要临床医生进行临床判断和定量使用模型来评估恶性肿瘤的预测概率。

1）单个不明原因肺部结节直径＞8 mm，且恶性肿瘤预测概率为低、中度（5%～65%）：有条件者可考虑 PET-CT，以便更好地描述结节的性质。

2）单个不明原因结节直径＞8 mm，且恶性肿瘤的预测概率为高度（＞65%）者：对于高度怀疑肿瘤者可考虑直接行 PET-CT，同时可以根据 PET-CT 结果进行手术前分期。

3）单个不明原因结节直径＞8 mm 者，建议在下列情况下采用定期 CT 随访：① 当临床恶性概率很低时（＜5%）；② 当临床恶性概率低（＜30%～40%）且功能成像检测结果阴性（PET-CT 显示病变代谢率不高，或动态增强 CT 扫描显示增强≤15 HU）；③ 当穿刺活检未确诊，或 PET-CT 显示病灶代谢率不高时；④ 当充分告知患者后，患者倾向选择非侵袭性方法时。需注意的是，随访直径＞8 mm 的实性结节应使用 CT 平扫技术。建议在3～6个月、9～12个月及18～24个月进行薄层 CT 扫描。

4）单个不明原因结节直径＞8 mm 者在定期的影像学随访中有明确倾向的恶性肿瘤增长证据时，建议考虑非手术活检，必要时手术切除。

5）单个不明原因结节直径＞8 mm 者建议在伴有下列情况时采取非手术活检：① 临床预测概率与影像学检查结果不一致；② 恶性肿瘤的概率为低、中度；③ 疑诊为可行特定治疗的良性疾病；④ 患者在被充分告知后，仍希望在手术前证明是恶性肿瘤，尤其是当手术并发症风险高时。

需注意的是，选择非手术活检应基于以下因素：① 结节大小、位置和相关气道的关系；② 患者发生并发症的风险；③ 可行的技术及手术医生的熟练程度。

6）单个不明原因结节直径＞8 mm 者建议在下列情况下行手术诊断：① 临床恶性肿瘤概率高（＞65%）；② PET-CT 显示结节高代谢或增强 CT 扫描为明显阳性时；③ 非手术活检为可疑恶性肿瘤；④ 患者在被充分告知后，愿意接受一种明确诊断的方法。

6. 发现肺部结节是不是需要马上手术？

答：肺部结节的治疗方案，既不宜过度治疗，又不宜掉以轻心，主要是根据肺部结节是否有症状、恶性风险的高低来评估。

小于 6 mm 的结节大部分为良性，只有少部分会继续增大，最终被检查出来恶性，不必过于紧张，定期正规随访即可。就算是大于 6 mm 也不要着急，不必急于马上手术切除，最少要有一个观察时间，随访结节的生长情况，以便于更好地判断结节的性质，然后再做决定也不迟。如果真是恶性的，一般一个观察周期是 3 个月，也不会生出太大的后果，其恶变的过程是缓慢的。如果结节超过 1 cm 则应切片或手术。

最后一点要注意的是，就算结节是良性的也不能掉以轻心，也许目前结节是良性的，发展一段时间也有恶变的可能，需要遵医嘱定期随访。

7. 肺部结节多大才需要手术？

答：这个需要具体问题具体分析。正如前文所提及的，肺部结节分为纯磨玻璃结节、混合型磨玻璃结节、实性结节 3 种。

对于磨玻璃结节，虽然有一部分是肺癌，但是多属于惰性肿瘤，生长周期缓慢，对于这类一般多是随访观察，等待必要时再行手术治疗。在结节随访过程中出现体积增大，或实性成分增多，可能已经浸润到了肺间质，危险程度增高，这需要特别注意，需要到专业医生处评估，必要时手术治疗。而考虑微浸润癌时，则应毫不犹豫外科手术治疗。但有很多时候，磨玻璃结节虽然没有对患者的身体造成危害，但是对患者心理造成很大的压力。有些患者寝食难安，存在明显的焦虑症状，影响了生活质量。对于这类患者我们要以患者为中心，必要时也可以手术治疗。而对于高度怀疑恶性肿瘤的实性结节，则应毫不犹豫进行手术治疗。

另外，随着 HRCT 的发展，同期多发肺部磨玻璃结节的检出率也在不断升高。研究显示，20%～30% 的磨玻璃结节患者存在肺内多发的磨玻璃结节病变。以前对于多发的实性结节多考虑为转移癌，即认为是晚期肺癌，失去手术机会。但是目前更多学者认为，其更可能是同期多原发早期肺癌，而非转移性肺癌。对于这类患者临床处理十分复杂。对同期多发肺部结节的治疗，81% 的外科医生倾向行手术切除。同期多发肺部结节的术前检查，往往需要行 PET-CT 和（或）头颅磁共振排除远处转移，并通过胸部 CT、支气管镜对纵隔情况进行评估。一般这类多发的磨玻璃结节，术者会最大限度将结节切除干净。但是由于部分结节切除难度大，切除需要牺牲较多肺组织，造成肺功能下降，牺牲患者的生活质量，对于这类结节可能不会切除。患者不需要过于担心，研究显示，仅主病灶与患者生存期相关，而是否存在残留结节、残留结节是否增长、有无新发磨玻璃结节均与预后无关。

如前所述，恶性倾向的磨玻璃结节分为不典型腺瘤样增生（AAH）、原位腺癌（AIS）、微浸润腺癌（MIA）和浸润性腺癌（IAC）。

不典型腺瘤样增生（AAH）：一般小于 5 mm 的纯磨玻璃结节通常为不典型腺瘤样增生，一般规律 CT 随访即可。若磨玻璃结节 > 6.5 mm，则需要专科医生、影像科医生对于磨玻璃结节进行评判，根据形态、大小来评估磨玻璃结节的性质倾向，评估是原位腺癌或者浸润性腺癌。根据医生的专业意见进行影像学随访、手术治疗等。

原位腺癌（AIS）：属于浸润前癌，是 AAH 继续发展的下一个阶段，这时候部分增生的细胞就"变质"了，但是局限在肺泡腔，没有突破基底层也没有侵袭淋巴和血管。在 CT 上的一般表现为纯磨玻璃结节，比 AAH 的结节可能会稍微大一些，密度也会略高。因为肺表皮层中很少有较粗的血管，血供极少，肿瘤细胞会生长得非常缓慢，甚至 5～10 年不会有任何变化，而且也不会有远处转移。当结节 > 8 mm 时可以考虑局部消融或手术切除，结节 < 8 mm 时建议继续随访复查；同时还要考虑患者的年龄和心理状态。

微浸润腺癌（MIA）：是肿瘤细胞突破基底膜，长出肺泡腔，侵袭周围肺组织的开始，是肺癌细胞破坏力增强的标志。MIA 侵袭范围一般多局限于 5 mm 之内，破坏力尚小，此时胸部 CT 片一般显示为病灶由之前的纯磨玻璃结节变为混合性磨玻璃结节，其中可以看到部分实性成分（密度更高）。MIA 的治疗方法是手术切除，应早尽早。这时手术切除后通常也不需要行后续放化疗或其他治疗。对于不能耐受手术（心肺功能差、高龄）、重度胸膜粘连、心理压力较大（紧张、焦虑）的患者也可考虑行消融治疗。

浸润性腺癌（IAC）：当 MIA 继续发展，对周围组织的浸润超过 5 mm，有了丰富的血管提供营养，肿瘤就有了迅速增长的条件，还有可能随血液流入其他器官，发生转移。与前面 3 种相比，IAC 的预后相对较差，如果术前发现已有远处转移一般不建议手术治疗或直接手术治疗；如果术前并无远处转移且心肺功能可以耐受手术者，仍然建议尽早手术切除，并且手术后可能还需要结合放射治疗或化学治疗等其他方式。

8. 肺部结节诊断及随访手段解析（支气管镜、肺穿刺等对诊断的价值及注意事项，胸部 CT 对身体的危害）

答：（1）支气管镜：支气管镜经过口或鼻进入患者呼吸道，以观察患者的气管、支气管内情况，通过活检、灌洗、刷检等手段获得标本，进行相关检查检验，以此明确患者的病因。支气管镜不仅仅可以用于检查，同时也可以用于治疗，如取出支气管异物、清除气道内异常分泌物如痰栓、经支气管镜置入气道支架治疗气道狭窄等。支气管镜检查是呼吸道疾病的常见诊疗技术，是诊断肺癌最常用的方法，包括支气管镜直视下刷检、活检、灌洗获取细胞学或者组织学诊断。

完成支气管镜检查一般需要 30 分钟左右，是一项比较安全、并发症出现几率比较低的检查，但存在风险，术前医生会进行详细的术前评估及准备，所以不必过分担忧。如果术后出现相关不适，应及时向床位医生报备，同时积极配合完善相关检查，以排除严重并发症的发生，其中最为常见的并发症为出血及气胸。

为避免误吸风险，进行支气管镜检查前 4 h 应禁食、禁饮，同时检查开始前患者排空大小便。在进行支气管镜检查时，积极配合医生指令，切勿屏住呼吸。咽部有异物感为正常现象，咳嗽是无法缓解的。完善支气管镜检查后尽量少说话，以减轻声音嘶哑、咽喉部及胸部疼痛不适。痰中带血丝为正常现象，如出血量变多，请及时告知医护人员或就近就诊。术后禁食、禁水 2 h，2 h 后可以试喝温水，如果无呛咳方可进食，以温凉清淡软食为宜，如稀饭、烂面条等；如有呛咳待观察 20 分钟后再试饮水，直到不呛咳方可进食。

（2）肺穿刺：对于高度疑似肺癌的肺部结节或肿块，可能需要通过肺穿刺明确病灶性质。目前肺穿刺可以在 B 超或者胸部 CT 引导下肺穿刺。①超声引导下肺穿刺：可以实时动态监测穿刺针的位置、角度以及进针深度，能够很好的避免穿刺针穿刺到血管以及重要脏器，提高穿刺的安全性。同时穿刺费用较 CT 引导下穿刺便宜，但是 B 超引导下穿刺仅适用于周围型肺组织病变患者。② CT 引导下肺穿刺：在 CT 定位下，活检针经过皮肤、胸壁、胸膜腔以及肺实质到肺内病灶，以此获得病变肺组织的一种检查方法。

气胸是肺穿刺常见的并发症，少量气胸仅需要吸氧，大量气胸可能需要进行胸腔闭式引流。肺穿刺还有可能出现肺血管损伤引起肺出血等可能，这种情况需要紧急抢救。在完成肺穿刺后，需要保持穿刺部位敷料处干净、整洁，切勿洗浴，以防感染。

（3）胸部 CT：医生嘱咐患者复查胸部 CT 时，有一部分患者觉得胸部 CT 有辐射，会影响身体健康。要知道，辐射在生活中无处不在，如我们喝的水中、大理石中、乘飞机时、地铁安检仪中。其实，大家没必要谈辐射而色变，做胸部 CT 不会影响身体健康。

大量的流行病学调查结果表明，天然本地辐射（我们日常生活中接触的辐射）水平对健康没有影响，这些辐射就像我们呼吸的空气一般。但当受到较多的一定剂量辐射照射，人体会受到明显损伤，感到疲劳、呕吐、食欲减退等；受到大剂量辐射照射时，人体会发生严重的射线疾病，如骨骼和骨度遭到破坏，并伴有内出血等症状，严重甚至导致死亡，如切尔诺贝利核电站核泄漏导致一部分人员几天内死亡。研究表明，只有遭受 100 mSv 以上的辐射量，人体患癌的概率才会有比较明显的增加。完成一个普通的胸部 CT 平扫接受的辐射剂量为 7 mSv，相当于 2 年的天然本地辐射；而完成低剂量胸部 CT 平扫接受的辐射剂量为 1.5 mSv，相当于半年的天然本地辐射。所以，对儿童或成人进行的医学影像检查所采用的低剂量造成恐惧或逃避是没有任何科学依据的。反之，由于检查时剂量不足导致的误诊以及由于恐惧而不去作必要的影像学检查所带来（延误诊断）的实际风险，才应该是需要关注的主要问题。

9. 肺原位腺癌是癌吗？

答：肺原位腺癌不是癌，是一种癌前病变。2021 年世界卫生组织（WHO）将原位腺癌定义为癌前病变，与不典型腺瘤样增生放在了并列的位置。

肺原位腺癌被明确定义为局限的、大小不超过 3 cm，沿着肺泡贴壁生长的，无间质、血管或者胸膜侵犯的腺癌。因为肺表皮层中很少有较粗的血管，血供极少，肿瘤细胞会生长得非常缓慢，甚至 5～10 年不会有任何变化，而且也不会有远处转移。有研究表明，原位腺癌完整切除之后不会复发，术后 10 年无复发，生存率达 100%，10 年后总体生存率为 95.3%，进一步验证了原位腺癌为癌前病变，具有通过完整切除治愈的特性。在 CT 表现上，原位腺癌通常表现为单个纯磨玻璃样结节，直径不超过 3 cm，可包含实性成分和空泡，但是胸部 CT 是无法完全区分原位腺癌、微浸润腺癌和浸润性腺癌，原位腺癌的诊断需要在手术切除标本后充分取材的条件下才能诊断。

虽然目前将原位腺癌从肺癌中剔除，但是临床中并不存在原位腺癌无需手术切除的说法。因为原位腺癌仍有可能进一步发展，需要持续观察和随访，是否手术治疗需要综合考虑患者肺部结节的特征、手术指征、时机和方式等。目前有说法认为当原位腺癌结节直径大于 8 mm 时可以考虑局部消融或手术切除，小于 8 mm 时建议继续随访复查；同时还要考虑患者的年龄和心理状态。

10. 肺部结节需要抗生素治疗吗？

答：在门诊时经常有肺部结节患者询问"医生，我肺里长了小结节，可以吃什么药物把它消掉吗？开点头孢吃会好吗？"

肺部结节靠吃药究竟能不能治好？那得追根溯源看小结节是由什么原因引起的，下面我们来看看最容易导致肺部结节的两个成因：① 感染性因素（细菌或真菌、结核分枝杆菌、病毒）；② 非感染性因素。

肺部结节是否需要抗生素治疗是需要医生根据患者的症状、体征、影像学、血检来综合评估来考量的。当考虑是病原体感染所致，才需要抗生素来抗感染治疗。而绝大部分肺部结节仅需要定期随访胸部 CT 检查来观察病灶的变化即可。肺部结节就类似于人们皮肤上的黑痣，一般的护肤品无法祛除，只有适宜的美容仪器才能去掉。对于一部分皮肤上的黑痣很有可能是黑色素瘤，需要毫不犹豫地切掉。而绝大部分黑痣是良性的，是不需要特殊处理的。因此对于肺部结节，

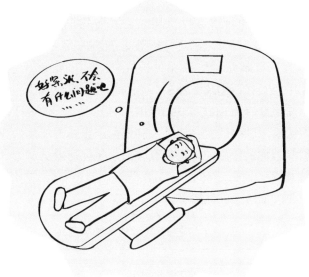

就要像对待皮肤的黑痣一般仔细随访，在有需要的时候及时切除即可。切勿相信网络上宣称服用后可消除肺部结节的药物，因为这些药物成分不明，服用后可能造成肝肾功能不全等。所以发现肺部结节应向专业医生咨询，切勿自行服药，以免得不偿失。

11. 关于肺部结节的筛查及随访需要做哪些体检项目？

答：肺部结节最常见的筛查手段就是胸部 CT 平扫，甚至可以说胸部 CT 检查是目前对于肺部结节随访观察唯一有效且必要的手段。

按照以往的观点，高危人群需要进行筛查，如长期吸烟、有肿瘤史或肿瘤家族史、有害物质接触或职业史、慢性肺疾病史等。但是近年来通过大范围的临床观察，男女肺癌的发病比例没有明显差异，不具有这些高危因素的人发生肺癌的比例也很多。而年龄可能是胸部 CT 普查的主要因素。有人推荐成人都应做一次胸部 CT，到 40 岁以上应每年进行一次胸部 CT 检查。

同时还建议患者每年完善一次肿瘤标志物检查。其主要原理是检测由肿瘤自身产生或机体对抗肿瘤自身产生或对抗肿瘤产生的物质，这些物质存在于血液、体液、组织细胞中。肿瘤标志物一般通过静脉采血得到的血清进行检测，在肿瘤的早期筛查、辅助诊断、疗效观察、病情监测、预后判断等方面具有重要价值。肺癌常见的肿瘤标志物有鳞状细胞癌相关抗原（SCC）、细胞角蛋白 19 片段（CYFRA21-1）、抑癌基因 *P*53 产物（*P*53）、神经原特异性烯醇化酶（NSE）、胃泌素释放前肽体（ProGRP）等。但是单纯的肿瘤标志物升高是无法确诊肿瘤的，临床确诊肺癌的"金标准"是病理检查。同时，肿瘤标志物的检测结果与检测方法、机体所处的状态、标本的放置时间等相关。所以当体检发现肿瘤标志物升高，应向专业医生咨询，请专业医生给予详细解答（表 1-1）。

表 1-1　肿瘤标志物检测临床意义

肺部肿瘤常用肿瘤标志物	临床意义	其他肿瘤
细胞角蛋白 19 片段（CYFRA21-1）	多提示肺腺癌，与肿瘤复发、转移及预后相关	对消化道肿瘤、乳腺癌、卵巢癌、膀胱癌也有一定阳性率
鳞状细胞癌相关抗原（SCC）	鳞癌特异性高	对宫颈癌、卵巢癌、膀胱癌、皮肤癌、食管癌、头颈部鳞癌也有一定阳性率
胃泌素释放前肽体（ProGRP）	多提示小细胞肺癌，在非小细胞肺癌中也有一定阳性率	对甲状腺癌、宫颈癌、卵巢癌、肾癌、消化道肿瘤也有一定阳性率
神经原特异性烯醇化酶（NSE）	小细胞肺癌肿瘤标志物，与肿瘤复发、转移及疗效评估相关	对神经母细胞瘤、嗜铬细胞瘤、胰岛细胞瘤也有一定阳性率
癌胚抗原（CEA）	多提示肺腺癌，与肿瘤复发、转移及预后相关	属于广谱肿瘤标志物，还可以辅助检测消化道肿瘤、乳腺癌、卵巢癌、子宫癌等
糖类抗原 153（CA153）	与肺腺癌相关	常辅助检测乳腺癌，对卵巢癌、肝癌等也有一定阳性率

最后，关于肺部结节的就诊、随访和注意事项，我们也有几个小贴士。

（1）就诊时建议带上之前的影像学资料（相比较报告，最好是带胶片，因为片子是客观的，而报告难免有一定的主观因素），尽可能给就诊的医生提供更多有效的信息。

（2）选择正规医院就诊，有条件的话尽量在同一家医院随访检查，方便在电脑上仔细阅读电子CT片，并对前后CT片做相应的测量及对比。

（3）如果检查提示有肺部结节，则需要端正心态，既不要过分畏惧，也不要过分轻视。及时就诊及咨询医生，关注结节类型以及随访时间。对于需要密切随访的肺部结节，遵医嘱定期复查。

（4）如果检查提示没有肺结节，仍然不能掉以轻心，近年来肺癌有年轻化趋势，规律体检依然很有必要。

（5）戒烟、锻炼和饮食控制。肺部小结节的产生原因非常多，吸烟是其中一个重要原因。戒烟可以帮助改善肺部症状，肺部功能往往可以逐渐恢复，那么肺部的抵抗力自然也随之提高，通过自身免疫力的调节，小结节也是有可能逐渐消失的。而锻炼和饮食控制，是增强机体功能最有效的手段之一。只有身体功能提高了，才能提高抗病能力。

（6）最后的最后，选择健康的生活方式依然是我们自己就能够掌握的最佳预防和治疗方法。

王珊梅　同济大学附属上海市肺科医院
王晶晶　同济大学附属上海市肺科医院
张燕婷　上海浦东新区三林康德社区卫生服务中心
陈筱岚　同济大学附属上海市肺科医院

第 2 章

特发性肺纤维化

特发性肺纤维化（idiopathic pulmonary fibrosis，IPF）是一种原因不明的，局限于肺部的慢性、进行性、纤维化性间质性肺炎的特殊形式。是间质性肺病（ILD）的主要类型。大多发生于 50 岁以上的中老年人。目前虽无大规模的 IPF 流行病学调查研究，但 IPF 发病率呈现明显的增长趋势。一项基于美国新墨西哥州伯纳利欧县人口的研究报道：IPF 年发病率估计为男性 10.7/10 万，女性 7.4/10 万。英国研究报道：IPF 年发病率为 4.6/10 万，从 1991 年到 2009 年，IPF 发病率估计增长率为每年 11%。近年一项来自美国大样本健康计划资料的分析表明，IPF 发病率在 14.0～42.7/10 万。特发性肺纤维化急性加重（acute exacerbation of IPF，AE-IPF）是导致 IPF 患者死亡的主要原因。据报道，特发性肺纤维化急性加重中位生存期为 3～4 个月，急性加重发生后住院期间死亡率为 55%～80%。近 90% 的特发性肺纤维化急性加重患者需要入 ICU 治疗，初次发生急性加重后存活的患者，随后半年的死亡率可达 90% 以上。

一、疾病特点

1. 病因特点

目前特发性肺纤维化的病因和发病机制尚不十分清楚，可能和以下的一些因素有关。

（1）环境暴露：包括金属粉尘、木屑、石粉、养鸟、护发剂、牲畜接触、植物和动物粉尘接触等。

（2）微生物因素：主要是病毒感染，其中以 EB 病毒、巨细胞病毒、人类疱疹病毒等研究报道较多。

（3）胃-食管反流：多数胃-食管反流症状比较隐匿，常容易被忽略。

（4）吸烟：每月超过 20 包者危险性明显增加。

（5）其他：尚无明确的遗传因素。

2. 症状和体征特点

（1）症状特点：特发性肺纤维化的典型表现出现在 50 岁以后。常发病隐匿，两个主要症状干咳和气促逐渐出现。干咳呈阵发性，早期有时常被忽视，镇咳药疗效不佳。气促常在活动后明显，多数进行性加重，常被误诊为心功能衰竭。晚期可出现发绀、肺心病等。也可出现体重下降、不适、疲劳。

特发性肺纤维化常会出现急性加重，其病因和发生机制尚不清楚，死亡率高达 50%～80%。特发性肺纤维化急性加重主要表现：① 1 个月内发生无法解释的呼吸困难加重；② 低氧血症加重或气体交换功能严重受损；③ 新出现的肺泡浸润影。它可以出现在病程的任何时间，偶然也可能是特发性肺纤维化的首发表现。有报道胸部手术和肺泡灌洗操作可导致特发性肺纤维化急性加重的发生。

（2）体征特点：80% 的患者在肺底部和两侧腋下为主可闻及"爆裂音"（"Velcro"啰音）。由于长期低氧状态，25%～50% 的患者有杵状指。

3. 相关辅助检查

（1）胸部 X 线：特发性肺纤维化出现症状时几乎均有胸部 X 线片的异常。其特征性表现为两肺底部的、周边的、胸膜下的网状阴影。这种阴影常为双侧的、不对称的，常伴肺容积的减少。

（2）胸部高分辨率 CT（HRCT）：HRCT 为薄层扫描，可以发现胸片正常的特发性肺纤维化。在 HRCT 上，特发性肺纤维化的特征性表现为分布于两肺周边、基底部和胸膜下的网状阴影（见图 2-1），在受累严重的区域，常有牵引性支气管扩张和细支气管扩张（见图 2-2）和（或）胸膜下的蜂窝样改变（见图 2-3）。有经验的医生通过

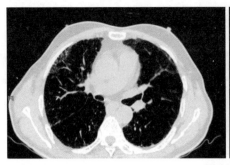

图 2-1　两肺周边、基底部和胸膜下的网状阴影

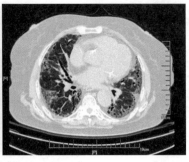

图 2-2　牵引性支气管扩张和细支气管扩张

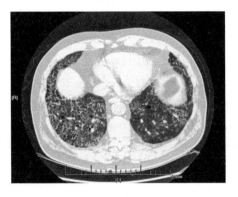

图 2-3　胸膜下的蜂窝样改变

HRCT 诊断特发性肺纤维化的正确性约为 90%。需要强调的是，CT 特征必须结合临床才能进行全面评价。HRCT 对确定疾病的活动性非常重要。网状条索影、牵引性支气管扩张和蜂窝肺提示肺纤维化。毛玻璃阴影的出现与肺组织炎性渗出有关。

（3）肺功能和动脉血气分析：典型的肺功能改变为限制性通气障碍和弥散功能障碍，弥散功能受损，一氧化氮弥散量（DLCO）下降，且多早于肺容积的缩小，是相对敏感的检查方法之一，可用于 IPF 的早期筛查。静息时特发性肺纤维化患者动脉血气可能正常或有低氧血症、呼吸性碱中毒等，在用力后明显加重，因此运动时的气体交换是监测临床过程的敏感参数。

（4）肺活检：肺活检是特发性间质性肺病确诊的重要手段，但有经验的医生利用 HRCT 诊断特发性肺纤维化的准确性可达到 90%～100%，因此新指南提出典型 HRCT 表现者不必行病理活检。这是因为肺活检对患者造成的损伤很大，有些甚至可能造成病情急性加重。

在实验室检查中要注意两点：① 年轻的患者，尤其是女性，结缔组织病相关的临床和血清学阳性表现会随着病情发展逐渐显现，而在起病初可能尚未出现，这些患者（50 岁以下）应高度怀疑结缔组织病；② 特发性肺纤维化患者大多数不需要进行经纤维支气管镜肺活检（TBLB）和支气管镜肺泡灌洗术（BAL）检查，少数不典型的患者行 TBLB 和 BAL 检查的目的主要是排除其他疾病，对特发性肺纤维化的诊断帮助不大。

二、中西医防病治病措施

近年来，中医药治疗特发性肺纤维化取得较好进展，具有一定的疗效，发挥了显著的作用。张仲景在《金匮要略》中所述"肺痿"张口短气、唾涎沫、或咳或不咳的临床表现，与特发性肺纤维化患者的临床症状具有高度的相似性，故目前多数医家将该病归属于"肺痿"

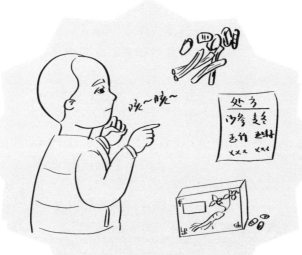

范畴，其病机较为复杂，属虚实夹杂。虚是其发生、发展的始动因素，并贯穿疾病始终，为发病之本；痰瘀伏络则是特发性肺纤维化发病关键的病理环节，导致本病缠绵难愈。

1. 单味中药对肺纤维化的作用

黄芩：具有清热燥湿、泻火解毒、止血、安胎的功效。黄芩中的黄芩素和黄芩苷具有抗炎、抗氧化等药理作用。实验研究表明，黄芩能减轻肺纤维化的程度。

红花：具有活血通经、散瘀止痛的功效。红花黄色素在体内与体外实验中均表现出较好的抗纤维化作用。

丹参：具有活血祛瘀、通经止痛、清心除烦、凉血消痈的功效。丹酚酸 A 能显著抑制肺成纤维细胞的迁移、黏附和增生；丹酚酸 B 在动物实验中能够抑制炎症细胞浸润、肺泡结构破坏及胶原沉积。丹参酮 Ⅱ A 在抗肺纤维化的研究中能有效缓解肺纤维化的症状与炎症反应。

葛根：具有解肌退热、透疹、生津止渴、升阳止泻的功效。葛根素是葛根的主要有效成分，研究发现，葛根素能够显著缓解大鼠肺纤维化肺泡炎及肺纤维化程度。

雷公藤：具有杀虫、消炎、解毒的功效。雷公藤甲素是雷公藤的主要有效成分之一，能够通过调节氧化还原平衡缓解肺纤维化的程度。

南蛇藤：具有祛风除湿、通经止痛、活血解毒的功效。南蛇藤素具有抗氧化的作用，能缓解肺纤维化的程度。

穿心莲：具有清热解毒、凉血消肿的功效。穿心莲内酯是穿心莲的主要有效成分之一，具有抗氧化等多种作用，能抑制成纤维细胞增生与分化，减轻肺纤维化程度。

芍药：具有养血调经、敛阴止汗、柔肝止痛、平抑肝阳的功效。芍药苷是芍药的主要活性成分。研究发现，芍药苷能减轻炎症细胞浸润、间质纤维化的程度。

黄芪：具有补气固表、托毒排脓、利尿、生肌功效。黄芪总黄酮和黄芪总皂苷能减肺泡炎症，并具有一定的抗纤维化作用。

三七：具有化瘀止血、活血定痛的功效。三七总皂苷能抑制炎性细胞渗出，抑制肺纤维细胞增殖，干预肺纤维化的发生。

柴胡：具有和解表里、疏肝解郁、升阳举陷、退热截疟的功效。研究数据表明，柴胡皂苷 D 具有良好的抗肺纤维化效果，其作用可能与抗炎、抗氧化作用相关。

大黄：具有泻热毒、破积滞、行瘀血的功效。大黄素是大黄的主要成分，大黄素的抗肺纤维化作用可能与其具有的抗炎、抗氧化作用有关。

以上的单味中药目前在实验研究中对肺纤维化具有一定的疗效并能减轻肺纤维化程度；对于临床疗效，中医药的治疗绝大多数体现在验方和（或）复方中，对改善患者的临床症状具有较好的治疗效果。

2. 中医验方对肺纤维化的作用

临床上运用中医药治疗肺纤维化，主要通过调整君臣佐使的搭配，以中医验方复方作为中医治疗本病的主要手段。组方原则通常以益气养阴、活血化瘀等为主。

补阳还五汤：黄芪、当归、赤芍、地龙、川芎、红花、桃仁。具有补气、活血、通络的功效。能有效改善肺纤维化患者肺功能以及咳喘的症状。

肺纤通络方（曙光医院院内制剂）：葶苈子、地龙、瓜蒌、川芎、桃仁、黄芪、甘草。治疗特发性肺纤维化，可以改善患者的临床症状、肺功能以及可以减少糖皮质激素用量。

温肺化纤汤：麻黄、白芥子、炮姜炭、肉桂、熟地黄、鹿角胶、桃仁、红花、川芎、地龙、土鳖虫。全方活血与温阳合用，祛痰与通滞相伍，共奏温阳活血、散寒通滞之功，可改善患者的临床症状及胸部 CT 表现。

肺纤煎：党参、黄芪、沙参、麦冬、制半夏、黄芩等。治疗特发性肺纤维化患者 2 个月后，患者临床症状积分及生活质量评分均有所提高。

化纤软肺灵方：黄芩、白术、冬虫夏草、丹参、当归、川芎、水蛭、地龙、虎杖、半夏、浙贝母、人参、淫羊藿、女贞子、黄芪、甘草。治疗特发性肺纤维化患者 6 个月后，患者的肺功能和生存质量得到明显改善。

3. 常用中成药

丹红注射液以丹参、红花为主要成分，行活血化瘀、通脉舒络之功，能明显改善特发性肺纤维化患者呼吸困难的症状。

玉屏风颗粒（黄芪、白术、防风）、生脉饮（人参、麦冬、五味子）可联合治疗气阴两虚型肺纤维化患者，患者的临床症状及生活质量均得到改善。

目前国内多家医院针对治疗特发性肺纤维化开展了院内制剂：西南医科大学附属中医院制作的益肺化纤方浸膏由西洋参、三七、紫菀、白果、五味子、麦冬、山茱萸、炙甘草等药物组成。患者服用后取得明显的临床疗效。河南中医药大学研制的维金康口服液，能改善肺部血液循环，干预纤维化病变，保护肺功能。杭州红十字会医院的益气活血汤由黄芪、党参、丹参、鱼腥草、当归、川芎、赤芍、延胡索、甘草组成。能改善患者的肺通气功能障碍和弥散功能，减轻炎症反应。

4. 西医的处理原则

（1）治疗原则：目前尚无肯定有效的药物治疗。2011 年新指南中推荐特发性肺纤维化采取的措施仅有长期氧疗和肺移植。弱而不推荐的治疗措施中，包括糖皮质激素 +N-乙酰半胱氨酸 + 硫唑嘌呤、单用 N-乙酰半胱氨酸和抗凝药物都被大型的国际多中心临床研究结果所否定。

（2）氧疗：长期氧疗是减轻呼吸困难的姑息性治疗策略，包括放松技巧及使用苯二氮卓类镇静药。静息状态下存在明显的低氧血症（$PaO_2 < 55$ mmHg）患者应进行长期氧疗，使用无创通气可明显减轻呼吸困难。目前认为，有创机械通气并不能使特发性肺纤维化急性加重患者获益，但无创通气对于出现部分呼吸衰竭的特发性肺纤维化急性加重患者是可行的，特别是呼吸末正压通气可使特发性肺纤维化急性加重患者的 PaO_2/FiO_2 明显上升，改善患者的氧合状态。

（3）肺移植：目前肺移植可能是唯一可以治愈 AE-IPF 并延长患者生存期的有效的治疗方法。推荐稳定期特发性肺纤维化患者应该在疾病早期在肺移植中心进行全面评估，以便急性加重发生后尽早进行肺移植。

（4）抗纤维化药物治疗

1）N-乙酰半胱氨酸（NAC）：NAC 是谷胱甘肽的前体，在体内转化为谷胱甘肽后可增强患者抗氧化能力，防止特发性肺纤维化患者因氧自由基所致的肺泡上皮损伤，对特发性肺纤维化有一定的辅助治疗作用。2014 年在《新英格兰杂志》上公布了单用 NAC 与安慰剂进行比较的结果，显示经 60 周治疗观察，患者用力肺活量减退、死亡率和急性加重两组间差别均无统计学意义，提示 NAC 并不能使特发性肺纤维化患者获益。

2）吡非尼酮（piffendone）：吡非尼酮可抑制 TGF-β 诱导的胶原纤维沉积；抑制血小板衍化生长因子（PDGF）的促有丝分裂作用。在体外可抑制致纤维化细胞因子对人肺成纤维细胞的刺激作用。吡非尼酮可减缓疾病进展，改善肺功能、运动耐力及生存时间。吡非尼酮是目前唯一有特发性肺纤维化适应证的药物。

3）尼达尼布（nintedanib）：是一种口服的酪氨酸激酶抑制剂。2014 年最新的研究结果表明，尼达尼布组用力肺活量（FVC）的 1 年下降率较安慰剂组显著减少、生活质量有所提高，认为尼达尼布可使特发性肺纤维化患者获益。

2019 年《特发性肺纤维化急性加重诊断和治疗中国专家共识》认为，两种新型抗纤维化制剂吡非尼酮和尼达尼布可延缓特发性肺纤维化患者肺功能的下降，尤其尼达尼布可显著降低急性加重发生风险，但对特发性肺纤维化急性加重是否有治疗作用，目前尚不清楚。如果患者在特发性肺纤维化急性加重发病前已经使用抗纤维化治疗，建议继续使用；对于特发性肺纤维化急性加重发病前未使用者，建议根据患者的病情及治疗意愿，充分沟通后使用；或者在急性加重病情缓解、影像学吸收好转后开始使用抗纤维化治疗。

三、答疑解惑

1. 间质性肺病与特发性肺纤维化是怎样的一种关系?

答:间质性肺病(interstitial lung disease, ILD)是指累及肺间质、肺泡和(或)细支气管的一组肺部弥漫性疾病。累及范围几乎包括所有肺部组织,但除外细支气管以上的各级支气管。间质性肺病包括特发性间质性肺炎(idiopathic interstitial pneumonias, IIPs)和特发性肺纤维化(idiopathic pulmonary fibrosis, IPF)。特发性间质性肺炎是一组原因不明的间质性肺病,而特发性肺纤维化又是特发性间质性肺炎中的主要类型。IPF 主要发生于老年人,组织学和(或)影像学表现为寻常型间质性肺炎(usual interstitial pneumonia, UIP)目前 IPF 的概念特指 UIP,因此常以 IPF/UIP 这种方式来表达。间质性肺病与特发性肺纤维化的关系如图 2-4。

2. 特发性肺纤维化急性加重有哪些诱发因素?

答:特发性肺纤维化急性加重发生的病因和发病机制至今尚不明确。由于急性加重与急性呼吸窘迫综合征(ARDS)在临床、影像和病理组织学上非常相似,所以能够导致急性肺损伤和 ARDS 的原因,

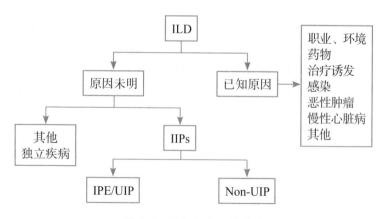

图 2-4 ILD 与 IPF 的关系

很可能会导致或诱发特发性肺纤维化患者发生急性加重。

感染：病毒或细菌感染可能导致急性加重的发生或是特发性肺纤维化急性加重的始发因素。研究发现，特发性肺纤维化急性加重患者肺泡灌洗液中的细菌负荷明显高于稳定期患者。

胃内容物的微量误吸：研究发现特发性肺纤维化急性加重患者肺泡灌洗液中胃蛋白酶的含量显著高于稳定期患者，胃蛋白酶含量是急性加重发生的危险因素。另外，抑酸药物的使用可延缓特发性肺纤维化患者用力肺活量（FVC）的下降和减少特发性肺纤维化急性加重的发生风险。

胸部及其他外科手术和操作：经支气管镜肺泡灌洗术（BAL）和支气管镜肺活检（TBLB）、胸部手术及非胸部手术都可能导致特发性肺纤维化急性加重的发生。机械通气时高浓度氧疗和机械通气容积伤和（或）气压伤也可能与特发性肺纤维化急性加重有关。

空气污染：由于特发性肺纤维化患者体内本身抗氧化能力的下

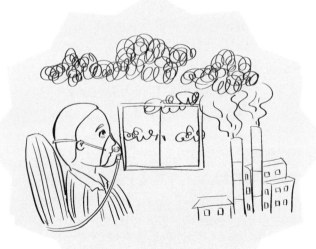

降，因此特发性肺纤维化患者更容易受到空气污染的影响，导致特发性肺纤维化急性加重的发生。

其他：如肺动脉高压、冠状动脉性疾病和免疫抑制剂治疗等也可能导致特发性肺纤维化急性加重的发生。

3. 胸部 CT 提示有纤维化需要马上进一步检查与治疗吗？

答：随着医疗技术水平的不断提高以及高分辨率 CT 的普及，肺纤维化的检出率也随之升高。当你拿到报告的时候会看到"肺纤维化"这几个字，你是否会惊慌失措？那么，当影像学诊断提示肺纤维化后，你所要做的事情有哪些呢？

① 首先要排除导致肺纤维化的致病因素，是否有结缔组织疾病；② 是否在服用导致纤维化的药物，比如长期服用可达龙；③ 是否长期吸入粉尘类物质，工作（生活）环境有水泥、翻砂、各种扬尘等；④ 是否患有慢性呼吸系统疾病，尤其是病毒感染；⑤ 家族中是否有患肺纤维化的亲属。大部分患者都是找不到原因的，或者暂时找不到原因，我们称之为特发性肺纤维化。

如果找到了致病因素，则需要针对病因进行积极治疗。如有结缔组织相关性疾病，则需要进一步检查以明确诊断，针对不同的结缔组织疾病应用不同的治疗方法，以积极治疗原发病为主。如是职业相关性肺纤维化，应远离目前的职业环境。

4. 为什么近年来特发性肺纤维化发病率逐渐上升？

答：目前，全球范围内间质性肺病的患病率、发病率均逐年升高。从现有研究资料中发现，欧美国家最常见的间质性肺病是特发性肺纤维化和结节病。我国最常见的是特发性肺纤维化和结缔组织疾病相关的间质性肺病。

导致特发性肺纤维化发病率逐渐上升的原因是什么呢？① 由于环境污染，如空气中废气增多，吸烟、职业暴露及病毒感染等外界因素逐渐增加；② 人口老龄化，老年人基础病多，患特发性肺纤维化的危险性增高；③ 伴随医疗诊治技术的不断发展，如胸部高分辨率 CT 及肺部微创活检技术的普及，且临床医师对间质性肺病的诊断意识及诊断水平有所提高。

5. 特发性肺纤维化有哪些早期症状？

答：间质性肺病起病隐匿，在早期可能无明显症状，通常是在体检或在检查其他疾病时发现的，主要症状表现为干咳和活动后气促。许多患者描述是"上气不接下气"的感受。此病常因感冒、急性呼吸道感染而诱发和加重，且呈进行性加重。严重时出现动则气喘，心慌出虚汗，全身乏力，体重减轻，唇甲发绀及杵状指（趾）。还有许多特发性肺纤维化患者忽视偶尔的气短，认为这仅仅是因为上了年纪或体形发胖的缘故，但当特发性肺纤维化病情进展时，轻微活动后如洗澡、穿衣、打电话等发生气短、乏力等症状才被发现。

6. 特发性肺纤维化需要做哪些检查？

答：特发性肺纤维化诊断较难，首先需要排除其他间质性肺病。必须详细询问病史，诊断过程还需要多种检查手段相结合。最常见的如肺功能、胸部CT、纤维化指标、纤维支气管镜及肺活检穿刺等。为排除结缔组织疾病导致的间质性肺病，需进行风湿免疫相关的检查。

7. 氧疗对特发性肺纤维化有帮助吗？

答：结果是肯定的。肺是由一个个肺泡组成的，肺泡与肺泡之间的部分叫肺间质。正常情况下，肺承担着人体氧气、二氧化碳等气体的交换工作，当肺间质大量增生，出现纤维化时，肺部气体交换功能出现障碍，从而导致低氧血症。临床上可见进行性呼吸困难，最终出现呼吸衰竭。所以氧疗能够缓解患者的呼吸困难等症状，提高肺部的血液流动，有助于预防肺动脉高压，预防肺心病和右心衰竭的发生，提高患者生存率，改善生活质量，延缓病情发展。

简而言之，氧疗最主要的3个目的：① 改善低氧血症；② 减少耗氧；③ 减轻心脏负荷。临床上有许多间质性肺病患者有胸闷、气促的表现，大部分情况下有低氧血症，故可以采取长期家庭氧疗，纠正低氧血症，减轻慢性缺氧症状，减少因缺氧导致的心脏负荷增加。

长期氧疗适应证：① 休息（睡眠）和肺康复训练状态下 $PaO_2 \leqslant$ 55 mmHg 或 $SaO_2 \leqslant$ 88%；② PaO_2 为 55～60 mmHg 或 $SaO_2 \leqslant$ 88%，

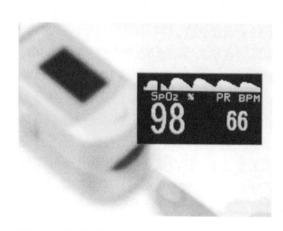

图 2-5　指脉氧测定仪

但患者存在肺动脉高压、充血性心力衰竭下肢水肿或血细胞比容 > 55%。

氧疗在怎样的情况下算是达到了效果呢？首先，氧疗的时间，需要每日吸氧至少 15 h，在运动和睡眠时需要吸氧。其次，治疗的目标，血氧饱和度稳定提高到 90% 以上，或动脉氧分压 ≥ 60 mmHg，动脉二氧化碳分压上升不超过 10 mmHg。应当规律地检测血氧饱和度或动脉氧分压，不断调整氧流量直至达到预期的治疗目标。可以用指脉氧测定仪（见图 2-5）初步了解一下氧供的状态。

8. 特发性肺纤维化需要激素治疗吗？

答：特发性肺纤维化病程中常发生急性加重，目前临床常采用糖皮质激素治疗，但尚缺乏循证医学证据。糖皮质激素由于其具有强大的抗炎作用，如若患者临床症状、指标以及影像学均提示存在炎性渗出，此时及时评估感染源及合理应用抗生素后疗效仍不佳，也许应用糖皮质激素可能会得到很好的疗效。研究显示，糖皮质激素能够提高特发性肺纤维化急性加重患者生存率，降低死亡率。由于特发性肺纤维化急性加重是多种机制（包括炎症反应、免疫失调以及上皮细胞损伤等）所致的纤维化疾病，因而应当采取综合治疗措施来遏制或延缓其进展，而不单单仅靠糖皮质激素，维持患者的氧合应当是重中之重。

9. 中医对特发性肺纤维化有哪些实实在在的帮助？

答：《黄帝内经》中提到"正气内存，邪不可干，邪之所凑，其气必虚"。这句话的意思是正气充实于内，则邪气不能触犯，而邪气的聚集是因为正气的不足。特发性肺纤维化患者大多数是正气不足，导致病理产物痰、瘀聚集于内，疾病迁延难愈。

（1）中药复方中可以采用益气养阴类药物，如黄芪、太子参、麦冬、五味子、黄精、百合等；调补肺肾类有紫菀、杏仁、山茱萸、巴戟天、枸杞子等；纳气平喘类常用五味子、山茱萸、地龙、葶苈子等；活血化瘀类常用丹参、赤芍、当归、桃仁、红花等。有名老中医运用西洋参、三七、白及、蛤蚧磨粉长期服用可巩固疗效，减缓病情进展。

（2）艾灸作为中医中药治疗之一，艾灸肺俞、膏肓等穴位可改善患者临床症状，延缓疾病的进程。另有针刺少商、商阳、太渊、膻中、气海、定喘等穴，联合艾灸肺俞、膏肓、肾俞等穴位，能改善患者肺功能，改善呼吸困难症状。

（3）水煎代茶饮有黄芪、百合、川贝母、西洋参等；或常服用补肺膏、补肺健脾止咳膏、补肾纳气平喘膏、秋梨川贝膏等膏方。

（4）在疾病初期及缓解期可适当练习传统功法，如八段锦、太极拳、五禽戏等，通过功法锻炼能调和气血，提高人体免疫力。

10. 吡非尼酮、尼达尼布对治疗特发性肺纤维化有什么作用？

答：特发性肺纤维化目前尚无肯定有效的药物治疗。而吡非尼酮在近年的 3 项国际多中心临床Ⅲ期试验表明，与安慰剂组相比，吡非尼酮组都可减缓疾病进展，改善肺功能、运动耐力及生存时间。吡非尼酮是目前唯一有特发性肺纤维化适应证的药物，已在 30 多个国家获批用于治疗特发性肺纤维化。尼达尼布是一种口服的酪氨酸激酶抑制剂，动物实验显示其可以减轻博来霉素大鼠模型肺纤维化的发展，并可以减少 TGF-β 诱导的成纤维细胞向肌成纤维细胞的转化。2014 年最新发表的 INPULSIS-1 和 INPULSIS-2 的研究结果表明，尼达尼布组用力肺活量（FVC）的 1 年下降率较安慰剂组显著减少、生活质量有所提高，认为尼达尼布可使特发性肺纤维化患者获益。

11. 如何给特发性肺纤维化患者开运动处方？

答：在稳定期可进行肺康复治疗。肺康复是针对呼吸系统疾病患者进行的一种综合性的非药物干预治疗，通过运动锻炼、呼吸肌锻炼、物理治疗、健康教育等方式控制慢性呼吸系统疾病患者的症状，提高个人自理能力和生活质量。那间质性肺病患者的肺康复治疗有哪些呢？

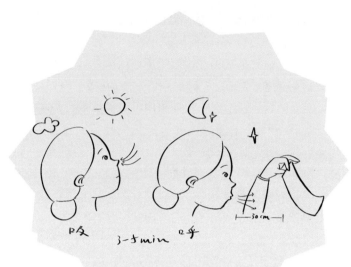

（1）呼吸功能训练：采用鼻深吸气—屏气—慢呼气法，每次锻炼5～10 min，每天早晚各1次。这里介绍一种缩唇呼吸，缩唇呼吸时患者闭嘴，然后经鼻吸气，经口像吹口哨样缓慢呼气4～6秒，呼气时缩唇的程度可以由患者自行调节，轻轻地吹动面前30 cm的白纸到合适的距离。缩唇呼吸可以延长患者的吐气过程，降低患者的呼吸频率，可以减少呼吸做功，同时也可以增加新鲜空气的吸入量，放松全身的肌肉，也能够改善患者缺氧，并降低二氧化碳潴留，还可以通过呼吸训练器锻炼肺功能。

（2）全身呼吸体操：① 静力性呼吸：坐位，一手放胸前，一手放胸后，做腹式呼吸，即吸气时提腹，呼气时收腹。② 躯干动力性呼吸：坐位，自然吸气，呼气时躯干前倾，双手自然下垂。③ 加压呼吸：坐位，吸气时两臂外展，呼气时两臂相抱靠至胸廓压胸低头。④ 压胸呼吸：坐位，两臂上举吸气，两手叉腰，大拇指朝后，其余四指压住肋骨底部，躯干前倾呼吸。⑤ 肢体动作性呼吸：坐位，两手侧平举吸气，一腿向腹部屈曲，两手侧平举吸气；一腿向腹部屈曲，两手围抱呼气。⑥行走呼吸：走两步吸气 1 次，再走 5 步呼气 1 次。

12. 特发性肺纤维化肺移植的适应证是什么？肺移植的生存率如何？

答：肺移植是终末期间质性肺病患者的一种有效手段。那什么情况下需要肺移植呢？当患者肺功能严重受损、内科药物治疗无效、日常活动严重受限，没有其他重要脏器功能衰竭，可考虑肺移植术。美国胸外科协会和国际心肺移植协会联合制定的受体选择标准：心肺移植 55 岁、单肺移植 65 岁、双肺移植 60 岁。研究表明，自 2013 年来全球每年进行的肺移植手术超过 4 000 例。尽管在手术技术以及受体和供体选择方面均取得了进步，但是与其他实体器官移植相比，肺移植术后的生存期仍较差，中位数生存期为 6 年。

熊旭东　上海中医药大学附属曙光医院
杨丽梦　上海市浦东新区中医院
张怡洁　上海中医药大学附属曙光医院

第 3 章

冠 心 病

冠心病全称冠状动脉粥样硬化性心脏病，简称冠状动脉性心脏病或缺血性心脏病。是冠状动脉发生严重粥样硬化或痉挛，引起管腔狭窄或堵塞，从而导致心肌缺血、缺氧甚至心肌坏死的一类心脏病。

冠状动脉是人体唯一供给心脏血液的血管，起于主动脉根部，分左右两支，行于心脏表面，其形态似冠状，故称为冠状动脉。由于年龄的增长以及各种致病因素的作用，冠脉管腔内出现脂质和坏死组织构成斑块，形成冠状动脉粥样硬化，斑块突向管腔，使得管腔变得狭窄，血流通过缓慢，造成供养心脏血液循环障碍，引起心肌缺血、缺氧，出现以胸痛为主要表现的各种临床症状。如果冠状动脉突然阻塞，不能很快建立侧支循环，就会导致心肌梗死。但若冠状动脉阻塞是缓慢形成的，则侧支可逐渐扩张，并可建立新的侧支循环，起到代偿作用。

冠心病是动脉粥样硬化导致器官病变的最常见类型，本病的发生与冠状动脉粥样硬化的狭窄程度和支数有紧密关系。病理学上常按狭窄最严重部位的横断面，采用四级分类法：Ⅰ级，管腔狭窄面积≤25%；Ⅱ级，管腔狭窄面积为26%～50%；Ⅲ级，管腔狭窄面积为51%～75%；Ⅳ级，管腔狭窄面积为76%～100%。一般Ⅰ～Ⅱ级动脉粥样硬化并不引起明显的冠状动脉血流量的减少，除冠状动脉痉挛外对冠心病发病并无直接影响。因此，虽然有冠状动脉粥样硬化，但临床可无冠心病的表现，或虽有冠心病表现却并非冠心病所致。Ⅲ级以上狭窄者则与冠心病的发生有直接关系。近年研究表明，有无冠心病表现除与冠脉狭窄程度有关外，更重要的取决于粥样斑块的稳定性。动脉发生粥样硬化时，特别在严重斑块处容易有大量钙盐沉着，而正常的动脉不会发生钙化；虽然钙化程度与动脉粥样硬化严重程度，特别是狭窄程度不成比例，但从血管超声中可观察到钙化斑块通常都相对稳定的。部分无钙化的斑块，或者当斑块发展为厚的钙化帽与邻近区内膜间的应力增加时，这些情形易造成冠状动脉粥样硬化斑块的破裂、出血和随后血管腔内血栓形成，导致急性冠状动脉综合征的发生，出现不稳定型心绞痛、心肌梗死，甚至猝死。病理可见斑块破裂常发生在钙化与非钙化动脉粥样硬化病变的交界处。但少数年轻患者冠状动脉粥样硬化并不严重，甚至没有发生粥样硬化也可以发病。可见，冠心病的发病机制十分复杂。

冠心病是工业发达国家的流行病，是欧美国家最常见的心脏病种，也是主要死因，是危害中老年健康的常见病。据世界卫生组织（WHO）官网报道，全球每年有 1 790 万人死于心血管疾病，其中估算 740 万人死于冠心病。我国冠心病的患病率和死亡率处于持续上升阶段。中国已是当今全球心血管病负担最重的国家之一。目前我国冠心病患者已逾 1 100 万人，根据《中国卫生健康统计年鉴 2019》数据所示，2018 年中国城市居民冠心病死亡率为 120.18/10 万，且自 2012 年以来呈继续递增态势。冠心病已成为威胁现代人类生命健康的头号杀手。

一、疾病特点

1. 病因特点

（1）危险因素：冠心病是多种因素共同导致的疾患，影响冠心病发病的危险因素很多，与我们的日常生活方式息息相关，以下这些危险因素均可以增加患病概率。

1）性别与年龄：多见于 40 岁以上的中老年人，49 岁以后进展较快。近年来发病有年轻化趋势。青壮年人甚至儿童尸检中发现有早期粥样硬化病变。女性绝经前发病率略低于男性，绝经后与男性相当。

2）血脂异常：血脂代谢异常是动脉粥样硬化最重要的危险因素。总胆固醇、三酰甘油、低密度脂蛋白或极低密度脂蛋白增高，相应的载脂蛋白 B 增高；高密度脂蛋白减低、载脂蛋白 A 降低都被认为是危险因素。

3）高血压：与冠状动脉粥样硬化的形成和发展密切相关。60%～70% 的冠状动脉粥样硬化患者有高血压，高血压患者冠心病患病率较血压正常者高 3～4 倍。收缩压和舒张压增高都与本病密切相关。收缩压 140～149 mmHg 比舒张期 90～94 mmHg 的血压升高更能增加冠心病死亡的危险。

4）吸烟：是冠心病重要的危险因素。吸烟者本病的发病率和死亡率增高 2～6 倍，且与每日吸烟的支数呈正比。长期处于二手烟的环境下被动吸烟也会发生动脉硬化。

5）高血糖或糖尿病：冠心病是未成年糖尿病患者的首要死因。血糖升高、胰岛素抵抗、高胰岛素血症可直接和间接促进动脉粥样硬化形成。

6）超重或肥胖：超重或肥胖是心脑血管病的重要危险因素，增加冠心病死亡率。

7）不良生活方式和社会心理因素：缺乏运动、久坐、熬夜、工作或心理压力过大等与冠心病发病密切相关。

8）不合理膳食：过量饮酒，高脂肪、高胆固醇、高热量饮食等。

9）遗传因素：许多证据表明，动脉粥样硬化具有遗传性，心血管病家族史是冠心病的独立危险因素。

10）某些感染：如巨细胞病毒、肺炎衣原体、幽门螺杆菌感染等也会导致动脉硬化，血管狭窄。

（2）诱发因素：中青年发病的诱因主要与不良生活方式有关，如大量饮酒、精神应激等；老年发病的主要诱因多与天气、其他疾病、手术或创伤有关。

2. 症状和体征特点

目前冠心病主要分为两大类，即急性冠脉综合征和慢性心肌缺血综合征。其中前者包括不稳定型心绞痛（UA）、非 ST 段抬高型心肌梗死（NSTEMI）、ST 段抬高型心肌梗死（STEMI）。后者包括慢性稳定型心绞痛、无症状性心肌缺血和冠脉正常的心绞痛（如 X 综合征）、缺血性心肌病。两者的发病机制、临床表现及预后、治疗手段不尽相同。

（1）急性冠脉综合征

1）不稳定型心绞痛。典型的心绞痛症状有如下特点：劳累可诱发，疼痛多位于胸骨后，手掌大小，阵发（每次 1～15 min），钝闷痛，休息或舌下含服硝酸甘油可缓解，有时伴随咽喉、牙齿及头痛，或左上肢麻木及疼痛。不稳定型心绞痛是指心绞痛症状进行性增加，新发作的心绞痛或夜间性心绞痛或出现心绞痛持续时间延长。由于其具有独特的病理生理机制及临床预后，如果不能恰当及时的治疗，患者可能发展为急性心肌梗死。

2）心肌梗死。表现为胸痛剧烈，持续时间长（常常超过半小时），硝酸甘油不能缓解，并可有恶心、呕吐、出汗、发热，甚至发绀、血压下降、休克、心衰。需要注意，部分患者症状不典型，仅仅

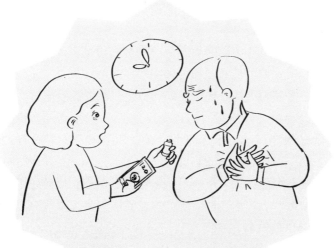

表现为心前区不适、心悸或乏力，或以胃肠道症状为主。某些患者可能没有疼痛，如部分老年人和糖尿病患者。

（2）慢性心肌缺血综合征。也称稳定性冠心病，最具代表性的病种是稳定型心绞痛，包括隐匿型冠心病、稳定型心绞痛及缺血性心肌病等。

1）隐匿型冠心病。亦称无症状性冠心病。这类患者无临床表现，但有客观心肌缺血证据，如静息或负荷试验时有心肌缺血的心电图改变，包括 ST 段压低、T 波低平或倒置等。

2）稳定型心绞痛。即稳定型劳力性心绞痛，亦称普通型心绞痛，是最常见的心绞痛。稳定型心绞痛的特点是每日和每周疼痛发作频次大致相同，每次诱发疼痛的劳力和情绪改变程度相同，发作时疼痛的性质和部位无明显改变，疼痛时限相仿，服用硝酸甘油后也在相近时间内起效。

3）缺血性心肌病。这类患者主要表现为心脏逐渐增大，常发生心力衰竭和心律失常。绝大多数此类患者有心梗史和心绞痛症状，仅极少数患者无明显心绞痛症状或心梗史，对这些患者需结合冠脉造影明确诊断。

3. 相关辅助检查

（1）心电图。心电图是诊断冠心病最简便常用的方法，尤其是症状发作时是最重要的检查手段，还能够发现心律失常。不发作时多数无特异性。尤其需关注心电图的动态变化，心绞痛发作时，S-T 段异常压低，变异型心绞痛患者出现一过性 S-T 段抬高。不稳定型心绞痛多有明显的 S-T 段压低和 T 波倒置。心肌梗死时特征性改变为新出现 Q 波及 ST 段抬高和 ST-T 动态演变。若 S-T 段抬高持续 6 个月以上，则有可能并发室壁瘤。若 T 波持久倒置，则称陈旧性心肌梗死伴冠脉缺血。

心电图负荷试验包括运动负荷试验和药物负荷试验（如潘生丁、异丙肾试验等）。对于安静状态下无症状或症状很短难以捕捉的患者，可以通过运动或药物增加心脏的负荷而诱发心肌缺血，通过心电图记录到 ST-T 的变化而证实心肌缺血的存在。运动负荷试验最常用，阳性为异常结果。也可通过十二导联 Holter 动态监测无痛性或有痛性心肌缺血。这些运动试验对诊断冠心病来说有约 80% 的准确率。若考虑不稳定心绞痛，不宜做运动试验，冠脉造影相对更为安全。

（2）超声心动图。超声心动图是目前最常用的检查手段之一，能够评价收缩和舒张功能，心脏及室壁结构以及血流动力学变化，但不能明确到冠脉是否存在狭窄。另外，超声心动图对于冠心病的一些并发症如室壁瘤、心腔内血栓、心脏破裂、乳头肌功能等有重要的诊断价值。

（3）生化指标测定

1）心肌酶谱。心肌酶是存在于心肌的多种酶的总称，包括天门冬氨酸氨基转移酶（AST）、乳酸脱氢酶（LD 或 LDH）、肌酸激酶（CK）及同工酶、a-羟丁酸脱氢酶（a-HBD）等。急性心肌梗死时因心肌细胞坏死而释放出心肌内多种酶，因此测定血清心肌酶对诊断急性心肌梗死和评价治疗后效果有一定的价值。

天冬氨酸氨基转移酶（AST）在急性心肌梗死（AMI）发病后 6～8 h 开始上升，18～24 h 后达高峰，但心绞痛时正常。

血清肌酸激酶（CK）水平在心肌梗死时明显升高，于心肌梗死发病后 2～4 h 即开始升高，24～36 h 达到高峰，3～5 天即可恢复正常。心肌梗死患者 CK 增高以肌酸激酶同工酶（CK-MB）为主，CK-MB 对急性心肌梗死（AMI）早期诊断的灵敏度明显高于总 CK，其阳性检出率可达 100%，且具有较高特异性。CK-MB 一般在 AMI 发病后 3～6 h 增高，16～20 h 达高峰，3～4 天恢复正常，且增高程度与梗死面积大小基本一致。治疗后 CK-MB 高峰时间前移，提示溶栓成功、血管开通。

乳酸脱氢酶（LD 或 LDH）于 AMI 发病后 12～24 h 达高峰，并能持续升高达 10 天。

心肌梗死患者血清 a-羟丁酸脱氢酶（a-HBD）增高，发病后 12～18 h 开始升高，2～3 天达峰值。为正常值的 2～3 倍，持续 7～20 天后恢复正常。

2）肌钙蛋白 T 和肌钙蛋白 I。肌钙蛋白是心肌损伤坏死的标志物，对急性心肌梗死的诊断和危险分层有重要的临床意义，其诊断敏

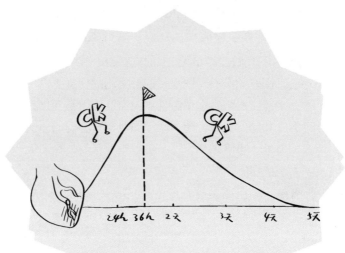

感性高达 100%，特异性 91%，且持续时间长。急性心肌梗死患者的肌钙蛋白 3～6 h 开始释放，10～24 h 达到高峰，恢复正常时间肌钙蛋白 T 和肌钙蛋白 I 分别为 10～15 天和 5～7 天；部分肾功能不全患者亦可出现升高。

（4）冠状动脉血管造影（CTA）。冠状动脉 CTA（64 层螺旋心脏 CTA）是一项低危、快速的检查方法，现已逐渐成为一种重要的冠心病早期筛查和随访手段。该项检查是通过静脉注入造影剂，在 CT 下经过数字成像模拟后，对出现病变的冠状动脉进行识别的一种影像技术，可判断大致的狭窄程度。其主要适用于：① 不典型胸痛症状患者，心电图、运动负荷试验或核素心肌灌注等辅助检查不能确诊；② 冠心病低风险患者的诊断；③ 可疑冠心病，但不能进行冠状动脉造影者；④ 无症状的高危冠心病患者筛查；⑤ 已知冠心病或介入及手术治疗后的随访。

（5）冠状动脉造影（DSA）和血管内成像（IVUS）。冠状动脉造影（DSA）是一种创伤性检查手段，是目前冠心病诊断的"金标准"，准确而直观，可以明确冠状动脉有无狭窄以及狭窄的部位、程度、范围等，并可据此指导进一步治疗。临床检查的主要指征：① 对内科治疗下心绞痛仍较重者，明确动脉病变情况以判断是否需要血运重建治疗；② 胸痛疑似心绞痛而不能确诊者；③ 急性冠脉综合征的诊断治疗。

血管内成像（IVUS）亦是一种创伤性检查手段，该项技术是将微型化的超声探头通过导管送入到血管腔内，探头可以实时观察到血管腔和血管壁动脉粥样硬化病变的形态、判断病变的性质、测量管腔的大小及狭窄程度，还可用于指导介入治疗。

（6）心脏磁共振成像（CMRI）。心脏磁共振成像是全面评估心脏结构和功能的"金标准"。该项检查不同于 CT 及 DSA，其无电离辐射且无需使用碘对比剂，作为完全无创的技术已成为评估心血管疾病最为全面的影像学检查方式。心脏磁共振成像在冠心病急性心肌梗死后微血管阻塞以及心肌内出血的诊断有显著优势，同时对评估介入治疗的有效性、指导后续药物治疗方案及治疗策略的选择具有重要的临床意义。

二、中西医防病治病措施

1.中医单方、验方、中成药

（1）中医对冠心病的认识

根据中医理论，本病属于中医学"胸痹""心痛""真心痛""厥心痛"范畴，早在《黄帝内经》中就有类似的记载。《素问·藏气法时论》篇曰："心病者，胸中痛，胁支满，胁下痛，膺背肩胛间痛，两臂内痛。"《灵枢·厥论》篇曰："真心痛，手足青至节，心痛甚，旦发夕亡，夕发旦亡。"这种"真心痛"就是胸痹的重症。本病的发生与寒邪内侵、饮食不节、情志失调、劳倦内伤、年迈体虚等因素有关。本病病位在心，涉及肝、脾、肾等脏，以"阳微阴弦"为基本病机，是本虚标实之证，本虚为气、血、阴、阳亏虚，心脉失养；标实为寒凝、气滞、血瘀、痰浊等痹阻胸阳、阻滞心脉。"心主血脉"，血脉不通，"不通则痛"，最终导致脏腑功能失调。因此，中医认为心脏疾患和"血""脉"密切相关，治疗也应从"血"和"脉"两条途径入手。中医药治疗主要用于慢性冠脉病变，心绞痛发作时，中医药干预能够缓解胸痛症状，改善心功能和减少不良事件的发生等。

（2）常见证型及治则方药

1）心血瘀阻证：胸痛以固定性疼痛为特点，症见面色紫暗，肢体麻木，口唇紫暗或暗红，舌质暗红或紫暗，舌体有瘀点瘀斑，舌下静脉紫暗，脉涩或结代。治法：活血化瘀，通络止痛。方药：冠心2号方（川芎、赤芍、红花、降香、丹参）。

2）气滞血瘀证：胸痛以胸闷胀痛、多因情志不遂诱发为特点，症见善太息，脘腹两胁胀闷，得嗳气或矢气则舒，舌紫或暗红，脉弦。治法：行气活血，通络止痛。方药：血府逐瘀汤（桃仁、红花、当归、生地黄、牛膝、川芎、桔梗、赤芍、枳壳、甘草、北柴胡）。

3）痰浊闭阻证：胸痛以胸闷痛为特点，症见痰多体胖，头晕多寐，身体困重，倦怠乏力，大便黏腻不爽。舌苔厚腻，脉滑。治法：通阳泄浊，豁痰开结。方药：瓜蒌薤白半夏汤（瓜蒌、薤白、法半夏、米酒）。

4）寒凝心脉证：胸痛以卒然心痛如绞、感寒痛甚为特点，症见形寒肢冷，冷汗自出，面色苍白，心悸气短，苔薄白，脉沉紧。治法：温经散寒，活血通痹。方药：宽胸丸（荜茇、高良姜、细辛、檀香、延胡索、冰片）。

5）心肾阳虚证：胸痛以胸闷痛、遇寒加重为特点，症见畏寒肢冷，心悸怔忡，自汗神倦，面色白，便溏，肢体水肿，舌淡胖，苔白，脉沉迟。治法：补益阳气，温振心阳。方药：参附汤合右归饮（生晒参、黑附片、肉桂、熟地黄、山茱萸、山药、枸杞子、杜仲）。

（3）单方

三七粉：具有活血化瘀、舒经通络的作用，能增加心肌供血，增强机体免疫功能，对冠心病也有辅助治疗效果。日常服用可以每日3次，每次1g。

藏红花：研究发现，藏红花能够改善微循环，增强冠心病、心绞痛等心血管疾病患者纤维蛋白的溶解力，减少血栓形成，而且藏红花造成的不良反应明显少于阿司匹林等常规西药。藏红花服法是每次取5～8根泡水喝，喝3天停1天或者隔日1次。

葛根：葛根中含有葛根素，葛根素具有扩张冠状动脉，改善心脑血供的作用。一般葛根的服用剂量在20 g左右泡水服用。

（4）常用中成药

中成药在冠心病的防治中，服用方便，疗效显著，被广泛应用。常用的中成药有以下几种。

通心络胶囊：人参、水蛭、全蝎、土鳖虫、蜈蚣、檀香、降香、冰片等。适用于冠心病心绞痛属心气虚乏、血瘀络阻证者。

脑心通胶囊：黄芪、当归、红花、地龙、全蝎、水蛭等。适用于冠心病心绞痛气虚血滞、脉络瘀阻证者。

丹蒌片：瓜蒌皮、薤白、葛根、川芎等。适用于胸痹心痛痰瘀互结证者。

麝香保心丸：人工麝香、人工牛黄、苏合香、蟾酥、冰片等。适用于气滞血瘀所致的胸痹者。

速效救心丸：川芎、冰片。适用于气滞血瘀型冠心病、心绞痛者。

复方丹参滴丸：丹参、三七、冰片。适用于气滞血瘀型冠心病、心绞痛者。

芪参益气滴丸：黄芪、丹参、三七、降香。适用于气虚血瘀型胸痹者。

稳心颗粒：党参、黄精、三七、琥珀、甘松。适用于气阴两虚、心脉瘀阻所致的胸闷胸痛、室性早搏、房性早搏者。

参松养心胶囊：人参、麦冬、山茱萸、丹参、酸枣仁（炒）、桑寄生、南五味子、龙骨等。适用于冠心病室性早搏属气阴两虚、心络瘀阻证者。

芪苈强心胶囊：黄芪、人参、附子、丹参、葶苈子等。适用于冠心病、高血压病所致轻、中度充血性心力衰竭证属阳气虚乏、络瘀水停者。

宽胸气雾剂：细辛油、檀香油、高良姜油、荜茇油、冰片。适用于心绞痛发作时起缓解作用。

丹红注射液：丹参、红花。适用于瘀血闭阻所致的胸痹。稀释后缓慢静脉滴注。

参麦注射液：红参、麦冬。适用于冠心病气阴两虚型。稀释后缓慢滴注。

针对冠心病心绞痛、心肌梗死、心律失常、心力衰竭，结合患者体质证候特点可以依据《中成药治疗冠心病临床应用指南》选择不同的中成药。见附表。

2. 西医的处理原则

（1）急性冠脉综合征

1）急救措施。发生疑似急性缺血性胸痛症状时应立即停止活动、休息，并尽早向急救中心呼救。对无禁忌证的 ST 段抬高型心肌梗死患者应立即舌下含服硝酸甘油，每 5 min 重复 1 次，总量不超过 1.5 mg。

2）"时间就是心肌，时间就是生命"。对于 ST 段抬高型心肌梗死患者，采用介入治疗（PCI）或溶栓方式尽可能早地开通梗死相关动脉可明显降低死亡率、减少并发症、改善患者的预后。ST 段抬高型心肌梗死发生后，血管开通时间越早，则挽救的心肌越多。

3）抗栓治疗

目前抗栓治疗包括抗血小板和抗凝药物。抗血小板药物主要有阿司匹林、氯吡格雷（波立维）、替罗非班等，可以抑制血小板聚集，避免血栓形成而堵塞血管。阿司匹林为首选药物，维持量为每天 75～100 mg，所有冠心病患者没有禁忌证应该长期服用。阿司匹林的不良反应是对胃肠道的刺激，胃肠道溃疡患者要慎用。冠脉介入治疗术后应坚持每日口服氯吡格雷，通常维持半年到 1 年。

抗凝药物包括普通肝素、低分子肝素、磺达肝癸钠、比伐卢定等。通常用于不稳定型心绞痛和心肌梗死的急性期，以及介入治疗术中。

4）抗心肌缺血和其他治疗

a. 硝酸酯类如患者收缩压低于 90 mmHg 或较基础血压降低＞30%、严重心动过缓（心率＜60 次 / 分）或心动过速（心率＞100 次 /

分）、拟诊右心室梗死，则不应使用硝酸酯类药物。

b. β受体阻滞剂缩小心肌梗死面积，减少复发性心肌缺血、再梗死、室颤及其他恶性心律失常，对降低急性期死亡率有肯定的疗效。无该药禁忌证时，应于发病后24 h内常规口服应用。

c. 血管紧张素转换酶抑制剂（ACEI）和血管紧张素受体阻滞剂（ARB）可减少充盈性心力衰竭的发生，降低死亡率。如无禁忌证，所有对ST段抬高型心肌梗死患者均应给予ACEI长期治疗。如果患者不能耐受ACEI，可考虑换用ARB。

d. 醛固酮受体拮抗剂对ST段抬高型心肌梗死后左室射血分数（LVEF）≤0.4，有心功能不全或糖尿病，无明显肾功能不全 [血肌酐男性≤221 μmol/L（2.5 mg/dL），女性≤177 μmol/L（2.0 mg/dL）、血钾≤5 mmol/L] 的患者，应给予醛固酮受体拮抗剂。

e. 钙拮抗剂不推荐使用短效二氢吡啶类钙拮抗剂。

f. 他汀类药物除调脂作用外，他汀类药物还具有抗炎、改善内皮功能、抑制血小板聚集的多效性，因此，对无禁忌证的ST段抬高型心肌梗死患者，入院后应尽早开始他汀类药物治疗，且无需考虑胆固醇水平。他汀类治疗的益处不仅见于胆固醇升高患者，也见于胆固醇正常的冠心病患者。所有心肌梗死后患者都应该使用他汀类药物将低密度脂蛋白胆固醇水平控制在2.6 mmol/L（100 mg/dL）以下。

5）冠脉搭桥术（CABG）

对少数ST段抬高型心肌梗死合并心源性休克不适宜PCI者，急诊CABG可降低死亡率。机械性并发症（如心室游离壁破裂、乳头肌断裂、室间隔穿孔）引起心源性休克时，在急性期需行CABG和相应心脏手术治疗。

（2）慢性心肌缺血综合征

1）预防

控制危险因素是预防冠心病的重要环节，主要包括：① 控制饮食，低脂低盐低胆固醇饮食；② 戒烟限酒，尽早戒烟，限制饮酒；③ 适当体育锻炼，维持理想体重；④ 控制血压、血糖、血脂等；⑤ 做好情绪控制，保持平稳心态；⑥养成良好作息，遵循医嘱用药，定期健康查体。

2）西医药物治疗

药物治疗是所有治疗的基础，目的是缓解症状，减少心绞痛的发作及心肌梗死；延缓冠状动脉粥样硬化病变的发展，并减少冠心病死亡。规范药物治疗可以有效地降低冠心病患者的死亡率和再缺血事件的发生，并改善患者的临床症状。而对于部分血管病变严重甚至完全阻塞的患者，在药物治疗的基础上，血管再建治疗可进一步降低患者的死亡率。治疗药物可大致分为以下几类：抗血小板聚集（抗血栓），β受体阻滞剂（减轻心肌氧耗），硝酸酯类（缓解心绞痛），他汀类调脂药（调脂稳定斑块）。

3）血运重建

包括介入治疗（经皮冠状动脉扩张成形术、冠状动脉支架植入术、血管内球囊扩张成形术）和外科冠状动脉旁路移植术。介入和外科手术治疗后也要坚持长期的标准药物治疗。对同一患者来说，处于疾病的某一个阶段时可用药物理想地控制，而在另一阶段时单用药物治疗效果往往不佳，需要将药物与介入治疗或外科手术合用。手术的选择应该由心内科、心外科医生与患者共同决策。

 三、答疑解惑

1. 什么样的人容易得冠心病？

答：根据目前的研究所提示的冠心病高危因素，易患病的人群如下。①有基础疾病的人群，主要以高血压、血脂异常（总胆固醇过高或低密度脂蛋白胆固醇过高、三酰甘油过高、高密度脂蛋白胆固醇过低）、超重/肥胖、高血糖/糖尿病为主。②有不良生活方式及习惯的人群，包括吸烟、不合理膳食（高脂肪、高胆固醇、高热量等）、缺少体力活动、过量饮酒，作息时间不规律、经常熬夜，工作或心理压力过大等。

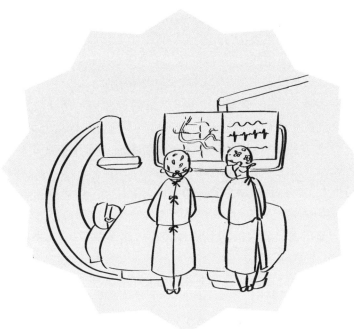

2. 冠心病一定会有胸痛吗？

答：发作性的心前区疼痛往往是冠心病的典型症状，但有部分患者可表现为疼痛部位不典型可涉及颈部、下颌、牙齿、腹部等部位的疼痛。糖尿病及老年患者由于对疼痛不敏感，可以无胸痛表现。

3. 有胸痛一定是冠心病吗？

答：除了冠心病外还有其他疾病也可以导致胸痛发作，其中有部分疾病也可能短时间内危及生命。主要有主动脉夹层、肺动脉栓塞、气胸、食道破裂等。建议一旦发生剧烈胸痛数分钟内不能缓解的第一时间至就近的胸痛中心诊治，以免耽误病情。

4. 通过什么检查才能明确是否得了冠心病？

答：冠状动脉造影及血管内成像技术是目前诊断冠心病的"金标准"，可以明确冠状动脉有无狭窄，狭窄的部位、程度、范围等，并可据此指导进一步治疗。

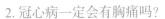

5.服用治疗冠心病的药物患者可能有哪些不良反应?

答:冠心病的主要治疗药物包括他汀类药物调脂稳定板块、抗血小板药物防止血小板聚集血栓形成、β受体阻滞剂减少心肌耗氧量。他汀类药物主要的不良反应是对肝细胞及骨骼肌细胞的损伤,所以建议在初始用药1~2周检查肝功能及肌酶的指标已明确是否有药物不良反应。抗血小板聚集药物常用的有两类,阿司匹林及ADP受体拮抗剂(氯吡格雷和替格瑞洛)。由于两者都有抗血小板聚集的作用,可能导致患者出现一些出血表现,包括皮下出血、牙龈出血、伤口血不易止血、女性月经增多等。如上述情况比较严重建议和主诊医生讨论进一步的治疗方案。阿司匹林还会导致胃黏膜屏障功能下降,引起上消化道出血,建议服用肠溶片并在空腹时服用可以减少以上不良反应。β受体阻滞剂主要的不良反应是心动过缓及血压过低,建议在服药过程中常规监测心率和血压,维持心率不低于60~70次/分,血压不低于90/60 mmHg。

6.冠心病在什么情况下需要介入治疗?

答:介入治疗适用于药物控制不良的慢性冠脉病、不稳定型心绞痛和心肌梗死患者。一般冠脉病血管狭窄超过70%以上,根据临床症状可考虑介入治疗。心肌梗死急性期首选急诊介入治疗,时间非常重要,越早越好。

7.什么情况下需要做搭桥手术?

答:搭桥手术主要适用于心肌缺血症状内科治疗未能控制者。①左主干病变:外科手术是治疗左主干病变的首选。②三支或多支血管弥漫性病变。③伴心功能不全者:需要完全性的血运重建以促进缺血心肌的恢复。④伴糖尿病者:两支以上血管病变,尤其伴前降支近段狭窄。⑤心脏急症:部分介入治疗失败或有急性并发症者,如严重的冠状动脉损伤、心脏压塞、室间隔穿孔等或急性心肌梗死伴心源性休克。⑥对抗血小板药物过敏者。

8.冠心病手术后还要长期服用药物吗?

答:介入和外科手术治疗后也要坚持长期的标准药物治疗,主要包括调脂、稳定斑块、抗血小板聚集药物的长期服用。

9. 冠心病患者出现胸痛发作怎么办？

答：明确诊断的冠心病患者如出现心绞痛发作可舌下含服硝酸甘油 1 片，如 5 分钟不缓解可再含服 1 片，最多 3 片。如果是初发心绞痛或者胸痛明显比既往发作严重或时间明显延长需考虑急性冠脉病变，应呼叫 120 第一时间至胸痛中心就诊。在等待时间如没有血压过低（＜ 90/60 mmHg）取半卧位比较合理。

10. 冠心病患者在日常生活要注意什么？

答：冠心病患者在日常生活需注意控制导致病情进展的危险因素及诱发缺血发作的原因，如严格控制血压、血糖、血脂。肥胖患者尽可能控制体重。控制饮食，以低脂低盐饮食为主，适当补充纤维素、维生素、进食不过饱。戒烟限酒，禁止饮用高度白酒，可适量饮用红酒，每天不超过 100 ml。在医生指导下适当锻炼，不可剧烈运动。保持规律生活，定时作息、不熬夜、不过度疲劳。避免情绪波动、避免受寒，保持大便通畅。

11. 冠心患者如何进行中医调理？

答：中医药治疗适用于慢性冠状动脉病变的患者，可以由专业的中医师辨证施治。日常也可以用一些中药饮片泡茶饮用，一般常用的药物有丹参、红花、西洋参、生晒参、灵芝、红枣、桂圆等。但在运用前必须由中医师辨明体质选择运用。

12. 如何合理运用麝香保心丸？

答：麝香保心丸运用于冠心病已有悠久历史，出自于我国第一部成方药典，即宋代著名方书《太平惠民和剂局方》中的苏合香丸，该药由麝香、冰片等 7 味中药，具有芳香开窍、活血通脉的功效。麝香保心丸是心内科非常常见的一种中成药，可以长期服，其主要成分为人工麝香、人参提取物、冰片和人工牛黄。麝香保心丸主要用于气滞血瘀引起的胸闷、胸痛，特别是心肌缺血引起的心肌梗塞以及心绞痛，而且能够保护血管内皮，促进其新生的血管形成，从而抑制动脉壁炎症反应的发生。促进血管的新生，减少心肌梗死的面积，预防心室重构。目前也运用于心脏微循环障碍引起的心肌缺血或作为冠心病的长期维持治疗药物，每次 2 丸，每日 3 次口服。部分患者在舌下含服的时候偶有麻舌感，但是孕妇和对这种药物过敏的人及运动员应该禁止服用。

13. 心肌桥是冠心病吗？

答：心肌桥是一种先天性的冠状动脉发育异常，不是冠心病。正常情况下，冠状动脉主干及其分支行走于心脏表面，然而在冠状动脉发育的过程中，冠状动脉或其分支的某个节段可被浅层心肌覆盖，在心肌内走行，被心肌覆盖的冠状动脉段称壁冠状动脉，覆盖在冠状动脉上的心肌称为心肌桥。心脏收缩时被心肌桥覆盖的这段冠状动脉受到压迫，出现收缩期狭窄，也可能引起心肌缺血。而心脏舒张时冠状动脉压迫被解除，冠状动脉狭窄也被解除。

14. 心肌桥怎么治疗？

答：心肌桥的治疗原则是减轻心肌桥下壁冠状动脉的压迫。对有症状的心肌桥及心肌桥处有动脉粥样硬化斑块者可采用药物或手术治疗。收缩期壁冠状动脉受压引起的心绞痛对β受体阻滞药、钙离子拮抗剂（如维拉帕米和地尔硫卓）和抗血小板药物有效。药物治疗难以控制者应行手术治疗，包括心肌桥切除术及冠状动脉搭桥术。

15. 什么是冠心病二级预防之"ABCD"？

答：A 指抗血小板（阿司匹林）/ 抗凝药物，防治房颤；

B 指应用β受体阻滞剂，控制血压；

C 指降低胆固醇，积极戒烟；

D 指控制饮食，防治糖尿病。

附图

冠心病

├─ 稳定型心绞痛
│　气虚血瘀：通心络胶囊或脑心通胶囊
│　痰瘀互结：丹蒌片
│　气滞血瘀：麝香保心丸或复方丹参滴丸
│　心血瘀阻：丹红注射液
│　二级预防：芪参益气滴丸

├─ 不稳定心绞痛
│　气虚血瘀：通心络胶囊或脑心通胶囊
│　痰瘀互结：丹蒌片
│　气滞血瘀：麝香保心丸或复方丹参滴丸或血府逐瘀胶囊
│　心血瘀阻：丹红注射液
│　气阴两虚：参麦注射液

├─ 心绞痛急性发作
│　速效救心丸、麝香保心丸
│　复方丹参滴丸、宽胸气雾剂

├─ 急性心肌梗死
│　气滞血瘀：麝香保心丸
│　气阴两虚：参麦注射液

├─ 冠心病心力衰竭
│　阴虚血瘀水停：芪苈强心胶囊

└─ 冠心病心律失常
　　冠心病合并室性期前收缩
　　气阴两虚：稳心颗粒或参松养心胶囊
　　冠心病合并缓慢心律失常
　　气阴两虚：参松养心胶囊
　　冠心病合并阵发心房颤动
　　气阴两虚：参松养心胶囊或稳心颗粒

57

钱义明　上海中医药大学附属岳阳中西医结合医院

赵　雷　上海中医药大学附属岳阳中西医结合医院

谢　芳　上海中医药大学附属曙光医院

第 4 章

肥胖症、高脂血症和脂肪肝

　　肥胖是指人体内的脂肪组织含量超出正常范围和人体正常生理需要的一种状态。如果因肥胖引起人体生理功能受损害或者存在引起其他疾病的危险则称为肥胖症。肥胖症包括还没有出现并发症但如果不及时干预将来可能会出现各种并发症的一种状态，需要及时采取临床干预。肥胖症属于营养失调性疾病，也是社会发展、人们物质生活水平提高产生的负面效应。医学上一般把肥胖分为原发性肥胖和继发性肥胖两种。原发性肥胖也称为单纯性肥胖，绝大多数（95%）的肥胖患者属于单纯性肥胖，也是本章讨论的内容。肥胖严重影响人们的身

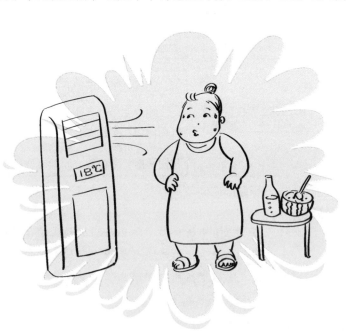

心健康，是 2 型糖尿病、心脑血管病、恶性肿瘤等疾病的主要危险因素，世界卫生组织将其认定为影响人们健康的第五大危险因素。肥胖在全球流行，给社会带来巨大的医疗和经济负担，美国是肥胖发病率最高的国家，据统计，2017—2018 年，美国 20 岁以上女性的严重肥胖率达 11.5%，而男性为 6.9%。我国肥胖的发病率较发达国家低，但近年来发展较为迅速，已成为肥胖发展最快的国家，《中国居民营养与慢性病状况报告（2020）》显示，2020 年城乡各年龄段居民肥胖发生率仍是上升趋势，成人超重或肥胖占 50%，6 岁以下儿童的超重肥胖率为 10.4%。随着与肥胖相关疾病的发病率和死亡率不断增长，肥胖越来越引起人们的重视。

高脂血症为脂质代谢障碍所致的一组临床综合征，临床泛指机体脂肪代谢与运转障碍导致的血浆一种或多种脂质相关蛋白水平升高。流行病学调查显示，我国现有约 1.6 亿高血脂患者，其中胆固醇（TC）、三酰甘油（TG）和高密度脂蛋白胆固醇（HDL-C）异常患病率分别为 4.9%、13.1% 和 33.9%，血脂异常总体患病率高达 40.40%。根据血清中血脂指标测定结果，将高脂血症分为 4 种类型：（1）高胆固醇血症；（2）高三酰甘油血症；（3）混合型高脂血症；（4）低高密度脂蛋白血症。4 种类型中高胆固醇血症、混合型高脂血症对人体造成的危害较大，过多的胆固醇容易积聚在动脉血管壁上，导致血管粥样硬化或者血管变窄，引起冠心病、脑血管病变、肾动脉狭窄等。

脂肪肝是指由于各种原因引起的肝内脂肪堆积过多导致肝细胞弥漫性脂肪变的一种临床综合征，分为酒精性脂肪肝和非酒精性脂肪肝。正常肝内脂肪占肝重的 3%～4%，脂肪含量如果超过肝重的 5% 即为脂肪肝，严重的脂肪含量可达 40%～50%。脂肪肝的脂类主要是三酰甘油。脂肪肝现已取代病毒性肝炎成为全球第一大肝病，对人类健康和社会发展构成严重危害。研究数据显示，全球每 100 个成人里有 20～30 位脂肪肝患者，在肥胖症患者中这一比例更高达 60%～90%。在日常生活中，除了急性脂肪肝和重度酒精性脂肪肝，绝大多数脂肪肝病情较轻，进展缓慢，在改变不良生活习惯和配合用药治疗后，预后一般较好。

肥胖、高脂血症及非酒精性脂肪肝均属于代谢综合征，是人体的脂肪、碳水化合物等物质发生代谢紊乱的病理状态，肥胖是主要因素。肥胖引起胰岛素抵抗，导致脂类代谢异常，形成高脂血症；肥胖引起胰岛素抵抗，体内脂肪酸和游离脂肪酸的释放增多，大量游离脂肪酸进入肝脏，合成三酰甘油，堆积在肝内形成脂肪肝。调查显示，高脂血症中35.47%的人群和非酒精性脂肪肝的全部人群都发生于肥胖者，说明高脂血症、非酒精性脂肪肝与肥胖密切相关，特别是肥胖对非酒精性脂肪肝的形成影响最大。三者之间的关系见图4-1。

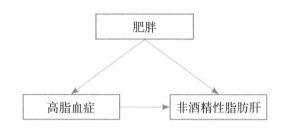

图4-1　肥胖、高脂血症、非酒精性脂肪肝关系图

 一　疾病特点

1.病因特点

（1）原发性肥胖原因很多，比较公认的观点：人体内吸收的营养超过身体本身所需的量，也就是人们常说的营养过剩；或者是人体消耗太少，身体摄入热量大于身体消耗的热量，导致脂肪组织超量蓄积。目前的研究结果显示，引起肥胖的原因与遗传、内分泌代谢、饮食习惯和社会环境等因素有关。① 遗传因素：有资料显示，父母双方均肥胖者，其子女有68%～80%的概率发生肥胖，如果父母一方肥胖，则子女发生肥胖的概率约为40%；而父母均不肥胖，子女肥胖概率为10%。另外，肥胖的遗传因素在女孩身上体现得更明显，肥胖父母生的女儿比他们生的儿子更容易出现肥胖。② 内分泌因素：内分泌失调导致的肥

胖也较多见，最常见的为糖尿病患者肥胖症，并且肥胖与糖尿病互为因果，恶行循环。摄入人体的糖类、脂肪越多，越易发胖，而越是肥胖的人糖尿病的发病率越高，早期 2 型糖尿患者大多数有肥胖症。③ 饮食习惯：有些人养成了食量过多的习惯，有些人喜欢吃含糖高的食物，有的人喜欢高脂肪饮食，这些饮食习惯均容易导致肥胖发生。

（2）高脂血症的病因可分为原发性和继发性两大类。原发性多与基因缺陷相关，有一定的遗传倾向，或由于不良的饮食生活习惯、抽烟、酗酒、精神紧张等环境因素所致。继发性包括其他疾病或药物所致，如糖尿病、肥胖、肝脏疾病、黏液性水肿、甲状腺功能低下、库欣综合征、口服糖皮质激素、部分抗肿瘤药物等。

（3）脂肪肝分为酒精性脂肪肝和非酒精性脂肪肝。酒精性脂肪肝的发病原因为长期过量饮酒。摄入酒精之后，无论是肝细胞脂肪的代谢还是利用都会受到一定的影响，进而导致酒精性脂肪肝的形成。非酒精性脂肪肝发病原因有以下几种。① 肥胖是导致脂肪肝形成的最常见病因。该类患者的直接表现为体内脂肪堆积过多，进而造成脂肪在肝脏上的堆积，最终形成脂肪肝。并且患者肥胖程度越高，肝脏上脂肪堆积的程度就越严重。② 糖尿病。对于糖尿病患者而言，患者自身的胰岛素分泌量不足，使得患者对葡萄糖的利用能力明显下降，体内的游离脂肪酸数量明显增加，这会导致患者肝脏内中性脂肪合成亢进，最终导致脂肪肝的发生。③ 其他。除此之外，还常见于暴饮暴食、过分节食、营养不良、药物、妊娠等原因。

2. 症状和体征特点

（1）轻度肥胖患者多无自觉症状。严重肥胖者可出现怕热、出汗多；行动笨拙、活动后气促；头晕，乏力，嗜睡等。肥胖患者也因并发其他系统疾病出现相应症状。① 影响消化系统：出现便秘、腹部胀满、脂肪肝等。② 影响心血管系统：是冠心病、高血压的危险因素，临床可出现头晕、心慌、动则气喘等心功能不全的症状。③ 影响激素代谢紊乱：男性表现为阳痿和性功能减退，女性出现月经量少或闭经不孕等。④ 影响呼吸系统：出现打鼾，甚至出现睡眠呼吸暂停综合征等。⑤ 其他：肥胖因负重增加出现下肢静脉曲张、腰腿疼痛等。肥胖者也是糖尿病、高胆固醇、高尿酸血症等的危险因素，有研究显示，肥胖患者猝死、糖尿病、胆囊炎、肺炎的发病率较体重正常的人高2～4倍。

（2）高脂血症一般没有明显的不适症状，大多数人是在就诊其他疾病或者体检时被发现。高脂血症与高血压、高血糖已经成为老百姓谈之色变的"三高症"。高脂血症中以高胆固醇血症危害最大，更容易诱发多种疾病。脂质不溶或微溶于水，必须与蛋白质结合以脂蛋白形式在血液中存在、转运和代谢。高脂血症中由于过多的脂蛋白沉积在血管内皮下，引起动脉粥样硬化，纤维斑块形成，从而引起一系列疾病。如果发生在心脏，引起冠状动脉发生粥样硬化，血管腔逐渐狭窄，导致心肌供血不足，产生胸闷、胸痛等心绞痛症状，若冠状动脉完全堵塞或者继发血栓形成就直接导致急性心梗；如果发生在脑动脉，可出现脑供血不足，甚至脑卒中发生；如果粥样硬化发生在人体的外周动脉，则外周动脉血管狭窄，出现供血不足表现，出现间歇性跛行，若血管闭塞则出现肢体坏死、干性坏疽等。长期的高脂血症会导致脂肪肝，肝小叶受损害，进一步导致肝硬化，损害肝功能。此外，高脂血症还可诱发胆结石、胰腺炎、糖尿病等疾病，三酰甘油升高是急性胰腺炎发生的危险因素之一。可以说，高脂血症是多种疾病的元凶或帮凶。

（3）脂肪肝患者早期临床无症状，逐步出现疲乏无力，随着病变的进展可出现类似肝炎的症状，如呕吐、厌食、肝区疼痛等。当肝内脂肪沉积过多时，肝被膜膨胀、肝韧带受牵拉，出现右上腹胀痛等不适。重度脂肪肝肝硬化者会出现腹腔积液、电解质紊乱和下肢水肿等。由于轻度脂肪肝并没有什么症状，往往被人忽视，认为脂肪肝无需在意，就会错过最佳的治疗时期。然而脂肪肝对人体的损害不容小觑，脂肪肝可以加重肝脏损伤，肝脏损伤越严重，脂肪代谢功能越低，脂肪肝会更严重，呈恶性循环，脂肪肝后期可发展为肝纤维化和肝硬化阶段，甚至肝癌，危及生命。因此，在日常生活中，定期检查身体是非常有必要的，这样可以帮助我们预防此类疾病的发生。

3. 相关辅助检查

（1）肥胖的检测方法

1）标准体重测定：根据身高计算标准体重是最简单的方法，如果体重超过标准体重的 20% 就认为是肥胖。标准体重计算公式：标准体重（kg）= 身高（cm）-105。本方法方便，适合亚洲国家采用，但不能反映体内的脂肪含量。

2）体质指数（body mass index，BMI）：也称为体重指数。计算公式 BMI（kg/m²）= 体重（kg）÷ 身高（m）²。此方法简单实用且不受性别影响，该指标目前常用于判断肥胖程度，肥胖变化趋势及人体健康水平。2003 年中国卫生疾病控制司提出了我国肥胖的分类标准：BMI 指数在 18.5～23.9 为正常体重，24.0～27.9 为超重，＞ 28.0 的则为肥胖。

3）腰围（Waist circumference，WC）：人体腰腹部脂肪异常堆积导致的肥胖被称为腹型肥胖或中心型肥胖。腰腹部脂肪堆积过多与内脏脂肪贮量上升关系密切，也是引起心脑血管系统疾病和代谢性疾病发生的主要原因。因此中心型肥胖的判别对人体健康判定更具有意义。腰围是临床用来评价中心型肥胖最常用的指标，能间接反映机体腰腹部脂肪堆积程度与分布情况。腰围测量：采用腰节围。被测量者站立，平稳呼吸，用软尺测量第 12 肋下缘与髂嵴上缘两水平线的中点线的周长。我国于 2002 年提出，将男性≥ 85 cm、女性≥ 80 cm 定为腹型肥胖判定标准。

4）腰臀比（Waist-to-hip ratio，WHR）：指腰围与臀围的比值。该数值与血脂异常风险呈显著正相关，是 WHO 最早提出判定腹型肥胖的体外测量指标。腰围测量方法上面已经介绍。臀围测量：用软尺测量臀部向后最突出的水平围长。计算腰臀比值方法：腰臀比值 = 腰围（cm）/ 臀围（cm）。WHR 与血脂、尿酸、血糖、血压等指标的异常存在较高关联系数，特别是在评估 2 型糖尿病与血脂异常时，WHR 精准度显著高于 BMI。WHO 规定：WHR 男性≥ 0.90、女性≥ 0.85 即为向心型肥胖。WHR 由于需要测量两个数值，对比单一部位测量较为繁琐，用来评价中心型肥胖具有一定局限性，如具有相同WHR 数值的人腰腹部脂肪未必相同。

5）生物电阻抗分析法（Bioelectric impedance analysis，BIA）：利用生物体内脂肪组织与其他组织导电系数不同计算人体阻抗，再根据公式计算体脂百分比的一种方法。体脂百分比就是我们常说的体脂率，是体内脂肪质量与总体质量的比值，直接反映人体脂肪含量与比例。WHO 提出体脂率男性 ≥ 25%、女性 ≥ 35% 判定为肥胖。研究发现体重正常的人体脂含量不一定正常，尤其是正常体重肥胖（normal weight obesity）人群，体重正常但身体中脂肪含量比较大，用 BMI、WC、WHR 等体外测量法很难筛选出，对这部分人群来说，BIA 分析体脂率非常有意义。现在市场上的体脂秤多是采用此方法。

（2）高脂血症

1）高胆固醇血症，血清总胆固醇含量增高，大于 5.72 mmol/L，而三酰甘油含量正常小于 1.7 mmol/L。

2）高三酰甘油血症，血清三酰甘油含量增高，即大于 1.7 mmol/L，而总胆固醇含量正常。

3）混合型高脂血症，血清总胆固醇含量、三酰甘油含量均增高。

4）低高密度脂蛋白血症，血清高密度脂蛋白—胆固醇水平降低，即小于 0.9 mmol/L。

（3）脂肪肝

在临床中超声检查是诊断脂肪肝重要而实用的手段，其诊断脂肪肝的准确率高达 70%～80%，但脂肪含量小于 30% 时灵敏度将大幅下降。此外还有 CT、磁共振、振动控制瞬时弹性成像（VCTE）等检查。若是想评估肝脂肪变、肝细胞损伤、炎症坏死和肝纤维化程度，可采用肝活检病理学检查，是诊断脂肪肝的"金标准"。正常情况下肝脏中脂肪的占比为 3%～4%，当超过肝重量的 5% 或病理学检测中显示每单位面积 > 1/3 的肝细胞发生脂肪变性时即可判定为脂肪肝。

二、中西医防病治病措施

（一）中医治疗的优势

中医认为，肥胖、高脂血症及脂肪肝主要因为饮食不节，过食膏粱厚味导致，也与遗传、个人体质、性别及生活方式有关。中医辨证多为痰湿证，也有虚证和热证等兼证。中医治疗以辨证论治为主，并结合体质特征进行。在一项肥胖与体质关系的研究中发现，痰湿质、气虚质是超重和肥胖的主要体质影响因素。如患者临床表现为体型肥大、时有胸脘满闷、动则气喘、身体沉重及舌淡苔白腻、脉沉等，临床辨证为痰湿证、气虚证，治疗予以祛湿化痰、健脾益气。若患者临床表现为形体肥胖、头晕心烦、脘腹胀满、大便秘结、舌红苔黄腻、脉滑等，则临床辨证为脾胃湿热证，治疗予以清热通腑。

肥胖、高脂血症和脂肪肝的中医治疗包括中药、针灸和中医综合治疗等，通过中医辨证进行针药治疗能纠正机体阴阳气血的偏颇，不仅能改善患者的症状、并发症，还可改善患者体质。中医治疗肥胖、高脂血症和脂肪肝也要结合生活方式的干预，包括适当运动和饮食控制，中医治疗起效慢，疗程长，不能立竿见影，但优势在于其不良反应小，能够提高患者的生活质量，有一定的应用价值，但仍需要在医疗工作中进一步探索。

1. 减肥降血脂的单方

（1）根据中药功效划分

清热通便：决明子、大黄、苦荞麦等。

祛湿泻浊：赤小豆、泽泻、玉米须、荷叶、虎杖、茵陈。

消食健胃、理气调中：山楂、陈皮。

健脾祛湿：汉防己、薏苡仁、白术、茯苓、山药。

活血化瘀：丹参、蒲黄、银杏叶、红花、鸡血藤、川芎等。

（2）根据中药药理划分

抑制脂类物质的合成和转运：大黄、何首乌、虎杖、决明子、荷叶、柴胡、山楂、红曲、绞股蓝、姜黄、泽泻等。

促进胆汁酸的分泌及外排：胆固醇在肝细胞内转化得到胆汁酸，通过排出胆汁酸达到降脂。如黄连生物碱、丹参等。

增强抗氧化能力：高脂血症可使机体氧化与抗氧化失衡，改善这种失衡可以达到保护肝脏的目的。如刺五加、黄芪、山楂、丹参配伍泽泻、决明子、紫苏、野菊花等。

减轻胰岛素抵抗：在胰岛素抵抗状态下，富含三酰甘油的脂蛋白血浆清除被延迟，导致高三酰甘油血症或脂肪肝。如人参、川芎、虎杖提取物、苦瓜提取物、山茱萸多糖、枸杞多糖、黄芪多糖、黄芩素等。

抑制血小板聚集，改善血液流变学异常：通过活血化瘀、利湿化痰，使瘀血减轻，从而达到降血脂的作用。如蒲黄、薤白、赤芍等。

调节肠道菌群稳态，改善血脂异常：健脾中药的多糖类、山药等。

2. 减肥降脂的验方

防风通圣散：具有泻热通便的作用。适用于表里俱实、里热证的肥胖患者。

参苓白术散：具有益气健脾祛湿的作用。适用于脾胃虚弱、痰湿体质肥胖者。

平胃散：具有燥湿运脾、行气和胃的作用。适用于脾胃湿蕴证。

五苓散：具有温阳化气、利湿行水的作用。适用于脾阳虚、水湿内蕴证。

保和丸和大山楂丸：均有消积化滞的作用。适用于食积停滞、脘腹胀满、嗳腐吞酸、不欲饮食之症。两者均增加食欲，故肥胖兼食欲良好者勿服用。

枳实导滞丸：具有消食导滞、清热祛湿的作用。适用于湿热食积证。症见脘腹胀痛，下痢泄泻，或大便秘结，小便短赤，舌苔黄腻，脉沉有力等。

枳术丸：具有健脾消食、行气化湿的作用。适用于脾胃虚弱、食少不化、脘腹痞满。

三子养亲汤：具有化痰、降气消食的作用。适用于痰浊体质肥胖者。

3. 治疗高脂血症的中成药

血脂康：特制红曲精制而成的天然降脂药，是有除湿祛痰、活血化瘀、健脾消食的作用。适用于脾虚痰瘀阻滞型患者，症见气短，乏力，头晕，头痛，胸闷，腹胀，食少纳呆等。能够降低总胆固醇，尤其适合血脂边缘升高或"正常"的冠心病高危人群长期调脂治疗，是

2007年《中国成人血脂异常防治指南》唯一推荐的调脂中药。

脂必泰：山楂、泽泻、白术、红曲。具有消痰化瘀、健脾和胃之功。适用于痰瘀互结、气血不利所致的高脂血症，症见头昏，胸闷，腹胀，食欲减退，神疲乏力等。

脂脉康胶囊：主要成分包括普洱茶、山楂、荷叶、葛根、菊花、黄芪、何首乌、三七等。具有消食、降脂、通血脉、益气血的功效。药物中含有的普洱茶具有降血脂、降血压、抗动脉硬化、抗癌的功效。适用于气血不足、瘀浊内阻所导致的动脉硬化、高脂血症等疾病。

绞股蓝总甙片：具有养心健脾、益气活血、化痰、降脂等功效。适用于健忘耳鸣、眩晕头疼、胸闷麻木、心悸气短或脘腹胀满等心脾气虚、痰阻血瘀型高脂血症患者。建议在饭后半小时服用，提高药物治疗的安全性。

降脂灵分散片：制何首乌、枸杞子、黄精、山楂、决明子。具有补肝益肾、养血、明目、降脂的作用。适用于肝肾阴虚型高脂血症，症见头晕，目昏，须发早白等。

降脂宁片：山楂、决明子、荷叶、制何首乌等。具有行气散瘀、活血通经、益精血、降血脂的作用。适用于高脂血症或合并高血压、冠心病、动脉硬化等疾病。

血脂宁丸：决明子、山楂、荷叶、制何首乌。具有化浊降脂、润肠通便的作用。适用于痰浊阻滞型高脂血症。

松龄血脉康胶囊：鲜松叶、葛根、珍珠层粉。功效为平肝潜阳、镇心安神。适用于高血压病及原发性高脂血症中医辨证为肝阳上亢证者。

丹香清脂颗粒：丹参、川芎、桃仁、降香、三棱、莪术、枳壳、大黄。具有活血化瘀、行气通络之功效。适用于高脂血症属气滞血瘀证者。

脂康颗粒：决明子、枸杞子、桑椹、红花、山楂。功效为滋阴清肝、活血通络。适用于肝肾阴虚夹瘀之高脂血症，症见头晕或胀或痛，耳鸣眼花，腰膝酸软，手足心热，胸闷，口干，大便干结。

山楂降脂片：山楂提取物。功效为降血脂。适用于治疗高脂血症、冠心病、高血压等病证。

4. 治疗脂肪肝的中成药

脂肪肝的中成药主要适用于肝细胞有损害时，如肝功能异常、转氨酶升高时的保肝治疗。下面介绍几种药物。

益肝灵，又名水飞蓟素。功效主要为滋补肝肾、清热利湿。适用于脂肪肝等肝病同时中医辨证为肝肾阴虚、湿热蕴结证者。

香砂六君子丸：木香、砂仁、陈皮、制半夏、党参、白术、茯苓、炙甘草。功效为益气健脾、和胃。适用于脂肪肝中医辨证为脾虚气滞证者，症见胁肋隐痛，消化不良，嗳气食少，脘腹胀满，大便溏泄等。

大黄䗪虫丸：熟大黄、土鳖虫、水蛭、虻虫、蛴螬（炒）、干漆、桃仁、苦杏仁、黄芩、地黄、白芍、甘草等。功效为活血破瘀、通经消癥。现代研究发现本方能有效降低转氨酶，保护慢性肝损伤，促进体内血液吸收；增强肝细胞代谢，促进胆汁的分泌与排泄；抑制胆固醇、三酰甘油的合成，阻止胆固醇在肝脏的沉积和在血管壁上的沉积，抗动脉粥样硬化。适用于脂肪肝中医辨证为瘀血内停证。

水飞蓟宾胶囊：水飞蓟宾是中药提取物。具有稳定肝细胞膜、保护肝细胞酶系统等作用。适用于急慢性肝炎、脂肪肝的肝功能异常的恢复。

清肝健脾颗粒：山楂、茵陈、泽泻、车前草、柴胡、黄芪、决明子、丹参等。具有健脾化湿、清肝祛湿、疏肝理气的作用。适用于肝郁气滞所导致的胁肋胀痛，以及排除肝脏中堆积的多余脂肪，适用于脂肪肝。

大黄利胆片：大黄、手掌参、余甘子。功效为清热利湿、解毒退黄。适用于肝胆湿热所导致的胁痛、口苦、食欲不振、恶心呕吐、皮肤泛黄，对胆囊炎或者脂肪肝都有较好的缓解作用。

三七脂肝丸：三七、莪术、云山楂、泽泻、菊花、荷叶、白芍、白术、菟丝子、赤芍、青皮。功效为健脾化浊、祛痰软坚。适用于脂肪肝、高脂血症属肝郁脾虚证者。

5. 肥胖症的其他处理措施：针灸和穴位埋线

针灸和穴位埋线减肥都是通过刺激人体穴位，疏通经络，改善人体脏腑功能，纠正气血阴阳失衡，具有整体减肥的效果；同时能消除局部脂肪堆积，达到局部减肥的目的。研究显示，针灸可以刺激下丘脑-垂体-肾上腺皮质和交感-肾上腺髓质两大系统，调节多种活性物质和多种代谢途径，提高基础代谢率，加快积存脂肪的消耗，从而调整、完善、修复人体自身平衡。

针灸一般包括体针和电针，根据肥胖证型不同，选用不同的穴位进行针刺，胸腹部选取中脘、天枢、中极等穴位，四肢部选取伏兔、足三里、阴陵泉、丰隆等穴位。

穴位埋线治疗是将可吸收性外科缝线置入穴位内，利用线对穴位产生的持续性刺激作用以防治疾病的方法。穴位埋线操作简便，医者易于掌握。该方法创伤较小，不良反应小，每次治疗间隔时间长，患者无须频繁往来于医院。操作方法是将羊肠线等埋入穴位，一方面利用肠线作为异性蛋白埋入穴位可提高机体应激、抗炎能力；同时，肠线在组织中被分解吸收对穴位起到持续刺激作用。穴位埋线可以抑制食欲，产生饱腹感，加速脂肪分解代谢，发挥作用持久，在肥胖症治

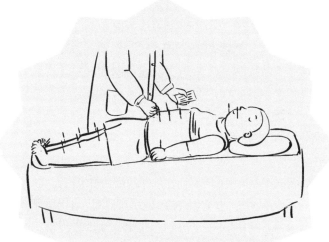

疗中是比较常用的方法。

（二）西医的处理原则

生活方式干预是肥胖症、高脂血症和脂肪肝治疗中最基本最主要的措施，包括限制饮食和适当运动。限制饮食中，最好每日摄入能量控制在 4 180～6 270 千焦（1 000～1 500 大卡），同时减少脂肪和碳水化合物的摄入量。饮食中也应增加膳食纤维、水果、蔬菜等，并保证充足优质蛋白的摄入，避免暴饮暴食。适当运动是指有氧运动，通过增加脂肪酸和葡萄糖的利用，减少机体脂肪储存。常用的运动方式有慢跑、跳绳、游泳、瑜伽等。要根据自身情况选择运动量、运动方式和运动时间。生活方式干预要长期坚持，促进能量消耗，防止体重反弹。

1. 肥胖症

（1）肥胖症的西药治疗

肥胖症的药物治疗：药物应用是肥胖治疗的辅助手段，在采取生活方式等干预措施后仍不能减重或者效果有限时可加用药物。减肥药物根据其作用效果分为 3 大类。

1）增加饱腹感，抑制食欲：主要有芬特明、利拉鲁肽和洛卡色林。三者通过不同作用机制达到抑制食欲，增加饱腹感，减少能量摄入，从而达到减肥作用。芬特明用于中重度肥胖症的短期治疗，不良反应有口干和失眠，严重者可出现心悸、心动过速和血压升高等。利拉鲁肽最早用于治疗 2 型糖尿病，它通过增加胰岛素释放、抑制胰高血糖素及营养素的吸收和代谢，达到抑制食欲的作用。不良反应有低血糖、腹泻、便秘、恶心呕吐、头痛及消化不良等，严重不良反应是可能诱发急性胰腺炎。洛卡色林能增加饱腹感，常见不良反应有头痛、头晕、疲劳、口干和便秘等，糖尿病患者有低血糖风险。

2）减少膳食脂肪吸收：奥利司他属于胃肠道脂肪酶抑制剂，通过使胃肠道脂肪酶失活，减少食物中脂肪吸收，达到减肥作用，是目前唯一一个被美国 FDA 批准用于长期治疗肥胖的药物。不良反应容易导致胃肠胀气、腹泻、油性便、水样便等。

3）促进能量消耗：纳曲酮 / 安非他酮复合制剂，通过增加能量消耗，减轻体重，同时也减少体脂和内脏脂肪。最常见的不良反应有恶心，头痛、便秘、头晕、呕吐和口干等。

（2）肥胖症的手术治疗：近年随着人们对肥胖症的重视及外科技术的进步，手术治疗肥胖及代谢性疾病的方式得到极大的发展。通过手术的方式，部分严重肥胖者得到有效治疗，随着时间的推移，患者术后体重减轻，血糖得到很好控制，生活质量得到改善。尤其是腹腔镜技术的发展使减重手术风险降低，临床应用迅速发展。减重手术是严重肥胖症患者，在控制饮食、运动和药物治疗方法均无效的情况下采取的一种方法。手术方式包括腹腔镜胃旁路减肥手术，腹腔镜胃可控束带手术，腹腔镜管状胃缩小手术和腹腔镜胰胆分流手术等。1994年首次报道腹腔镜下减重手术，2004年，美国腹腔镜减重手术的数量就超过了开放性肥胖手术，截至2016年，约97%的减重手术是采用腹腔镜技术进行的。

2.**高脂血症**

高脂血症的西药治疗：根据血脂分型不同选择药物。高胆固醇血症首选他汀类、胆酸螯合剂。高三酰甘油血症首选贝特类或烟酸类。低HDL-C血症首选烟酸类。混合型高脂血症一般首选他汀类，若效果不佳可考虑联合用药。

调脂药物的联合应用是血脂异常治疗措施的趋势，它的优势在于提高血脂控制达标率，同时降低不良反应发生率。由于他汀类药物作用肯定、不良反应少、可降低总死亡率，联合调脂方案多由他汀类与另一种作用机制不同的调脂药组成。针对调脂药物的不同作用机制，有不同的药物联合应用方案。要注意采用合适的药物配伍，考虑各类药物的不良反应等情况，遵循小剂量用药原则，且患者用药期间要定期进行血清谷丙转氨酶、肌酸激酶等指标的检测，以此为依据进行药物剂量的调整，尽可能降低不良反应的发生率。根据西医降血脂药物的种类可分为以下七类。

1）他汀类药物：他汀类药物作为当前临床研究中比较常用的药物，能够有效控制血脂水平，是血脂异常药物治疗的基石。他汀类药物适用于高胆固醇血症、混合性高脂血症和广泛的动脉粥样硬化性心血管性疾病（ASCVD）患者，可使三酰甘油水平降低7%～30%，高密度脂蛋白胆固醇水平升高5%～15%，因此推荐将中等强度的他汀作为中国血脂异常人群的常用药物。如阿托伐他汀、瑞舒伐他汀、辛伐他汀、普伐他汀等。

2）贝特类药物：贝特类药物适用于高三酰甘油症、低高密度脂蛋白血症、以三酰甘油升高为主的混合型高脂血症。是目前降低三酰甘油比较常用的药物，同时也能起到延缓动脉粥样硬化发展的效果。如非诺贝特、苯扎贝特等。

3）烟酸类药物：烟酸类药物适用于高三酰甘油症、低高密度脂蛋白血症、以三酰甘油升高为主的混合型高脂血症。可以增加高密度脂蛋白水平，在治疗高脂血症的同时还可起到降低心血管病的作用。如烟酸缓释片。

4）胆固醇吸收抑制剂：胆固醇吸收抑制剂类药物适用于高胆固醇血症，混合型高脂血症可与他汀类药物联用。如依折麦布，依折麦布能有效抑制肠道内胆固醇的吸收，其安全性和耐受性良好，不良反应轻微且多为一过性，禁用于妊娠期和哺乳期。

5）胆酸整合剂：胆酸整合剂类药物的作用机制是阻止胆酸或胆固醇从肠道吸收，促进胆酸或胆固醇随粪便排出，促进胆固醇的降解。临床多用于治疗高胆固醇血症患者。如考来烯胺、考来替泊等。

6）鱼油制剂：高纯度鱼油制剂类适用于高三酰甘油血症和混合型高脂蛋白血症。如 ω-3 多不饱和脂肪酸。

7）前蛋白转化酶枯草溶菌素-9（PCSK-9）抑制剂：PCSK-9抑制剂是一种新型的降胆固醇药物，可降低低密度脂蛋白水平，并可降低动脉粥样硬化性心脏病的风险。适用于成人或12岁以上青少年的纯合子型家族性高胆固醇血症。如阿利库单抗、依伏库单抗等。

3. 脂肪肝

脂肪肝的西药治疗：首先是去除病因和诱因，需要在科学控制饮食、减肥、适当运动、戒烟戒酒等基础上开展药物治疗。研究发现，非酒精性脂肪性肝病患者减重3%～5%，可伴随脂肪肝严重程度的减轻；减重5%～7%则伴随肝脏炎症的指标下降；减重超过10%可以逆转肝脏纤维化的水平。若效果不佳或病情进展，建议接受相关药物治疗，不过目前脂肪肝的治疗并没有特效药，主要是对症治疗，以降低血脂水平和保护肝细胞为主。

1）降脂减肥药物：脂肪肝患者根据自身肥胖和血脂情况，选择适当的减肥药和降脂药。

2）胰岛素增敏剂：通过改善胰岛素抵抗，进而减轻肝内脂肪沉积。如吡格列酮、二甲双胍等。

3）保肝药物：抗炎类保肝药物，如甘草酸类、异甘草酸镁、复方甘草酸苷等；解毒类保肝药，如还原型谷胱甘肽、硫普罗宁等；利胆类保肝药物，如熊去氧胆酸、鹅去氧胆酸、腺苷蛋氨酸等；修复和保护肝细胞膜的保肝药，如多烯磷脂酰胆碱；抗氧化类保肝药，如双环醇等。

 三、答疑解惑

1.肥胖对人体的影响有哪些？

答：对日常生活的影响：肥胖者因形体臃肿，行动笨拙，给日常生活和运动带来不便，有的因为肥胖缺少生活自信心，甚至有心理障碍，或者出现抑郁状态。

2型糖尿病：肥胖是2型糖尿病的独立危险因素，2型糖尿病占成人糖尿病的比例高达90%，而2型糖尿病中大多数是肥胖者或体重超重者。肥胖也是导致其他代谢性疾病的危险因素，如高尿酸血症、高脂血症、脂肪肝。

对心脑血管系统的影响：肥胖可以引起高血压、高脂血症、高血糖的发生，这些都是心脑血管疾病的高危因素，导致动脉粥样硬化，血黏度增加，引起冠心病、脑血管疾病等。研究显示，与正常体重人群相比，超重与肥胖人群发生高血压、糖尿病、冠心病、脑卒中的比例明显增高。

对呼吸系统的影响：肥胖可引起气道阻力增加，肺、胸壁顺应性下降，影响呼吸动力和气体交换，引起缺氧或二氧化碳潴留，导致一系列呼吸系统疾病，如哮喘、阻塞性睡眠呼吸暂停等。

对下肢关节的影响：肥胖导致身体负荷增加，对膝关节、踝关节、足底产生压迫性炎症损伤，引起疼痛等。

与肿瘤的关系：肥胖与结直肠癌、食管癌、乳腺癌等肿瘤有一定的关系，尤其是结直肠癌。研究表明，与正常体重人群相比，肥胖明显增加患结直肠癌的风险，在结直肠癌的发展过程中起到作用。

对儿童的影响：儿童肥胖不仅体重增加，同时皮下脂肪堆积，增加心肺负担。因此，肥胖儿不愿意活动，一活动就气喘吁吁，从而形成恶性循环，越胖越不愿意活动，越不活动能量消耗越少，体重越增加。研究显示，儿童体重超过标准体重 30% 以上会明显出现功能性肺活量下降，出现限制性通气功能障碍，随着肥胖程度增加，肺功能越差，机体缺氧明显也影响其他脏器组织的生长发育。另外，肥胖也影响心脏的收缩和舒张，造成心脏功能下降，初期心脏能够代偿，出现动则心率增快，后期出现心功能不全，动则气喘，影响生活质量。肥胖影响性激素、生长激素分泌异常，女孩容易出现性早熟，男孩出现生殖器官发育不良、生殖器缩小等。肥胖也可造成儿童学习能力下降，注意力不集中，反应速度慢，动作协调性差等。

2. 减肥药物种类有哪些？不良反应如何？

答：可用于治疗肥胖的药物种类和常见不良反应列表如下。

表 4-1　减肥药物种类

药物名称	作 用 机 制	疗 效	常见不良反应
芬特明	增加下丘脑儿茶酚胺释放	增加饱腹感，减少食欲	口干和失眠，严重者可出现心悸、心动过速和血压升高等
芬特明/托吡酯缓释	芬特明作用于下丘脑儿茶酚胺，托吡酯作用于多细胞靶点	增加饱腹感，减少食欲	心血管风险，以及认知、精神紊乱及代谢性酸中毒
洛卡西林	5-HT2c 受体激活剂	增加饱腹感，调节食欲	头痛、头晕、疲劳、恶心、口干、便秘以及糖尿病患者低血糖等

药物名称	作　用　机　制	疗　效	常见不良反应
纳曲酮缓释 / 安非他酮缓释	上调多巴胺水平；阻断阿片类受体介导的阿黑皮素原（POMC）神经元自抑制	降低食欲，调节能量平衡	头痛、头晕、恶心呕吐和口干，便秘
奥利司他	抑制胃脂肪酶和胰脂肪酶	抑制胃肠道脂肪吸收	肠胃胀气、油斑、便急、脂肪 / 油性大便，大便次数增多和大便失禁等
利拉鲁肽	胰高血糖素样肽（GLP-1）受体激动剂	增加饱腹感，促进胰岛素分泌	恶心、呕吐、腹泻、便秘、消化不良和腹痛等胃肠道反应

3. 针灸、埋线治疗肥胖疗效如何？

答：针灸减肥通过抑制食欲，减少能量摄入，促进机体能量代谢等发挥减肥作用。针灸包括普通体针、电针、灸法、穴位埋线、耳穴贴压等多种方法。大多以辨病辨证相结合来方处选穴，选取胃经、任脉、脾经穴位为主，如天枢、中脘、足三里、三阴交、丰隆等。电针，用针刺入腧穴得气后，在针上通以微量电流波，增强穴位刺激、治疗疾病的一种常用针灸方法。电针根据患者不同情况选择不同的波形和电磁频率。穴位埋线即是在选取的穴位埋植可吸收线、刺激穴位的一种方法。穴位埋线可减轻或消除肥胖患者的临床症状，降低肥胖患者的体重、腰围、BMI，并且改善脂质代谢紊乱状况。针灸疗法在改善肥胖症状、降低血脂水平上总有效率 80% 以上，如果针灸综合疗法（如电针合灸法，埋线合拔罐等）疗效更好。当然在进行针灸治疗中也要配合生活方式的干预，合理控制饮食、坚持适当运动。

4. 什么是减重手术？安全性如何？适应证有哪些？

答：减重手术是通过外科手段有效减轻体重并缓解肥胖引起的相关合并症的治疗方法。因为受术后并发症、手术费用等影响，目前临床尚未广泛开展应用。随着腔镜发展，减重手术治疗重度肥胖是一种较安全、有效的方法，在持续减重的同时，还能改善与肥胖相关的并发症（如 2 型糖尿病、心脑血管疾病、高血压病等），从而提高生活质量。

减重手术主要包括胃旁路术、腹腔镜胃袖状切除术、腹腔镜可调节胃绑带术、胆胰分流并十二指肠转位术。Roux-en-Y 胃旁路术是最早的减重手术，直至目前仍被人们认为是"标准"的减重手术。在腹腔镜下的胃旁路术可以在保证减重效果的同时还减少了手术并发症，是目前减重手术的首选。腹腔镜胃袖状切除术也是一种有效的减重术式，手术安全性更高。腹腔镜可调节胃绑带术的优势在于临床上可以减轻患者的饥饿感，同时减少能量吸收，但是本法由于后期并发症发病率高，如硅胶带侵蚀、滑移，胃食管反流和减重效果高变异性等，导致本手术应用量减少。胆胰分流并十二指肠转位术被认为是最有效的减重方法，目前多用于严重肥胖并发 2 型糖尿病的外科治疗，但由于此技术非常复杂，存在各种并发症，如泄漏、阻塞、营养不良等，该手术仅在少数减重中心应用。

减重手术的安全性：在过去的 20 年，减重手术的安全性有了实质性提高。20 世纪 90 年代末，与减重手术相关的死亡率通常报道的是 0.5%～1.0%，高死亡率的减重手术一直持续到 21 世纪初，直到腹腔镜技术有了进一步发展，减重手术死亡率得以改善，目前所有减重手术中大约 97% 应用腹腔镜完成。减重手术的术后并发症主要为消化道方面的并发症如胃食管反流、溃疡、消化道出血、消化道漏等，极少出现肺栓塞、内疝、胆囊炎和胆石形成等。

减重手术适应证：2014 年中国医师协会外科医师分会肥胖和糖尿病外科医师委员会推荐的减重手术适应证如下。① T2DM 病程不超过 15 年，且胰岛仍存有一定的胰岛素分泌功能，空腹血清 C 肽不低于正常值下限的 1/2。② BMI ≥ 32.5 kg/m^2（积极手术）；BMI 在 27.5～ 32.5kg/m^2 同时患有 T2DM，经改变生活方式和药物治疗难以控制血糖（可考虑手术）。③ 男性腰围大于等于 90 cm，女性腰围大于等于 85 cm 时，可酌情提高手术推荐等级。④ 建议年龄为 16～65 岁。

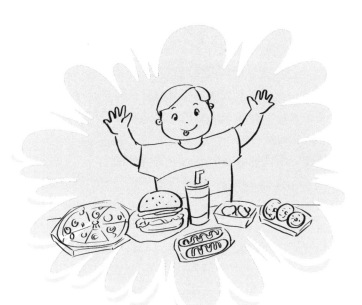

5. 哪些生活不良习惯容易导致高脂血症？

答：① 不良的饮食习惯。高脂血症患者在生活中常常具有不良的饮食习惯，如三餐不定时，吃得时多时少，导致部分营养元素缺失，还会因为摄入高脂肪、高胆固醇的食物而引起热量摄入过多；饮食重口味，熏烤、腌制、油腻和含糖量高的食品，导致每日盐的摄入过高，为高脂血症埋下隐患；挑食，不喜欢吃蔬菜，不懂得粗细粮搭配的饮食方法，因此血脂更容易升高。② 精神压力过大。现代人的工作生活压力过大，常常熬夜，睡眠质量差、时间少，若长期处于精神压力较大的状态下，无法通过适当的途径排解，不良的情绪就会引起内分泌紊乱、血压升高、血管收缩、部分脂质在血管壁中沉淀，进一步加重血管的负担，引起高脂血症。③ 长期吸烟喝酒。长期吸烟饮酒的人容易造成摄入的热量过剩而导致肥胖，并且酒精以及香烟中的成分会持续影响到身体的代谢功能。这是因为酒精在体内可转变为乙酸，这会影响到脂肪在肝内的代谢，使得游离脂肪酸的氧化减慢，导致脂肪酸在肝内合成的三酰甘油不容易清除出去，诱发严重的高脂血症；烟草中的多种化合物，主要是尼古丁和一氧化碳能影响脂类代谢，导致三酰甘油水平直线上升，无法降低高密度脂蛋白胆固醇水平。④缺乏运动。随着现代人生活工作的节奏加快，很多人都将一整天的时间安排在办公室中，运动明显减少；特别是冬天，人们喜欢摄入热量较高的食物，如果缺乏运动，有氧消耗降低，必将导致脂肪的囤积，引起高脂血症。

6. 如何改变不良生活习惯来预防高脂血症？

答：① 适当的运动：每日保持适当的运动，减少脂肪的堆积。高血脂患者选择一些适合自己的运动项目。身体比较弱的人可以选择散步、快走、慢跑、打太极等锻炼身体，科学的晨练能有效的增加人体热量，消耗脂肪，增强人体免疫力；身体比较好的人可以选择强度稍大的运动，如游泳、爬山、骑自行车等；或者选择自己有兴趣的运动，如瑜伽、拳击、舞蹈等。注意在运动的过程中一定要把握运动的强度，如果运动过高或过低都有可能对身体造成损害。运动贵在坚持，做到持之以恒，对高脂血症会起到有效的预防作用。② 健康的生活方式：首先应戒烟戒酒；其次在工作时间注意劳逸结合，进行适当的午睡，午睡不仅有利于营养物质的吸收，而且还有利于对血管的保护，下班之后要培养自己的兴趣爱好，学会通过自己的爱好去排解生活压力。早睡早起，保持良好的心态，稳定的情绪，做到心胸宽广、笑对人生。③ 合理的饮食：首先要注意盐分的摄入，世界卫生组织建议，健康成年人每日盐的摄入量上限应该由以前的 6 g 降为 5 g，也就是说再少吃一点盐，对健康有益。其次要适量用油，常用植物油少吃动物油，植物油主要含有钙、铁、磷、钾、维生素 E、脂肪酸等营养元素，对人体十分有益，其中的橄榄油具有抗氧化性，长期食用可降低心血管疾病的发生率。保持每日食物的多样性，不挑食，不偏食，科学配比，选择谷物、肉类、果蔬、牛奶等食物，广泛摄取营养元素，这才能对膳食进行科学平衡，确保机体获得所需要的各类营养元素。谷物以粗粮杂粮为首选，如玉米、燕麦、荞麦、红薯等含有的维生素和矿物质非常多，且有降脂的膳食纤维，非常适合高脂血症患者作为主食。肉类应少食动物内脏等高胆固醇的食物，应多选鱼类、瘦肉、鸡胸肉等低脂食物。大豆中的豆固醇有明显的降血脂作用，而且属于高蛋白食物，因此提倡多吃豆制品。果蔬中含有较多的维生素C、无机盐和纤维素，能降低三酰甘油，促进胆固醇的排泄，但要注意每日水果不宜太多。每日可通过牛奶、鱼虾类、瘦肉等供给人体充足的蛋白质。不要吃太多的糖类和甜食，少喝咖啡和奶茶，减少碳水化合物的摄入，因为糖可转化为三酰甘油，加速高脂血症的发生。建议选择的食物：洋葱、黑木耳、香菇、西红柿、紫菜、玉米、大蒜、豆类、山楂、苹果、冬瓜、胡萝卜、菠菜、茄子、芝麻、生姜、橘子、番石榴、香菜、空心菜、紫菜等。

7.高脂血症一定需要药物治疗吗？

答：对于高脂血症，我们要做到防治结合。首先是防。防是指预防，包括适当的运动、健康的生活方式以及合理的饮食等。其次是用药治疗，根据血脂异常的类型及其冠心病等危险因素的高低而选择合适的降脂药物。在用药过程中，我们同样要注意运动、饮食等。在最开始药物治疗后4～6周内应及时复查血脂、肝肾功能、肌酸激酶等相关指标，调整用药。后期持续用药时，可3～6个月复查，保证血脂水平控制在正常范围内；冠心病患者的合适血脂水平应低于正常人，并尽早用药，控制其它危险因素。

8.血脂化验单该怎么看？

答：总胆固醇（TC）：代表血液中所有的胆固醇，水平高低与年龄、性别、饮食习惯、遗传因素等有关。升高见于动脉粥样硬化、糖尿病、甲状腺功能低下、阻塞性黄疸、肾病综合征等；降低见于甲亢、严重贫血、急性感染、消耗性疾病、肝病等。

三酰甘油（TG）：是心血管疾病的危险因素，TG水平受生活习惯、饮食、年龄等的影响波动较大。增高可见于饮酒和继发于某些疾病，如糖尿病、甲状腺功能减退、肾病综合征、胰腺炎、动脉粥样硬化等。若重度升高增加急性胰腺炎的发生率。降低见于甲状腺功能亢进症、肾上腺皮质功能减低、肝功能严重低下、慢性阻塞性肺疾患、脑梗塞、营养不良等。

低密度脂蛋白胆固醇（LDL-C）：俗称"坏胆固醇"，LDL-C升高是动脉粥样硬化和冠心病的主要危险因素之一。升高见于动脉粥样硬化、高血压、心血管疾病、高脂蛋白血症、急性心肌梗死、冠心病、肾病综合征、慢性肾功能衰竭、肝病和糖尿病等，也可见于神经性厌食及怀孕妇女；降低常见于营养不良、慢性贫血、骨髓瘤、创伤和严重肝病等。

高密度脂蛋白胆固醇（HDL-C）：俗称"好胆固醇"，可将胆固醇从肝外组织转运到肝脏进行代谢，由胆汁排出体外，具有抗动脉粥样硬化作用，是冠心病的保护因子。升高见于慢性肝病、慢性中毒性疾病、遗传性高HDL血症等，或见于运动、饮酒后，接受雌激素、胰岛素或某些药物（如烟酸、维生素E、肝素等）治疗者亦可增高；降低见于冠心病、高三酰甘油血症、肝硬化、糖尿病、慢性肾功能不全、营养不良等。

载脂蛋白A1（ApoA1）：是载脂蛋白的一种，与HDL-C水平呈正相关，能预防冠心病和动脉硬化。最大的特点是它的比值是越高越好，所以血检报告中脂蛋白A1大于正常范围反而是一种好的现象，说明本身的脂肪代谢没有什么问题。

载脂蛋白B（ApoB）：是LDL-C的主要结构蛋白，存在于低密度脂蛋白的表面。细胞主要通过识别ApoB来识别和摄取低密度脂蛋白，所以ApoB水平与LDL-C水平呈明显正相关。ApoB的基本功能是运输脂类到肝外组织，如血管、心肌、脑组织等，是冠心病和脑梗死的高危因素。ApoB水平升高，即使LDL-C水平正常，冠心病的发病率也会增高。

在化验血脂前我们要注意空腹12 h以上，且抽血前的最后一餐禁饮酒及高脂肪饮食，相关影响血脂的药物应做好记录。若测定结果异常，应在2周后复查一次。

9.降血脂药物有哪些不良反应?

答：服用降血脂药，可能有以下一些不良反应，请见表4-2降血脂药物的不良反应。

表4-2　降血脂药物的不良反应

降　脂　药	不　良　反　应
他汀类	轻度胃肠反应，头痛，横纹肌溶解症，认知障碍，肝肾毒性等。与其他降脂药物合用时可能出现肌肉毒性。
贝特类	胃肠反应、恶心、腹泻，严重者可导致肝损害。
烟酸类	颜面潮红、瘙痒、肝脏损害等。
胆固醇吸收抑制剂	头痛、恶心等消化道症状。
胆酸整合剂	刺激性臭味、消化道症状。
鱼油制剂	视力下降、出血、轻度转氨酶升高。
PCSK9抑制剂	过敏反应，上呼吸道感染等

10. 血脂高的人一定有脂肪肝吗？

答：高脂血症与脂肪肝都是我们身体当中堆积了过多的脂肪所导致的，高脂血症是囤积在血液中，而脂肪肝是囤积在肝脏中。高血脂是导致脂肪肝的一种原因，长期出现高血脂就很容易造成脂肪肝的形成，但是有脂肪肝的人不一定有高血脂。这两种疾病有共同的致病因素，比如高脂饮食、酗酒等，所以血脂高的人一定要积极的预防脂肪肝的产生，注意低脂饮食，注意控制体重，加强体育锻炼，必要时加用降脂药物。

11. 高脂血症有哪些表现？

答：高血脂患者血液中的脂肪含量过高，容易堵塞血管，使血流速度变缓，容易出现头晕恶心、神疲乏力、失眠健忘、肢体麻木、心慌胸闷等症状。长期血脂高，脂质在血管内皮沉积所引起的动脉粥样硬化，会引起冠心病和周围动脉疾病等，表现为心绞痛、心肌梗死、脑卒中和间歇性跛行（肢体活动后疼痛）等。少数高血脂患者可在眼角内眦处出现黄色色素瘤。

12. 脂肪肝有哪些表现?

答: 脂肪肝的临床表现多样, 轻度脂肪肝多无临床症状, 有的仅是乏力感, 患者很难自觉, 因此目前脂肪肝患者多于体检时偶然发现。中度脂肪肝可有食欲不振、疲倦乏力、恶心呕吐、体重减轻、肝区或右上腹隐痛等症状。重度脂肪肝患者可以有腹水和下肢水肿、电解质紊乱如低钠、低钾血症等。

脂肪肝还会引起脑、肺血管脂肪栓塞而突然死亡。此外, 脂肪肝患者也常有舌炎、口角炎、皮肤淤斑、四肢麻木、四肢感觉异常等末梢神经炎的改变。少数患者因饮食中缺乏维生素也可有消化道出血、牙龈出血等。

13. 化验单上血脂指标没有箭头, 是否代表血脂正常?

答: 化验单上的血脂参考值, 其实是针对健康人的。根据每个人的基础病、危险因素不同, 血脂目标也不相同, 化验单上没有箭头, 并不代表血脂就一定正常。大部分医院的血脂化验单并不会针对不同人群给予不同的截断值, 一般来说低密度脂蛋白胆固醇 < 3.4 mmol/

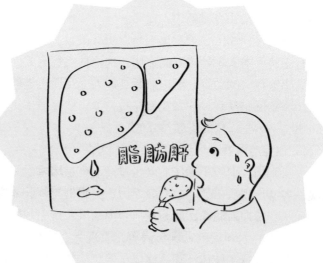

L 就不会有箭头出现。但对于高血压、糖尿病和吸烟且肥胖的患者来说，此时血脂往往已经出现异常，低密度脂蛋白＜ 2.6 mmol/L 才算正常；而对于稳定性冠心病、急性冠脉综合征、卒中、短暂性脑缺血发作、外周动脉粥样硬化病患者来说，低密度脂蛋白＜ 1.8 mmol/L 才相对安全。因此，即使血脂化验单上血脂指标一个箭头也没有，也需要复诊，由医生具体判断血脂的情况。

14. 服用降脂药有哪些注意事项？

答：避免大量进食西柚。阿托伐他汀、辛伐他汀和洛伐他汀在体内需要通过名为肝细胞色素 P450 酶（CYP）3A4 的途径代谢，而西柚中富含的柚苷和呋喃香豆素类物质，可能抑制药物的代谢清除，从而升高血液中的他汀浓度，增加严重不良反应的风险。因此，在服用以上他汀时，应该注意不要进食西柚或柚汁。

若出现肌肉无力、肌肉疼痛、肌肉酸软、肌肉僵直、运动时或运动后不久肌肉痉挛等症状时需及时就诊，并及时复查血清肌酸激酶水平，鉴别他汀类不良反应与老年性骨关节炎和肌肉疾病。

服用时间：由于肝脏在晚上合成更多的胆固醇，因此在晚上服用他汀时，低密度脂蛋白胆固醇降低幅度可稍有增多。但阿托伐他汀、瑞舒伐他汀、匹伐他汀和氟伐他汀缓释片这四种他汀，由于作用时间较长，可以在每天的任一时间段服用 1 次。

停药时间：血脂正常是否可以停用降脂药，这个需要根据患者具体情况来分析。如果患者只是单纯的高血脂症，而没有合并高血压、心脑血管等疾病，通过降脂药物的治疗，使血脂恢复到正常水平后，一般是可以选择停用药物治疗的。但是如果患者除了有高血脂症，同时还合并有心脑血管方面的疾病，即使是口服降脂药物血脂恢复正常后，也不建议停用。因为降脂药物不仅具有降低血脂的作用，还有一定稳定血管斑块以及保护心脑血管的作用。同时还需要注意定期（3个月）复查血脂，观察血脂情况。

15. 减肥降脂的中药膳食和减肥茶有哪些？

答：在日常生活中，很多人被肥胖问题困扰，那么通过中药膳食和减肥茶来减肥降脂亦是一个不错的选择。

枸杞菊花饮：枸杞子 15 g、菊花 10 g，开水泡服。枸杞中含有维生素 B_1、维生素 C、钙、铁，具有滋肾、润肺、补肝、明目的作用，可以抗脂肪肝、降压、防止动脉硬化；菊花可以清热解毒明目。

菊花绿茶饮：菊花 10 g、绿茶 3 g，开水泡服。绿茶可降低胆固醇，长期饮用有防治高脂血症和动脉硬化的作用。

山楂荷叶饮：山楂 30 g、荷叶 20 g，加水 500 mg，文火煎煮 20 min，当茶饮用。山楂、荷叶都可以扩血管、降血压、血脂、减肥，对高脂血症、高血压、冠心病兼肥胖者有好处。

香菇冬瓜汤：香菇 15 g、冬瓜 300 g。冬瓜切小块与香菇一起放锅内煮汤，加入食盐、葱等。香菇富含人体必需的脂肪酸，它不仅能降低血脂，又助于降低血清、胆固醇和抑制动脉血栓的形成；冬瓜是瓜蔬中唯一不含脂肪的，所含的丙醇二酸可抑制糖类转化为脂肪，有防止体内脂肪堆积、血脂增高的作用。

鲤鱼山楂鸡蛋汤：鲤鱼 1 条、山楂片 25 g、鸡蛋 1 个、面粉 150 g，料酒、葱段、姜片、精盐、白糖各适量。鲤鱼洗净切块，加入料酒、精盐渍 15 分钟。将面粉加入清水和适量白糖，打入鸡蛋搅和成糊。将鱼块下入糊中浸透，取出后沾上干生面粉，下入爆过姜片的温油锅中翻炸 3 分钟后捞起。山楂片加入少量水上火溶化，加入调料及生面粉糊少量，制成芡汁水，倒入炸好的鱼块煮 15 分钟，撒上葱段、味精即成。具有补脾胃、利水湿、降血脂的功效。适用于脾虚湿盛之高脂血症，以兼见食欲不振、面身浮肿者尤为适宜。

紫菜海带汤：紫菜 5 g、海带 15 g、冬瓜皮 20 g、盐少许。将紫菜、海带（泡发）、冬瓜皮分别洗净，共入砂锅加入适量清水，煮至海带熟，加入少许精盐即可。每日 1 次，常食之。适用于高脂血症、高血压、糖尿病、肥胖症者。

泽泻荷叶粥：泽泻 20 g、荷叶 15 g、粳米 100 g。泽泻研成细粉，与荷叶、粳米一同入锅，熬煮成稀粥，代早餐服食。泽泻在降低血清胆固醇的同时，降低三酰甘油，升高高密度脂蛋白。另外，泽泻还有抗心肌缺血、降压、降血糖等作用。荷叶有清热化湿、减肥消脂之功。常服此粥可防治动脉粥样硬化、冠心病。

山楂冬瓜汤：干山楂25 g或鲜山楂15 g、冬瓜100 g。将山楂、冬瓜连皮切片，加水适量煎煮20分钟即可。山楂有扩张冠状动脉和促进胆固醇排泄的作用，能降血压、降血脂。常饮此汤有显著降血脂的效果。只是有的老年人食用山楂会引起反酸等胃部不适，须酌情慎用。山楂含钙量很高，对中老年人补钙也有益。

木耳山楂粥：木耳10 g、山楂30 g、粳米100 g。将木耳泡发洗净，与山楂、粳米同放砂锅内，加水适量，煮粥代早餐空腹服食。木耳有抗血小板凝聚、降血脂和阻止血胆固醇沉积的作用；山楂有强心、扩张血管、增加冠状动脉血流量、改善血循环和促进胆固醇排泄而降低血脂的作用；粳米益胃。常服此粥对防治高血脂症和动脉粥样硬化有良效。

香菇首乌粥：干香菇30 g、何首乌12 g、粳米100 g。将香菇提前泡发，洗净切成小块；何首乌研为细末，与粳米同入锅，加水适量，文火煮粥，快熟时加入香菇，代早餐服食。香菇含有核酸类物质，可抑制胆固醇的产生，防止脂质在动脉壁沉积，预防动脉硬化。何首乌含有一种成分叫卵磷脂，卵磷脂进入血液可吸附血管壁上的胆固醇，从而降低血脂和减少动脉粥样硬化，可治疗心血管疾病如高血压、高血脂等。长期坚持服食，降脂效佳。

可用于高脂血症的药食两用的食材主要有牛蒡子、红曲、山楂、荷叶、决明子、首乌、普洱茶等，坚持合理的膳食是高脂血症最重要的治疗因素之一。

16. 脂肪肝患者会发展成肝硬化吗？

答：脂肪肝分为单纯性脂肪肝、脂肪性肝炎、脂肪性肝纤维化和脂肪性肝硬化。脂肪肝就是脂肪在肝内沉积到一定程度，如果验血结果中肝功能指标正常，就基本没有到脂肪性肝炎的程度，单纯的脂肪肝发展成肝硬化的几率较低。若脂肪过度在肝细胞内沉积，导致肝细胞气球样变导致肝脏炎症，炎症导致肝细胞的损伤，其自我修复后纤维组织胶原成分增加导致肝纤维化逐步的形成，最终进展为肝硬化。脂肪性肝炎的患者病史超过10年以上发展成肝硬化的几率是15%～25%。所以，如果做B超发现脂肪肝，积极防治控制是不会转变的，相反，得了脂肪肝不积极防治，还继续喝酒，吃油腻的食物，不注意运动，就容易转变成肝硬化。肝硬化患者还会伴有糖尿病、高脂血症和内分泌紊乱，很容易发展成肝癌。

研究发现，长期过量饮酒者发展成酒精性脂肪肝的最低时限为5年左右，从脂肪肝发展成肝硬化的时间为10～15年。因此，酒精性脂肪肝患者必须及早进行生活方式干预，同时进行正规治疗。

17. 肝功能异常的患者如何选择降血脂药物？

答：降胆固醇药对肝脏有一定损害。此外，长期服用调血脂药可引起机体脂质变化，从而导致非心血管疾病的发生。其实对于绝大多数患者并没有必要担心降脂药的肝损不良反应。通常只需要在初次服药1个月后复查血脂与肝功能就可以评估药物的初步疗效与安全性。降脂治疗的目的是预防动脉硬化和胰腺炎（高三酰甘油血症），而不是为了减少肝脏脂肪沉积。他汀类药物是目前应用最广泛的降脂药物，肝功能异常者需要权衡服药的利弊，是否继续服药最好由专科医生全面评估后决定。

若出现严重的肝损，高胆固醇的高脂血症患者可以选择非他汀类药物，如依折麦布，这是一种阻止胆固醇吸收的药物，可以起到辅助降胆固醇的药物。对于一些体重较重的患者，还可以使用奥利司他降脂。奥利司他是一种非处方减肥药，抑制肠道对脂肪的吸收从而起到减肥和降低血脂的作用。吃药后会产生油性大便，这是药物起效的标志。

18. 瘦人也会得高脂血症和脂肪肝吗？

答：一般来说，我们是通过体重指数（BMI）来衡量是否肥胖。BMI 指数 = 体重（kg）÷ 身高^2（cm），BMI ≤ 24 是正常的，BMI > 24 是超重，如果 BMI > 28 就是肥胖了，全球报道瘦人中超声诊断的脂肪肝比例在 3%～30%，这个数目不容小觑。其实，"瘦"是相对的，仅用体重指数或者腰围去衡量胖与瘦太过于片面，有一部分人虽然体重指数正常，但是由于吃得多、吃得甜、吃得油，饮食不规律，吃太多的夜宵、零食、饮料，最重要的是运动量不够，坐得太久，使得脂肪分布异常，腹部和内脏脂肪含量升高，容易形成高脂血症和脂肪肝。血脂高的人有 27%～90% 同时患有脂肪肝，但不是绝对的，经常摄入高胆固醇的食物就有可能血脂偏高，当然胖人比瘦人患该病的概率大一些。还有一些年轻人为了追求美，进行不科学的节食导致高脂血症和脂肪肝，这是因为肝脏在运输脂肪的时候需要蛋白质和脂肪一起合成脂蛋白，而不科学的节食减肥很容易造成蛋白质缺乏，这就导致肝脏无法运出多余的脂肪，脂肪堆积在肝脏，容易引起血脂代谢异常，发展成脂肪肝。脂肪肝瘦人的长期心血管疾病危险不容忽视。

瘦人患上脂肪肝，首先要排除遗传性肝病和一些继发因素，其中最常见的是甲状腺功能减退、多囊卵巢综合征、严重营养不良、某些药物、饮酒等，这样才能有的放矢进行合理治疗。从某种意义上讲，脂肪肝瘦人对加强运动的要求更高，获益可能也会更大。

李淑芳　上海中医药大学附属曙光医院
霍　雁　上海交通大学医学院附属同仁医院

第 5 章

高尿酸血症与痛风

高尿酸血症（HUA）是指在正常嘌呤饮食状态下，非同日两次空腹血尿酸水平男性高于 420 μmol/L，女性高于 360 μmol/L，即称为高尿酸血症。痛风（GOUT）是嘌呤代谢发生紊乱，尿酸的合成增多和（或）排出减少，并由遗传因素与环境因素共同作用导致的一种常见代谢性疾病。主要以高尿酸血症、急性痛风性关节炎反复发作、痛风石沉积、慢性痛风性关节炎和关节畸形、肾实质性病变和尿酸结石形成为特征。痛风是历史悠久的疾病，在对古埃及木乃伊解剖时就发现有痛风石的存在，历史上许多名人如亚历山大大帝、培根、达尔文、达芬奇、马丁路德、牛顿、富兰克林等都曾是痛风患者。在古代只有生活富裕的人才会患有此病，历史上豪门贵族，生活富裕的人痛风多发，所以它也素有"富贵病"之称。随着社会的进步，糖类和蛋白质含量较高的食物，导致嘌呤摄入增加，加之缺乏运动，痛风的患病率呈上升趋势。高尿酸血症和痛风也不再是富人的专利，从一种罕见病变成一种现代人常见的"文明病"，且在中老年人群和慢性心血管疾病患者中有着更高的发病率。

不同人群高尿酸血症及痛风发病率存在个体差异，两者总体患病率为 1%～15.3%，且其上限有上升趋势。研究显示，欧美地区痛风发病率为 0.20%～1.70%，亚洲地区近年来痛风患病率也逐年上升。2021 年中国痛风现状报告白皮书显示，近年来，我国高尿酸血症呈明显上升和年轻化趋势，中国高尿酸血症的总体患病率为 13.3%，患者数约为 1.77 亿，痛风总体发病率为 1.1%，患者数约为 1 466 万。基于线上用户调研显示，18～35 岁的年轻高尿酸血症及痛风患者占比近 60%。高尿酸血症与痛风已成为我国仅次于糖尿病的第二大代谢类疾病。

痛风是一种比较容易治疗的慢性疾病。治疗的关键是将血液中的尿酸浓度控制在正常水平。长期的临床经验表明，只要患者规范治疗和合理饮食就能完全避免痛风带来的危害。但如果饮食不节、治疗不当容易并发糖尿病、高脂血症、高血压、冠心病、肾功能不全等各种严重疾病危害生命健康。

一、疾病特点

1. 病因特点

（1）高尿酸血症与痛风

血尿酸正常值的参考范围：男性 237.9～356.9 μmol/L（4～6 mg/dL），女性 178.4～297.4 μmol（3～5 mg/dL）。血浆尿酸饱和度：37℃、PH=7.4 时血浆尿酸饱和度（尿酸盐最高溶解度）为 380～420 μmol/L

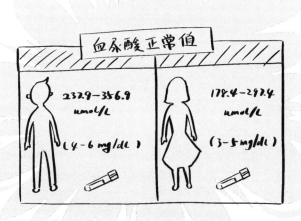

（6.4～7 mg/dL）。血尿酸女性低于男性，这是因为雌激素对肾脏排泄尿酸有促进作用。绝经期后女性血尿酸的水平接近男性。

男性血尿酸（μmol/L）水平与痛风的发病率关系（%）

血清尿酸水平	＜357	357～410	416～470	476～529	535～589	＞595
发病率（%）	0.8	0.9	4.1	8.4	43.2	70.2

（2）人体尿酸主要来源

1）内源性：通过体内氨基酸、磷酸核糖及其他小分子化合物合成和核酸分解代谢产生尿酸。约占体内总尿酸的80%。

2）外源性：食物中所含的嘌呤类化合物及核酸、核蛋白成分分解而来，约占体内总尿酸的20%。

对高尿酸血症而言，内源性代谢紊乱比外源性因素更重要，但外源性嘌呤摄入是临床诱发痛风发作的重要因素。

（3）饮食与高尿酸血症

高嘌呤饮食可使血尿酸浓度升高。每种食物当中都含有嘌呤，只是嘌呤含量多少不同。没有高尿酸血症的人群，每天摄入嘌呤含量可以达到600～1 000 mg，但是如果患者有高尿酸血症、痛风或者存在其他关节问题，那每天嘌呤摄入最好不要超过100～150 mg。

（4）痛风的遗传因素

痛风有家属性发病倾向，但在世代和家系中，痛风出现是不规则的。原发性痛风患者可有家族遗传史，10%～25%痛风患者有痛风家族史，痛风患者近亲中15%～25%有高尿酸血症。原发性痛风是常染色体显性遗传，但外显性不完全。很多因素可影响痛风遗传的表现形式，如年龄、性别、饮食及肾功能等。高尿酸血症的遗传情况变异极大，可能是多基因性的。

（5）分类

痛风按高尿酸血症的形成原因可分为原发性痛风和继发性痛风两类。原发性痛风占绝大多数（90%以上），包括原因未明的分子缺陷、酶及代谢缺陷等。继发性痛风占痛风的 10%，主要继发于某些急慢性疾病、药物等因素导致尿酸排泄障碍和（或）吸收增加。

2. 症状和体征特点

（1）痛风症状与痛风分期有关，指南按临床病程分为以下 4 个阶段和肾脏损害期。

1）无症状高尿酸血症期：患者血尿酸浓度增高，但没有关节炎导致的关节疼痛，称为无症状性高尿酸血症。从血尿酸增高至症状出现可长达数年至数十年，一般来说，尿酸水平越高，出现痛风的风险就越高，只有在发生关节炎时才称为痛风。部分高尿酸血症患者终生不出现症状。

2）急性痛风性关节炎（痛风发作期）：如果高尿酸血症持续存在就会进入痛风发作期，诱因包括暴饮暴食、过度劳累和应激状态，常常突然起病，数小时内就会出现受累关节的红、肿、热、痛和活动受限。初次发作时多为单关节，随后累及到多个关节。单侧拇趾及第 1 跖趾关节（拇趾和脚掌之间的关节）最常见，其余依次为踝、膝、腕、指、肘。可伴有发热、头痛、白细胞升高等临床表现。

3）痛风发作间歇期：痛风发作初期症状持续数天至数周后自然缓解，不留后遗症，进入无症状阶段称间歇期。如间歇期不降低血尿酸浓度到理想值（有痛风石者 < 300 μmol/L 或无痛风石者 < 360 μmol/L），随着时间的推移，痛风发作次数会越来越频繁，且疼痛持续时间更长，程度更加严重。一半以上的患者第一年内会复发，仅极少数的患者终生只发作一次。

4）痛风石与慢性痛风性关节炎期：如果早期通过药物和饮食防止高尿酸血症持续升高的患者可以避免进入这一期，此期多见于没有经治疗或治疗效果差的患者。长期的高尿酸血症会形成尿酸结晶，沉积在软骨、滑膜、肌腱和软组织中，形成像芝麻大到鸡蛋大黄白色痛风结节，叫痛风石。痛风石多见于耳廓和四肢的关节部位。随着病程的延长，过多痛风石形成和痛风的反复发作会导致关节僵硬，活动受限和畸形。病变到后期，间歇期缩短，疼痛日渐加剧，甚至发作之后不能完全缓解。

5）肾脏病变：1/3 的痛风患者因反复发作可累及肾脏，出现肾脏病变。引起肾脏病变的类型有以下几种。①尿酸性肾病，由尿酸盐在肾间质组织沉积所致。早期可仅表现为间歇性蛋白尿和镜下血尿。随病变进展，可出现肾脏浓缩功能受损、慢性肾功能不全和肾功能衰竭（尿毒症）。部分患者以尿酸性肾病为首发临床表现。②肾尿酸结石，原发性痛风患者20%～25%出现肾尿酸结石。细小泥沙样结石可随尿液排出而无症状，较大结石则可引起肾绞痛、血尿及尿路感染。肾尿酸结石可为部分患者的首发临床表现。继发性痛风中肿瘤播散或接受放化疗的患者肾尿酸结石的发生率更高。③急性肾功能衰竭，大量尿酸盐结晶阻塞尿路（肾小管、肾盂或输尿管），患者突然出现少尿甚至无尿，发生急性肾功能衰竭。

（2）急性痛风性关节炎的发作特点

1）疼痛发作时间多集中在半夜，常于深夜因关节痛而惊醒，疼痛进行性加剧。在12h左右达到高峰，呈撕裂样、刀割样疼痛，难以忍受。

2）疼痛发作的部位主要以人体小关节为主，首次发作多侵犯单关节。50%以上患者发生在第一跖趾关节，在以后的病程中90%患

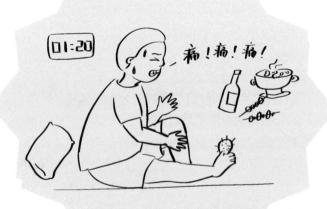

者累及该部位。

3）痛风发作时同时伴随关节肿胀、红肿、接触性疼痛。肿胀的关节部位表面皮肤会出现暗红色或紫红色，部分患者可有发热、寒颤、头晕、头痛、心悸、恶心等全身症状。

3. 相关辅助检查

（1）血尿酸测定：目前国内外普遍采用尿酸酶法测定。该法是利用尿酸酶还原尿酸的比色法来测定，特异性较高。据统计，血尿酸值在我国正常男性为 178～416 μmol/L，正常女性为 148.5～356 μmol/L。未经治疗的痛风患者血尿酸多数升高，继发性痛风较原发性痛风升高更为明显。

测定血尿酸时应注意以下几点：① 应在清晨空腹状态下抽血送检，必要时在患者抽血前一天避免高嘌呤饮食并禁止饮酒；② 抽血前停用影响尿酸排泄的药物，如水杨酸类药物、降压药及利尿剂等，应至少停药 5 天以上；③ 抽血前应避免剧烈活动，如奔跑或快速登高等；④ 由于血尿酸有时呈波动性，故一次血尿酸测定正常不能完全否定血尿酸增高，如临床有可疑处应重复检查。

（2）尿尿酸测定：尿尿酸反映肾小管对尿酸的重吸收和分泌功能，在临床上可用以判断高尿酸血症是由于尿酸生成过多还是尿酸排泄减少，或是两者兼有。另外，对于选择治疗药物及监测治疗效果都有一定的指导作用。在进食低嘌呤饮食 5 天后，正常人 24 h 尿尿酸结果应低于 600 mg，或常规饮食时 24 h 尿尿酸应小于 1 000 mg。如果血尿酸升高，而 24 h 尿尿酸小于 600 mg，则为尿酸排泄不良型，否则可能是生成过多型，区别两者对治疗有一定价值。

测定 24 h 尿尿酸应注意以下几点：① 如果患者已有肾功能减退、结石引起的尿路梗阻、大量肾盂积水、尿潴留及排尿不畅等情况，可使测定结果受影响；② 应准确留取 24 h 的尿量，留尿的容器应放防腐剂；③ 留尿当天如有腹泻、呕吐等脱水情况及发热、尿路感染或其他急性疾病时，应改期进行。

（3）关节滑液检查：痛风性关节炎患者的滑液量增多，外观呈白色而不透亮，黏性低，白细胞数常超过 $50 \times 10^9/L$，中性粒细胞比例超过75%。最具特征性的是在偏光显微镜下可见到被白细胞吞噬或游离的尿酸盐结晶，该结晶呈针状，并有负性双折光现象，这一现象在关节炎急性期的阳性率为95%。

（4）组织学检查：对于可疑的痛风石组织可做活检。

（5）X线检查：早期急性关节炎时，仅受累关节周围软组织肿胀。反复发作时，可在软组织内出现不规则团块状致密影，即痛风结节。在痛风结节内可有钙化影，称为痛风石。由于痛风石在软骨的沉积，可造成软骨破坏和关节间隙狭窄，关节面不规则。病程较长者，在关节边缘可见偏心性半圆形骨质破坏，较小的似虫噬状，随着病情进展，逐渐向中心扩展形成穿凿样缺损。

（6）双能CT扫描：近年来，Dual-energy computed tomography（DECT）越来越多地应用于痛风关节炎的诊断和鉴别。与普通CT不同，DECT是近年发展起来的一种检测痛风石的新技术，原理是利用两种不同能量的射线进行同步螺旋扫描，然后对采集的各种物质密度的衰减信息进行分析而自动成像。DECT不仅可发现单钠尿酸盐结晶，直观显示其沉积部位、大小、范围、数量，还可进行多种方式的三维重建，以更直接、更准确地做出影像诊断。

（7）核磁共振成像（MRI）：在痛风关节炎的早期诊断方面，与其他影像学检查相比，MRI能够清楚地显示痛风关节炎软组织肿胀、关节腔积液、滑膜炎症、痛风结节、关节软骨及软骨下的骨髓水肿、骨质破坏、关节间隙变窄等，对痛风石、骨质侵蚀等特征性改变有较高的灵敏度。上述特点对于早期确诊痛风关节炎、判断炎症程度及骨质破坏的范围等有重要意义。

二、中西医防病治病措施

1.中医治疗的观点与优势

（1）中医对痛风的认识。

痛风属于中医"痹证""历节"范畴，而与痛风发病密切相关的高尿酸血症，中医认为属于"湿浊"范畴。人体脾肾功能失调，脾失健运则湿浊内生；肾失分清泌浊，则湿浊蕴久成痰，结而化热，聚于肌肤腠理而成为毒邪流注关节，呈红、肿、热、痛发作为急性痛风性关节炎。其热痛甚剧，好像被虎撕咬，痛不可触，故有"白虎历节"之称。

朱丹溪在《格致余论·痛风论》一书中有对痛风的描述，并详细解释了痛风的病因，认为痛风之因主要是由于血分受热，污浊凝滞，郁于阴分所致。中医认为，急性痛风的发病原因主要是由于湿、热、瘀所致。且急性痛风通常好发于体型偏胖，好食肥甘厚味醇酒的人群中，此类患者的病变处通常会有静脉扩张或瘀斑现象，因此其证型多为湿热兼血瘀，因此在治疗中通常采用清热化湿、凉血解毒为原则。临证施治应根据关节疼痛的症状、特点来判断是否急性发作等决定痹证的性质，然后再进行辨证论治、遣方用药。

随着现代中医药防治高尿酸血症研究的进展，中医对本病的认识不断深入。现代中医多认为本病为本虚标实之证，先天不足，或因饮食劳倦、寒热失调等，以致肺、脾、肾三脏以及三焦受损，蒸腾气化失司，水液代谢紊乱，痰湿内生，阻滞脉络所致。如朱良春认为高尿酸血症患者多存在形体丰腴、嗜食肥甘厚腻的特点，湿浊瘀滞内阻为发病根本原因，创立了新病名"浊瘀痹"。又如全小林认为膏浊源于饮食，是维持人体正常生命活动的重要物质，血尿酸升高是中土壅滞，滋生病理膏浊，命名为"尿酸浊"。

（2）中医治疗本病的优势在于看到了疾病的"因"，而不是一味盯着"血尿酸""痛风石"的"果"。根据患者体征、舌脉、生活方式等，从源头上遏制此病的发生、发展，甚至逆转痛风结石、关节肿胀。当代医家及学者在临床实践和实验研究中证实了中医药治疗高尿酸血症有其独特的思路和优势。中医多认为素禀不足、饮食不节或老年体衰，脾失运化是湿浊内生的关键。病位在脾肾二脏，并与肺、三焦相关，湿浊日久，聚而生痰，与血互结，留滞经脉，从而产生湿、热、痰、瘀等病理产物。在高尿酸血症的发生发展过程中，痰湿是重要病理产物，同时也是关节、肾脏等损害的致病因素，亦是湿热互结、痰瘀互结的病理基础。故治疗中从痰湿入手，强调宣、渗、泄、化并举，逐痰湿之邪外出，邪去则正安；与此同时，扶助正气，肺、脾、肾并调，使痰湿无以内生，阻断邪气滋生之源，则水湿代谢恢复如常。

2. 中医治疗痛风的单方、验方、中成药

（1）单方（药）

土茯苓：性平，味甘、淡，归肝、胃经。具有除湿、解毒、通利关节之功。适用于湿热淋浊、带下、痈肿、瘰疬、筋骨疼痛。主要成分为皂苷、鞣质、树脂、生物碱、微量挥发油、甾醇等。具有利尿、抗炎、抑菌、解毒的作用。

茯苓：性平，味甘、淡，归心、肺、脾、肾经，为多孔菌科真菌茯苓的干燥菌核。具有利水渗湿、健脾、宁心的功效。茯苓通过抑制黄嘌呤氧化酶（XOD）的活性，起到降低血尿酸的作用。

水蛭：性平，味咸、苦。归肝经，金边蚂蟥系蛭科动物菲牛蛭的干燥全体，具有破血通经、逐瘀消癥之功。适用于血瘀经闭、癥瘕痞块、卒中（中风）偏瘫、跌打扭伤等。现代研究表明，其具有抗血栓、调血脂等药理活性。基础研究表明，金边蚂蟥具有良好的抗痛风作用，可显著降低由次黄嘌呤诱导的高尿酸小鼠血清尿酸水平，且可显著抑制由尿酸钠引起的大鼠足趾肿胀。

绞股蓝：性寒，味苦。具有清热解毒、止咳清肺祛痰、养心安神、补气生精之功。绞股蓝中提取的绞股蓝总皂苷能够抑制 XOD、腺苷脱氨酶（ADA）及黄嘌呤脱氢酶（XDH）的活性，并降低尿酸盐阴离子转运体 1（URAT1）和葡萄糖易化转运蛋白 9（GLUT9）表达，升高有机阴离子转运蛋白 1（OAT1）在肾脏中的表达，从而降低血尿酸和促进尿酸的排泄。

泽泻：《神农本草经》将其列为上品，性寒，味甘、淡。具有利水渗湿、泄热之功。适用于水肿胀满、小便不利、痰饮眩晕、泄泻尿少、热淋涩痛等病症。现代研究表明，泽泻乙醇提取物可有效抑制黄嘌呤氧化酶活性，改善尿酸代谢功能紊乱。

山药：性平，味甘，归脾、肺、肾经。功效为健脾补肺、益胃补肾、固肾益精。研究表明山药的甲醇浸泡液提取物在体外抑制黄嘌呤氧化酶的活性作用很明显，进而用山药粗提取物对高尿酸血症模型小鼠进行研究，结果表明，同别嘌醇对照组比较，山药粗提取物在低浓度能显著降低模型小鼠血尿酸水平。山药在体外有抑制黄嘌呤氧化酶活性的作用，体内能降低尿酸水平。

三七：性温，味甘、苦，归肝经。具有散瘀止血、消肿定痛之功。白背三七为菊科土三七属植物，又名神仙草、金鸡毛草。研究以不同质量分数的白背三七萃取物灌喂高尿酸造模小鼠，结果显示，白背三七萃取物可较好地抑制黄嘌呤氧化酶以及黄嘌呤脱氢酶两种酶的活性，具有显著的降尿酸效应。

玉米须：性平，味甘，归膀胱、肝、胆经。功效为利水、通淋、止血。玉米须别名玉米麦、棒子毛，源于《滇南本草》，为禾本科玉蜀属植物玉米的花柱。研究表明，在对玉米须有效成分进一步提取和纯化后，其抗痛风有效成分已经接近阳性对照药别嘌醇的疗效；研究还认为，对玉米须有效成分进行进一步的富集和纯化，寻找到活性成分，精制活性部位，使活性部位纯度达到更高的比例，玉米须抗痛风的效果会更加明显，进而取代别嘌醇等具有不良反应的药物。

（2）验方及中成药

痛风汤：初出于元代医学家朱震亨的《丹溪心法·痛风》篇，名曰"上中下通用痛风汤"。方由黄柏、苍术、天南星、桂枝、防己、威灵仙、桃仁、红花、龙胆草、羌活、白芷、川芎、神曲等13味药组成。具有清热解毒、行气活血、利水渗湿、活血通络、化瘀止痛的作用。方中苍术和天南星共为君药，前者祛风寒、健脾胃，后者散结消肿，共用增效；白芷、羌活、桂枝和威灵仙共为臣药，前三者分别祛头面、骨节和手臂之风湿，威灵仙通经络尤其增效；黄柏和龙胆草以清热燥湿相佐；桃仁和红花以活血散瘀相佐；川芎为"血中气药"，有祛风通络止痛之功；神曲为使，健脾和胃，缓和诸药。

四妙散：出自张秉成的《成方便读》，是在朱丹溪的二妙散（苍术、黄柏）的基础上加薏苡仁、牛膝而成。本方清热燥湿、通经活血。适用于下肢麻痹阻滞。方中苍术辛温，能祛风散寒用于湿阻中焦；黄柏能清热燥湿，用于下肢痹痛；薏苡仁健脾；牛膝可引血下行，除瘀通经。

草薢渗湿汤：出自清朝医学家高秉钧所著的《疡科心得集》。本方由草薢、黄柏、牡丹皮、薏苡仁、茯苓、泽泻、滑石和通草组成。以草薢为君，泄浊解毒、通利关节，善治腰背酸痛，风湿痹痛；黄柏和牡丹皮共为臣药，前者清热燥湿，攻下焦相火，后者活血化瘀，治疗血闭经滞，相辅相成；茯苓和薏苡仁健脾渗湿，泽泻、滑石和通草利尿通淋，治疗湿热下注之臁疮。

白虎加桂枝汤：出自东汉著名医学家张仲景所著的《金匮要略》。本方由石膏、知母、桂枝、粳米和甘草。适用于身热、骨节疼烦等病症。本方以知母和石膏为主药，清热泻火，滋阴养阴；桂枝能发汗解肌，助阳化气，温散血中寒凝，与知母、石膏配伍相得益彰；粳米和甘草能够有效地调和诸药，护脾健胃，同时缓和石膏的寒气，以免伤及脾胃。诸药合奏能够攻泄热毒、温通经脉、化瘀止痛。

宣痹汤：出自清朝吴瑭所著的《温病条辨》卷二。本方由防己、蚕砂、薏苡仁、栀子、连翘、滑石、赤小豆、杏仁、半夏9味中药组成。具有清热祛湿、通络止痛之功。方中防己祛风邪、止痹痛、利水湿，为主药；蚕砂和薏苡仁利湿通痹、健胃护脾，助防己通经止痛、行气通痹；栀子、连翘、滑石和赤小豆清热解毒、利水渗湿，并佐杏仁行气开肺；半夏性温、味辛，消痞散结、宣通经络。

竹叶石膏汤：出自张仲景所著的经典医书《伤寒论》。全方由竹叶、石膏、半夏、麦冬、甘草、粳米、人参组成。本方为清热剂，是治疗余热之缓剂。方中君药竹叶和石膏具有清热泻火除烦功效；臣以麦冬、人参养阴生津；佐以半夏以增强健脾益气、渗湿利水之功；甘草、粳米和脾养胃、调和诸药为使。诸药配合有清热养阴之效。在临床运用上，竹叶石膏汤能有效改善急性痛风性关节炎临床症状，控制病情。

3. 西医的处理原则

痛风是一种慢性疾病，需要长期服药治疗，而正确的诊断是治疗的第一步。尿酸高只在特定情况下会引起急性关节痛或尿路结石引起血尿、疼痛。

（1）生活方式

所有高尿酸血症与痛风患者需保持健康的生活方式。① 控制体重、规律运动；② 限制乙醇（酒精）及高嘌呤、高果糖饮食的摄入；③ 鼓励奶制品和新鲜蔬菜的摄入及适量饮水；④ 不推荐也不限制豆制品（如豆腐）的摄入。

（2）治疗的时机及控制目标

1）痛风患者，血清尿酸 ≥ 480 μmol/L 时，建议开始降尿酸药物治疗；血清尿酸 ≥ 420 μmol/L 且合并下列任何情况之一，开始降尿酸药物治疗：痛风发作次数 ≥ 2 次 / 年、痛风石、慢性痛风性关节炎、肾结石、慢性肾脏疾病、高血压、糖尿病、血脂异常、脑卒中、缺血性心脏病、心力衰竭和发病年龄 < 40 岁。

2）建议痛风急性发作完全缓解后 2～4 周开始降尿酸药物治疗，正在服用降尿酸药物的痛风急性发作患者不建议停用降尿酸药物。

3）建议痛风患者控制血清尿酸 < 360 μmol/L，合并上述情况之一时控制血清尿酸水平 < 300 μmol/L。

4）不建议将血清尿酸长期控制在 < 180 μmol/L。

（3）痛风的药物选择

1）急性发作期

秋水仙碱：作为首选药物，低剂量秋水仙碱（1.5～1.8 mg/d）与高剂量秋水仙碱（4.8～6.0 mg/d）相比，在有效性方面无差异；在安全性方面，低剂量不良反应发生率更低。因此指南强烈推荐使用低剂量秋水仙碱而非高剂量秋水仙碱。

非甾体抗炎药：是通过阻遏环氧化酶从而抑制炎症介质，减轻发热、疼痛而表现抗炎作用，达到控制痛风性关节炎疼痛的目的。

糖皮质激素：可通过抑制炎症细胞和炎症因子达到控制痛风的作用，只有在非甾体抗炎药和（或）秋水仙碱不适用时才考虑使用，使用后可迅速发挥抗炎、镇痛作用，但不良反应较多，长期使用易引起肾上腺皮质功能亢进、心血管疾病和骨质疏松等，故该药使用时间一般不超过 3 天。

如果上述抗炎治疗无效、耐受性差或有禁忌证，有条件推荐使用

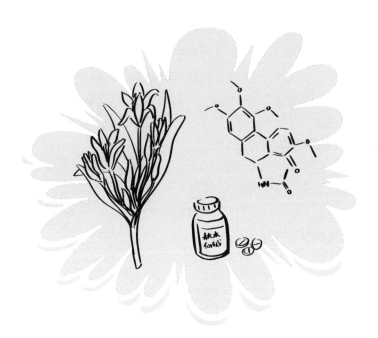

白细胞介素-1（IL-1）抑制剂（除了给予支持、镇痛治疗外）。对于无法接受口服药物的患者，强烈推荐使用糖皮质激素肌肉、静脉或关节内注射治疗，而非 IL-1 抑制剂或促肾上腺皮质激素。对于痛风发作的患者，有条件推荐使用局部冰敷作为辅助治疗。

2）间歇期和慢性痛风

别嘌醇：作为一线用药，别嘌醇在汉族人中过敏发生率高，有肾功能减退者发生率更高，而且在开始使用别嘌醇之前需做 *HLA-B**5801* 等位基因检测，因此在我国临床使用非布司他、苯溴马隆可能更安全。对于有别嘌醇过敏反应但不能用其他口服制剂治疗的患者，有条件推荐进行别嘌醇脱敏治疗。

非布司他：为黄嘌呤氧化酶抑制剂，通过抑制黄嘌呤氧化酶，从而减少尿酸的生成，防止尿酸形成结晶沉积在关节及其他组织内，也有助于痛风患者组织内的尿酸结晶重新溶解。主要适用于痛风患者高尿酸血症的长期治疗，尤其适用于合并慢性肾功能不全的患者。但其可能增加心血管事件的风险，冠心病患者应慎用。

苯溴马隆：该药是一种传统的促尿酸排泄药物，作用强效，不仅通过阻抑肾小管细胞中的肾脏尿酸盐阴离子转运体 1（URAT1）来降低尿酸的重吸收，而且还通过脂肪细胞和血管平滑肌细胞中的URAT1 来阻遏尿酸的吸收，促使尿酸排泄增加，从而减少血中尿酸浓度。

促进尿酸分解药物：尿酸氧化酶代表药物为拉布立酶和普瑞凯希，它们能够迅速而强效地降低患者的血尿酸，适用于严重高尿酸血症、难治性痛风和痛风石等疾病。

三、答疑解惑

1. 尿酸高的原因和危害有哪些？

答：引起尿酸高的原因无外乎尿酸产生过多和（或）尿酸排泄减少。一般来说主要有以下几方面因素：① 长期嘌呤摄入过多，这是目前我国人尿酸偏高的最主要因素；② 肿瘤等疾病导致内源性血尿酸生成过多；③ 肾脏疾病使得尿酸排泄障碍；④ 遗传因素造成先天嘌呤代谢异常；⑤ 长时间服用阿司匹林、某些利尿剂、免疫抑制剂等抑制尿酸排泄的药物导致尿酸偏高。

高尿酸血症的危害是潜在的、持续性的，长期危害更大，必须引起临床足够的重视。当血尿酸超过饱和度时，尿酸盐晶体会析出并沉积在身体各部位，如关节、血管壁、软组织等；长期的高尿酸状态还可能会带来循环、内分泌代谢、泌尿系统等诸多方面的不良影响。主要危害：① 高尿酸是痛风的罪魁祸首，痛风患病率随着血尿酸水平的升高而升高；② 长期高尿酸患者可出现肾脏损害，包括慢性尿酸盐肾病、肾结石等。由于痛风患者常伴有高血压、动脉硬化、肾结石、尿路感染等，因此痛风性肾病也可能是综合因素的结果。研究显示，血尿酸每升高 60 μmol/L，慢性肾脏疾病（CKD）风险增加 70%，肾功能恶化风险增加 14%。正常血尿酸水平患者的 CKD 患病率为 11% 左右，而高尿酸血症合并 CKD 高达 32.7%；③ 是高血压的独立危险因素。研究显示，血尿酸水平每增加 60 μmol/L，高血压发病相对危险增加 13%。高血压、高尿酸与动脉粥样硬化息息相关；④ 与糖尿病关系密切。高尿酸血症患者发生糖尿病的概率约为正常人的两倍。高尿酸血症不但可以直接损害胰岛 β 细胞功能，影响胰岛素分泌，导致糖尿病，还会加重糖尿病患者的代谢紊乱和胰岛素抵抗，促进糖尿病患者大血管及微血管并发症的发生。同时，糖尿病肾病和胰岛素抵抗也可导致高尿酸血症加重；⑤ 与血脂代谢异常相关。高尿酸血症与代谢综合征的各组分关系都密切，与血脂代谢异常尤其相关。有研究发现，高尿酸血症患者的高三酰甘油、高低密度脂蛋白的发生率都要显著高于对照组，同时发现高脂血症患者高尿酸血症的发生率也高。尿酸代谢与脂代谢之间存在相互影响的关系，高尿酸血症会导致脂蛋白酶活性下降，进而影响脂质代谢；⑥ 高尿酸血症是冠心病死亡的独立危险因素，近年的研究结果提示，血尿酸水平和冠状动脉病变严重程度相关。冠状动脉病变越重的人群中，其血尿酸水平越高，两者呈正相关。此外，高尿酸血症还与冠心病患者死亡相关。对于已确诊的冠心病患者，血尿酸高者死亡率是血尿酸低者的 5 倍，血尿酸每升高 1 mg/dL，死亡危险性男性增加 48%，女性增加 126%；⑦ 高尿酸血症是心衰的危险因素，与其发生、发展及预后均密切相关。心力衰竭患者中 HUA 的患病率高达 55%～60%，患者的血尿酸水平越高，心力衰竭越严重；临床研究证实，对于已经确诊冠心病的患者，血尿酸高于 450 μmol/L 人群的死亡率是血尿酸低于 300 μmol/L 人群的 5 倍。此外，心衰时利尿剂的应用也影响尿酸的排泄，导致血尿酸进一步升高；⑧ 是卒中的独立危险因素，高尿酸促进缺血性卒中发生，增加卒中风险。此外，对非卒中患者的长期随访发现，血尿酸水平可作为急性缺血性卒中患者预后评估的一项指标，特别是女性患者，血尿酸水平的增高可能是无症状性脑梗死及预期卒中的重要血清学指标，通过对高尿酸进行长期管理，可有效降低血尿酸水平，减少缺血性卒中的发生及不良预后，这对女性高尿酸患者预防卒中发生可能具有更重要的意义。

　　2. 高尿酸血症就是痛风吗？

　　答：对于高尿酸血症和痛风之间的区别，有些人并不是很清楚，甚至有人认为高尿酸血症就是痛风，其实高尿酸血症和痛风之间还是有很大差别的。高尿酸血症是指在正常嘌呤饮食状态下，非同日两次空腹血尿酸水平男性高于 420 μmol/L、女性高于 360 μmol/L，即称为高尿酸血症。绝大多数患者在临床上并没有明显的症状，只是在做体检的时候才被发现。

高尿酸血症不一定会发展成痛风，很多人长期是无症状的高尿酸血症，而痛风患者大多存在高尿酸血症，也有少数痛风患者血尿酸正常。但高尿酸血症是痛风发生的一个重要的理化基础，当尿酸水平超过其在血液或组织液中的饱和度，尿酸晶体析出沉积在关节滑膜、滑囊、软骨及其他组织中引起红、肿、热、痛等特征性急性炎症时才叫痛风。

高尿酸血症和痛风是有相互作用的，虽不能说单纯的高尿酸血症就是痛风，但它是痛风发作发展的一个重要原因。在临床上对于痛风患者，经常要检测尿酸水平，尽量让尿酸水平控制在合理的水平，减少痛风的发生发作。如果不能有效控制尿酸水平，有 20% 左右的高尿酸血症患者在 5～10 年以后会发生痛风，尤其是血尿酸浓度越高痛风发生的概率越大。

因此痛风是高尿酸血症发展到一定阶段，尤其是累及到了关节、肾脏、心血管等的时候所形成的综合征。通常情况下患者会出现关节肿胀、疼痛、心血管粥样硬化、慢性痛风石等状况，严重的还可能会发生急性心肌梗死、肾功能不全。

3. 尿酸高和肾有关系吗？

答：肾脏是尿酸排泄的主要途径，所以肾脏也是最容易发生尿酸盐结晶沉积、受到高尿酸和痛风侵害的脏器。一般痛风患者几乎百分之百出现肾间质和肾小管内尿酸盐结晶。有研究表明，在血尿酸持续 > 420 μmol/L 的痛风患者中，20% 会出现轻微且间歇性的蛋白尿。而大部分中晚期的痛风患者都会伴随一定程度的肾损害，发展为尿酸性肾病、急慢性痛风性肾病甚至肾衰竭、尿毒症。通常尿酸性肾病患者在 5～10 年后会加重，晚期可以出现肾小球功能受损，肌酐清除率下降，尿素氮上升，呈尿毒症的临床表现。如果早期诊断并给予恰当的治疗，肾脏病变可以减轻或停止发展，也就是说，早期慢性尿酸性肾病是可以逆转的。因此在痛风治疗的过程中，需要重点关注患者的肾脏是否发生了病变。

同样肾脏发生病变导致肾功能损害，肾小球滤过率降低，排泄尿酸的能力减弱，可引起血清尿酸含量升高。虽然同时肾小管代偿性分泌尿酸增加，胃肠道排泄亦代偿性增高，但当肾小球滤过率降低至 < 2.5 mL/min 时，上述代偿功能即失去作用。故尿毒症患者血清尿酸明显升高，患继发性痛风的几率会升高。

4. 痛风患者必须低嘌呤饮食吗？

答：食物中的嘌呤通过增加血尿酸的负荷，导致尿酸盐晶体形成，促进痛风发作，但不同来源的嘌呤对痛风的影响不同。动物性嘌呤较高的食物是导致痛风的危险因素；植物性嘌呤较高的食物（如某些蔬菜）并不使血尿酸升高。此外，一些低嘌呤含量的食品也可能增加痛风风险，如富含果糖的水果及饮料。理想状态下，痛风患者应该坚持低嘌呤饮食，但是低嘌呤饮食并非有益无害。

首先，严格的低嘌呤饮食降尿酸效果有限；低嘌呤饮食会导致蛋白质摄入不足，不能满足机体的日常营养需求；低嘌呤饮食会增加碳水化合物和脂肪摄入，导致胰岛素抵抗，进而引起代谢综合征，从而增加血尿酸和心血管风险。尽管有些富含嘌呤的食物（如富含 ω-3 不饱和脂肪酸的鱼类、红酒）短期摄入会导致痛风发作，但适量摄入却能给痛风患者带来心血管代谢获益。所以我们对于嘌呤摄入分为暂时限制摄入和恢复摄入。暂时限制摄入：痛风反复发作或降尿酸治疗（ULT）起始阶段；恢复摄入：已经采取痛风发作预防措施或药物降血尿酸已经较充分。

最新的理念提倡大家重视膳食模式，即膳食与健康的关系从单一营养素或单一食物转向膳食模式与整体健康状况或疾病风险关联的研究。我们不主张单纯的低嘌呤饮食，推荐痛风患者饮食治疗首要目的是心血管获益，而非单纯降低血尿酸。其健康饮食方式包括多蔬菜水果低脂奶类、适量谷类大豆制品鱼虾水产品、控制肉禽类、烹调清淡少盐少糖、不吃少吃饱和脂肪酸和钠含量较高的食品和饮料、限制酒精饮品。必要时可以给予个性化的痛风饮食推荐。

5.尿酸高需要怎么忌口？痛风患者吃什么食物比较好？

答：高尿酸血症患者需要以低嘌呤饮食为主，不能吃高热量、高蛋白质、高嘌呤食物，同时应该多吃一些高纤维蔬菜和水果、多喝水、多运动，这样有利于促进尿酸的排泄，确保更好的治疗效果。下面介绍一下高尿酸血症患者的饮食注意事项。

（1）不建议患者吃海鲜制品、动物内脏、嘌呤含量高的蛋白质饮料、蛋白质含量高的食物。

（2）患者可以多吃一些五谷杂粮、蔬菜水果，适当吃牛奶、禽蛋类蛋白质含量高而嘌呤低的食物。除此之外，患者还需要注意监测尿酸水平，从而及时进行调整和控制。

（3）尿酸高要注意低嘌呤饮食，相对来说，鱼类的嘌呤含量明显低于猪肉、牛肉、羊肉。因此，对于喜欢吃肉的人来说，改善疾病的过程中应该吃一些鱼类食物。

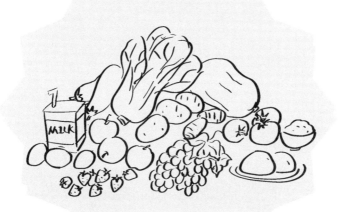

（4）嘌呤为水溶性物质，在高温下更易溶于水。在食用鱼肉类食物时可先用沸水汆过或水煮后再烹饪，这样就能减少嘌呤含量，以及油脂热量。

（5）高尿酸血症患者平常可以喝一点绿茶，这样不但能增加水分摄入，绿茶中含有茶碱也能起到利尿效果。

高尿酸血症患者均应养成良好的饮食、生活习惯。对于身体状况良好的高尿酸血症患者，除了饮食调理之外，可根据身体状况适当进行户外锻炼，每天可以进行中等强度的运动，时间一般控制在 30 分钟以上，从而提高身体的抗病能力。

对于高尿酸血症和痛风患者的食物选择，我们可以参照下面这张常见食物嘌呤表（表 5-1）。对于超高嘌呤食物，痛风和高尿酸血症患者应该完全避免；中高嘌呤食物，应该严格限量，在急性发作期不能食用；中低嘌呤食物，食用时稍加注意；低嘌呤食物，几乎无需顾忌其嘌呤含量。

表 5-1　常见食物嘌呤含量

嘌 呤 含 量	食 物 类 别	食 物 清 单
超高嘌呤食物（嘌呤含量 > 150 mg/100 g）	动物内脏	肝、肾、脑、脾、肠等
	部分水产	带鱼、鲶鱼、鲢鱼、鲱鱼、沙丁鱼、凤尾鱼、基围虾等
	部分汤	浓肉汤、浓鱼汤、海鲜火锅汤
中高嘌呤食物（嘌呤含量为 75~150 mg/100 g）	各种畜肉	猪肉、牛肉、羊肉、驴肉等
	禽肉	鸡肉、鸭肉等
	部分鱼类	鲈鱼、鲤鱼、鲫鱼、草鱼等
	甲壳类	牡蛎肉、贝肉、螃蟹等
	干豆类	黄豆、黑豆、绿豆等

嘌 呤 含 量	食 物 类 别	食 物 清 单
中低嘌呤食物 （嘌呤含量为30~75 mg/100 g）	深绿色嫩茎叶蔬菜	菠菜等绿叶菜、芦笋等嫩茎
	花类蔬菜	白色菜花等
	嫩豆类蔬菜	毛豆、嫩豌豆等
	部分水产类	三文鱼、金枪鱼等
	大豆制品	豆浆、豆干、豆皮、腐竹、豆腐等
低嘌呤食物 （嘌呤含量＜30 mg/100 g）	奶类	牛奶等
	蛋类	鸡蛋等
	浅色叶菜	大白菜等
	根茎类蔬菜	土豆、芋头、白薯、木薯
	茄果类蔬菜	番茄、茄子等
	瓜类蔬菜	冬瓜等
	部分杂粮	小米、荞麦、燕麦
	水果	葡萄、苹果、草莓等
	精米白面	米饭、馒头等

6. 痛风患者能吃豆制品吗？

答：以往的观点认为豆制品属于一种富含嘌呤的食物，一般建议痛风患者少吃或者不吃。但是根据目前最新的研究证据表明，豆制品虽然富含嘌呤，但由于是植物性嘌呤不容易被人体吸收，所以食用豆制品与痛风患者体内尿酸水平增高，以及痛风关节炎的急性发作相关性不大。因此，对于血尿酸不是过高或者不是反复发作痛风关节炎的患者，适当进食豆制品是可以的，而且豆制品能够为人体提供丰富的植物性蛋白以及人体所必需的氨基酸，也不会增加太多的热量，处于痛风间歇期以及慢性期的患者可以食用适量豆制品，但必须选择品种，并控制食用量。如黄豆、绿豆、红小豆、豆粉、腐竹。豆皮中嘌呤含量高，与肉类、海鲜类相近，建议控制用量。而经过加工的豆腐块、水豆腐、豆浆在制作过程中，经过水煮、研磨、过滤，其中的嘌呤物质在制作过程中有所损失，嘌呤含量较低，可以适当食用。

目前痛风和高尿酸血症的指南中对于患者是否可以食用豆制品，采用不推荐但也不反对的观点。但是痛风合并肾功能不全的患者，如果食用豆制品可能会加重肾脏负担。因为豆制品中蛋白质含量较高，多是植物蛋白，身体的吸收、利用度较低，如果食用过量会加重肾脏负担。

7. 降尿酸治疗中苯溴马隆与非布司他如何选择？

答：苯溴马隆和非布司他虽然都属于降尿酸的药物，但是两者的作用机制不同。苯溴马隆主要是通过促进尿酸排泄而发挥其降尿酸作用，而非布司他主要是通过抑制尿酸生成发挥其降尿酸作用。且非布司他的适用范围要比苯溴马隆广，合并有肾结石或者肾功能损害的患者，临床可以使用非布司他但不能用苯溴马隆。

无症状高尿酸血症患者在没有禁忌证的前提下可以服用苯溴马隆来促进尿酸排泄。非布司他是一种治疗痛风的药物，一般用于缓解痛风引起的关节疼痛。单纯高尿酸血症除非在因禁忌或其他原因不能使用别嘌醇时临床可以选择非布司他。有肝功能损害和潜在心血管风险的患者也慎用非布司他。

8. 别嘌醇与非布司他都能减少尿酸生成，有什么区别吗？

别嘌醇与非布司他作为治疗痛风的常用药，这两者都能抑制尿酸的生成，那么，在具体使用的时候有什么区别呢？

（1）抑制尿酸的机理不同：别嘌醇及其代谢物与"尿酸原料"中的次黄嘌呤、黄嘌呤的结构类似，可以对还原型黄嘌呤氧化酶产生抑制，减少尿酸的合成。非布司他不仅可以抑制还原型黄嘌呤氧化酶，还可以抑制氧化型黄嘌呤氧化酶。所以与别嘌醇相比，非布司他抑制尿酸的作用要更强。

（2）使用方法的区别：别嘌醇通常需要使用较大剂量才能发挥较好的作用，且半衰期较短，一次性大量服药容易出现不良反应。当别嘌醇每日剂量超过 200 mg 时，需采用每日 2～3 次的服药方法以减轻不良反应。非布司他半衰期较长，每日 1 次就可以有效抑制尿酸的生成。

（3）安全性的区别：别嘌醇有与 *HLA - B * 5801* 基因阳性相关的超敏反应，可导致有生命危险的剥脱性皮炎。我国人的基因阳性率 6%～8%，所以在使用别嘌醇之前建议做基因检测，*HLA - B * 5801* 基因阳性者禁止使用别嘌醇。非布司他不会引起超敏反应，但对心血管的风险性要大于别嘌醇。对肝脏的损伤、常见不良反应的发生率，非布司他也略高于别嘌醇。两药需要在医生指导下权衡使用。两药不会增加尿中的尿酸排泄，但会增加尿中黄嘌呤排泄，为了避免形成黄嘌呤结石，在用药期间需要大量饮水维持尿量（每日 3 000 ml 以上），并且碱化尿液。

总之非布司他降尿酸的效果要优于别嘌醇，而且我国人使用别嘌醇发生超敏反应的概率更大，所以非布司他在我国更为常用，尤其适用于合并慢性肾功能不全的患者。但在使用过程中，要警惕非布司他对心血管的影响。

9. 小苏打可以中和血尿酸吗？高尿酸血症患者应该如何应用小苏打？

答：正常人体每日产生和排泄的尿酸量都是相对恒定的，体内的尿酸水平始终处于一个平衡的状态，尿酸偏高的患者如果长时间对病情置之不理，会导致身体体液偏酸性，长期处于偏酸性的环境中人体细胞机能会被逐渐损害。我们都知道小苏打是偏碱性的，血尿酸是酸性的，那么吃小苏打是否可以直接中和尿酸呢？

实际上这种想法是不正确的。人服用小苏打后首先就会被胃酸中和，根本无法与血液中的尿酸发生反应。倘若想要通过食用小苏打来降低血尿酸，那必须要食用非常多的小苏打，使之与胃酸等酸性的消化液充分反应消耗之后，才可能有富余的进入到血液中与尿酸发生反应。但是在这之前，人体已经严重酸碱平衡紊乱、性命堪忧了，所以尿酸高是无法通过食用小苏打来缓解病情的。想要通过食用小苏打降低体内尿酸浓度的做法是不可行的。

但碳酸氢钠片临床可以用来碱化尿液，辅助尿酸溶解、排泄、降低肾脏尿酸结石的风险。当尿液 pH 值小于 5.5 时，尿酸呈过饱和状态，溶解的尿酸少，当 pH 值在 6.2～6.9 时，大部分尿酸以阴离子尿酸盐的形式存在容易溶解并随尿液排出体外。因此，将尿 pH 值维持在 6.5 左右最有利于尿酸结石的溶解排出，降低尿酸性肾结石的发生风险。目前临床上常用的碱化尿液的药物有碳酸氢钠（小苏打）和枸橼酸钾。因碳酸氢钠对胃有一定的刺激性，建议间断服用。

10. 尿酸高但不痛风，要不要吃药？

答：尿酸高但不痛风临床称之为无症状高尿酸血症。美国风湿病学会（ACR）2021 年发布的痛风管理指南建议，对于无症状高尿酸血症患者（血尿酸水平大于 6.8 mg/dL），无痛风发作或皮下痛风石者，有条件的建议不要使用任何降尿酸药物（包括别嘌醇、非布司他和丙磺舒）。但我国专家普遍认为，2016 年中国痛风诊疗指南和 2017 年我国发布的《中国高尿酸血症相关疾病诊疗多学科专家共识》更切合中国患者的实际情况，建议对无症状高尿酸血症要进行分层治疗：① 血尿酸水平 ≥ 540 μmol/L；② 或血尿酸水平 ≥ 480 μmol/L，且有下列并发症之一：高血压、脂代谢异常、糖尿病、肥胖、脑卒中、冠心病、心功能不全、尿酸性肾石病、肾功能损害（≥ CKD2 期）。出现上述情况时无症状高尿酸血症患者需要起始降尿酸药物治疗。首先，所有无症状高尿酸血症患者都需要进行饮食和运动干预，同时长期坚持这些非药物治疗措施。药物治疗可使用别嘌醇或苯溴马隆，低起始剂量，如别嘌醇 50～100 mg/d 开始，并且缓慢增加到达标剂量。因别嘌醇可能会引起严重的过敏反应，故使用前尽量进行 *HLA－B＊5801* 基因检测，此基因阳性者不宜使用别嘌醇。同时，对于合并高血压患者，优先选择氯沙坦作为降压药物，不建议使用氢氯噻嗪。

11. 痛风发作时需要降尿酸治疗吗？

答：在痛风发作期不使用降尿酸药物来进行治疗，因为降尿酸的药物可以溶解体内的尿酸盐结晶，从而引起尿酸的波动，可能会加重当前痛风的症状，或者引起其他部位的痛风发作，只有在痛风症状完全缓解后，才可以使用降尿酸的药物来进行治疗。在痛风急性期以快速缓解疼痛为主，比如可以选择非甾体类药物或者秋水仙碱，必要时还可以选择激素类药物来缓解疼痛。有一个情况例外，就是患者在规范化的降尿酸的治疗过程中痛风发作。临床服用降尿酸药物，血尿酸水平下降，附着在关节滑膜或软组织中的尿酸盐晶体重新进入血液，这些尿酸盐晶体有可能再次沉积于身体别的关节，从而引发新一轮痛风。所以降尿酸过程中出现痛风急性发作并不少见。此时应该按照痛风急性发作治疗原则使用抗炎止痛药物即可，不需要停止当前降尿酸药物。而随着尿酸水平进一步下降并稳定在 360 umol/L 以下时，该发作频率会明显下降乃至稳定。

12.痛风需要复查吗？应该多久复查一次？

答：痛风一定要及时配合医生进行治疗，定期复查，否则就可能给患者的日常生活、工作以及身体健康造成很大影响。那么，痛风多久复查一次？

（1）一般在初始服用降尿酸药物的患者，2 周后门诊随访复查尿酸及肝肾功能，要是检查结果没有异常就可以延长到间隔 1 个月左右复查一次，要是复查结果仍正常，就可以每隔 2～3 个月复查一次。其中伴有肾结石的患者要 3～6 个月复查一次肾脏 B 超，以观察结石改变情况，有无增多、增大的症状，以便及时处理。

（2）患者最好能固定一家医院复诊，其一是医生对您的情况比较了解，方便对您的病情定时规律地关注及追踪；其二是不同医院检测仪器和方法可能不同，参考值也不一样，给医生判别尿酸水平的升降带来困难。

（3）在复查之前一定要注意休息，而且复查前一天应该避免高嘌呤饮食，也不能抽烟喝酒，而且要保证饮水，这样才不会影响到检查结果，干扰后续治疗。

长时间病情稳定，患者也可以买一部尿酸仪，就像血压一样可以自己监测尿酸。观察服药之后尿酸有没有下降，然后再根据下降的情况调整剂量。但是一定要避免长期不到医院复查，最长半年也要到医院复查一下尿酸、肾功能或肾脏 B 超等。

13. 治疗痛风，降尿酸药和止痛药哪个肾毒性更大？

答：治疗痛风一般需要两大类药，一类是痛风发作时使用的解热镇痛药（非甾体抗炎药）、秋水仙碱和激素等，另一类就是降尿酸药。那上述的哪些药肾毒性更大？

指南推荐痛风发作时可以使用三类止痛药。① 非甾体抗炎药（NSAIDs）：我们常用阿司匹林、氨基比林、布洛芬、扶他林以及新一代的依托考昔、塞来昔布、尼美舒利等都属于这一类药。非甾体抗炎药是最常见的肾损害药物之一，长期使用非甾体抗炎药明确会导致肾脏损害。② 秋水仙碱：秋水仙碱主要是急性毒性作用，但长期使用也损害肾脏。③ 激素：泼尼松（强的松）、甲泼尼龙等，对肾脏无损害。指南推荐的降尿酸药分为两类。① 减少尿酸生成：常用药别嘌醇和非布司他，这 2 种药都无肾损害。② 促进尿酸排泄：常用药苯溴马隆，也无肾毒性。

可见止痛药有肾损害，降尿酸药则没有。所以社会上流传的降尿酸药有肾毒性之说也是错误的。有些患者担心降尿酸药有肾损伤而不敢使用，反而长期高尿酸会伤害肾脏；尿酸高导致痛风多发，被迫反复使用对肾有损伤的止痛药。最后担心的没有发生，而忽略的却伤害了肾脏。类似这样的情况临床并不少见。

14. 痛风急性发作，选秋水仙碱还是非甾体抗炎药？

答：最新的《痛风基层合理用药指南（2021）》及《中国高尿酸血症与痛风诊疗指南（2019）》中将秋水仙碱及 NSAIDs 都作为痛风急性发作抗炎镇痛的一线药物，并未提及首选哪一个。其中在预防患者降尿酸初期的痛风发作时，推荐首选小剂量（0.5～1 mg）秋水仙碱。对不耐受秋水仙碱的患者，国内外指南均推荐使用小剂量 NSAIDs 作为二线药物（不超过常规剂量的 50%）。

那么，这两种药有何区别呢？秋水仙碱是第一个用于痛风抗炎镇痛治疗的药物，适用于痛风性关节炎的急性发作，以及预防复发性痛风性关节炎的急性发作，对其他原因引起的关节疼痛无效。它不影响尿酸盐的生成、溶解及排泄，因而也无降血尿酸的作用。临床应用发现秋水仙碱最宜在痛风急性发作 12 h 内开始用药，超过 36 h 疗效明显下降。通常，秋水仙碱在口服后 12～24 h 起效，90% 的患者在服药 24～48 h 疼痛消失，疗效持续 48～72 h。胃肠道反应是秋水仙碱严重中毒的前驱症状，多发生在用药后 2 h 内；用药后 24～72 h 内，则易出现多器官功能衰竭；对于肾功能不全者酌情减量或延长给药间隔，肾小球滤过率（GFR）< 10 ml/（min·1.73 m²）或透析患者禁用。NSAIDs 也是痛风急性发作期一线用药，建议早期足量服用。对于有消化道出血风险，建议优先选择 COX-2 抑制剂（塞来昔布）。对于长期服用小剂量阿司匹林的痛风患者，建议优先考虑 COX-2 抑制剂与阿司匹林联用。对于 NSAIDs 的选择应基于患者的个体化因素。对于慢性肾脏病（CKD）非透析患者 GFR ≥ 10 ml/（min·1.73 m²）时无需减量，GFR < 10 ml/（min·1.73 m²）减量 50%，血液透析和腹膜透析患者，推荐剂量为肾功能正常患者的 50%。

15. 中医治疗痛风有哪些特色优势？

答：中医治疗痛风是根据患者的症状、体征、舌脉，辨证求因，不是一味盯着"血尿酸""痛风石"，而是从源头上去遏制此病的发生发展。其临床优势在于：

（1）辨证联合现代药理研究显示有抗炎止痛、降低尿酸、兼治并发症作用的中药。通过中西医结合治疗，在提升疗效的同时，能减少西药用量从而减小其明显的不良反应。在痛风症状、尿酸水平得到控制的同时减少西药给患者带来的不良反应。

（2）根据不同人的体质辨证论治，通过调整人的体质、改善体质类型或体质偏颇，扶正祛邪，在控制尿酸的同时有效减少心血管等并发症的发生。

（3）中药不良反应小，易于患者长期服用，依从性好，有利于缓解期的长程降尿酸治疗。疗效稳定不易复发。

（4）中医治疗痛风还有个非常重要的优势就是外治法，我们可以通过局部的外敷用药，抑制局部红、肿、热、痛等炎症反应，改善局部的血液循环，打通经络，以及通过透皮药物疗法改善局部的尿酸石对软骨组织的损害。

16. 尿酸控制在什么水平能减少痛风发作？

答：高尿酸血症是痛风发生的最重要的生化基础和最直接病因。因此，要想控制痛风的发作，降低尿酸的治疗是必不可少的。但血中尿酸值控制到多少才算达标呢？在一项随访 2～10 年的研究中，血尿酸 > 360 μmol/L 时，87.5% 的痛风患者出现关节液的尿酸盐结晶，而血尿酸不超过 360 μmol/L 者该比例只有 43.8%。血尿酸水平越高，1 年后痛风的复发率也越高。显示血尿酸高于 360 μmol/L 与痛风发作的显著相关性。因此《中国高尿酸血症与痛风诊疗指南（2019）》规定：

（1）如果痛风患者 1 年之内的发作次数 ≤ 2 次，同时没有合并有高血压、糖尿病、冠心病等相应的心血管疾病，且关节内还有肾脏内没有形成尿酸盐的晶体，血尿酸控制在 360 μmol/L 以下即可。

（2）如果痛风发作的次数每年 ≥ 2 次，而关节内或者肾脏内又同时存在有尿酸盐的晶体（临床过程中又称之为痛风石），这要求血尿酸控制在 300 μmol/L 以下才能使得尿酸盐的晶体逐步溶解，以达到规范化的治疗目的。

（3）尿酸也不是越低越好，指南推荐不低于 180 μmol/L，所以大部分痛风患者血尿酸比较理想的范围是 180～360 μmol/L。

17. 痛风何时需要做手术？预后如何？

答：痛风有两种情况可用手术治疗。一种情况是有明显的痛风石（也称"痛风结节"），常见部位在耳廓、第 1 跖趾关节、指、腕、膝及肘等处，也可见于任何关节周围。小的如芝麻大，大的如鸡蛋，质硬，易破溃，内有白色石灰样物质，其基本化学成分是尿酸钠盐结晶。一般情况下，痛风石往往出现于关节炎发作后 10 年以上。研究表明，患者的发病年龄越早、病程越长、血尿酸越高及未得到及时有效治疗时，痛风石出现也越早，发展较快且体积也大。一般通过降低血尿酸，痛风石可以缩小或消失。体积过大的痛风石，以及反复合并感染或影响关节功能者可以考虑手术切除。另一种情况是长期的关节炎症造成关节软骨破坏、关节间隙狭窄、关节面不规则、骨质破坏，最终导致关节畸形，丧失关节功能。如第 1 跖趾关节变形后发生的拇外翻畸形、手指关节和腕关节畸形等，为了恢复关节功能，必要时可采用手术矫治的方法。

　　痛风和糖尿病不同，不论是痛风关节的手术、痛风石的手术，还是痛风引起的泌尿系统结石的手术，术后伤口的愈合一般不受影响，伤口感染率与一般患者相比也无明显升高。痛风患者即使在手术前、手术后血尿酸偏高，对伤口的愈合也无明显的妨碍。但手术作为一种创伤，也是不可忽视的诱发因素，有时可诱发痛风性关节炎。所以在手术前后还是应该尽可能地使血尿酸保持正常，尤其是手术以后，仍需强调药物及饮食治疗，否则用不了多久又会长出新的痛风石。

　　18. 什么是"亚临床痛风"？该如何治疗？

　　答：在高尿酸血症患者当中绝大多数并无症状，10%～15% 会进展为痛风，而大部分患者不会进展为痛风。但是影像学检查发现，在无症状高尿酸血症患者中，约 40% 超声检查中出现尿酸盐沉积（见图 5-1），在双能 CT 检查中也出现尿酸盐沉积的现象（见图 5-2），更严重者出现骨溶变化，关节明显受损征象。因此，无症状高尿酸血症进展为痛风是一个连续的病理过程，"亚临床痛风"就是这一中间过渡阶段，由《中国高尿酸血症与痛风诊疗指南（2019）》首先提出。

超声检查　　　　　**双能CT检查**　　　　　**X线检查**

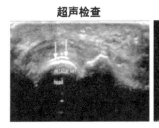　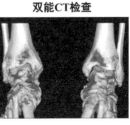　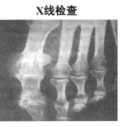

图 5-1　17%～86%　　　图 5-2　24%　　　图 5-3　部分患者

　　提出"亚临床痛风"概念的初衷是希望引起医患对这个阶段的重视，相当于将痛风管理窗口提前，有助于将痛风消灭在萌芽状态，另一方面也是希望大家关注这部分人群。这一概念的提出，毫无疑问使不痛不痒的"高尿酸血症"进入了必须治疗的阶段。

　　无症状高尿酸血症患者，关节超声、双能 CT 或 X 线（见图5-3）发现尿酸钠晶体沉积和痛风性骨侵蚀即可诊断亚临床痛风，并开始相应的治疗。

指南关于"亚临床痛风"的治疗建议：当血尿酸水平≥480 μmol/L时，采用药物治疗，秋水仙碱连续使用3～6个月，同时碱化尿液3～6个月，建议这部分患者血尿酸水平控制在＜360 μmol/L。

19. 什么才算是难治性痛风？还能治疗吗？

答：难治性痛风患者的血尿酸水平难以达标，关节炎反复发作而对常规药物疗效不佳，多伴痛风石形成、关节畸形、肾功不全、高血压、糖尿病及冠心病等，给患者带来巨大痛苦，并影响患者的生活质量和寿命。那么什么才算是难治性痛风？指南规定，痛风患者具备以下3条中至少1条即可诊断：① 单用或联用常规降尿酸药物足量、足疗程，血尿酸仍≥360 μmol/L；② 接受规范化治疗，痛风仍发作≥2次/年；③ 存在多发性和（或）进展性痛风石。

难治性痛风治疗建议：① 建议将聚乙二醇重组尿酸酶制剂用于难治性痛风患者的降尿酸治疗；② 疼痛反复发作、常规药物难以控制的痛风患者可考虑使用 IL-1 或肿瘤坏死因子 α（TNF-α）拮抗剂；③ 如痛风石出现局部并发症如感染、破溃、压迫神经等或严重影响生活质量时可考虑手术治疗。

总之，难治性痛风治疗较为困难，尿酸持续达标是难治性痛风治疗的关键。推进难治性痛风的规范化管理强化尿酸控制越早达标，越持续达标，则预后越好。

陈　浩　上海中医药大学附属龙华医院
王　炜　上海长宁区天山中医医院

第 6 章

甲状腺结节

甲状腺是人体重要的内分泌器官，分泌的甲状腺激素几乎作用于机体的所有器官和组织，促进代谢、生长、发育，影响生殖、组织分化和器官功能等等。在儿童期甲状腺激素影响着生长发育、学习认知能力。成年人甲状腺激素缺乏导致甲状腺功能减退症，出现情绪、认知、心脏、肌肉和骨骼、代谢调控等异常。

甲状腺结节是指甲状腺细胞在局部异常生长所引起的散在病变，为内分泌系统常见病。临床上多种甲状腺疾病如甲状腺退行性变、炎症、自身免疫以及新生物等都可以表现为结节。随着社会环境、生活习惯和饮食结构的变化，甲状腺结节的患病率逐年上升。

大多数甲状腺结节患者没有自觉症状，所以漏诊率较高。直径大于 1 cm 的甲状腺结节可以通过触诊发现，其检出率为 3%～7%；而小于 1 cm 者常常需要超声检查，高分辨率超声检出率为 19%～68%。甲状腺结节好发于女性，男女之比为 1：3。年龄较低的甲状腺结节患者恶性结节发生率高于老年患者，尤其是 20～49 岁甲状腺结节患者恶性结节发生率较高。在过去 30 年间，全球范围的甲状腺癌的发病率呈持续快速增长，在女性最常见的恶性肿瘤中排第 5 位。流行病学调查显示，约 87% 的新增甲状腺癌病例为直径小于 2 cm 的乳头状癌，患者常无任何症状，而甲状腺癌的死亡率则较为稳定。此外，环境因素和生活方式的改变也影响甲状腺癌的发病率。

甲状腺结节按性状可分为增生、囊肿、腺瘤、囊腺瘤等。甲状腺结节可以单发，也可以多发，多发结节比单发结节的发病率高，但单发结节甲状腺癌的发生率较高。是否恶性需根据病史、体征、甲状腺影像学、实验室检查和甲状腺穿刺及细胞病理学等资料进行综合判断。其中，甲状腺穿刺细胞病理学检查是诊断的"金标准"。因此，要做到早发现、早诊断、早治疗，从而控制甲状腺结节的发生发展。

一、疾病特点

1.病因特点

（1）碘摄入量：碘是甲状腺激素合成的主要成分，也是甲状腺细胞生存和实现功能的微环境。碘摄入量与甲状腺疾病的关系呈 U 型曲线，即碘缺乏与碘过量均可使甲状腺疾病的发生率升高，而且碘过量较碘缺乏更易诱发该病。

碘缺乏会引起反馈刺激甲状腺组织增生，合成甲状腺激素，由于腺体组织生长不平衡就容易形成甲状腺结节；相反，碘过量会诱发免疫反应和细胞凋亡或者是存在碘毒性来破坏甲状腺球蛋白，从而抑制过氧化酶的活性，引起甲状腺结节的发生。

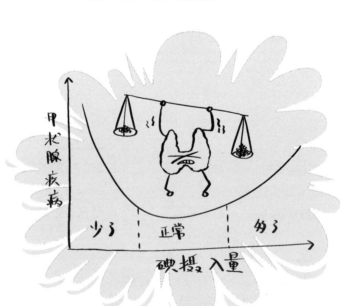

（2）硒摄入量：硒是维持人体健康必不可少的微量元素，它在人体中主要以硒蛋白的形式存在，具有抗氧化、抗炎及免疫调节等作用，参与甲状腺激素的合成、分泌及代谢等过程，在甲状腺中的含量最高。调查发现，缺硒会增加甲状腺肿大的患病率，同时低硒状态增加了甲状腺结节患病风险，血清中低硒浓度与甲状腺内多发、直径大于 10 mm 结节的形成有关。高硒水平对甲状腺组织有一定的保护作用，所以适当加强机体硒营养也可降低甲状腺结节发病风险。

（3）吸烟：目前多数研究认为，吸烟对于甲状腺结节的发生有一定关系。调查显示，在非吸烟者中多发性结节的患病率为 7.6%，而过量吸烟者达 16.5%。实验研究已证明硫氰酸盐可能是烟草中对甲状腺影响最大的成分。吸烟的刺激会间接地促使甲状腺激素水平升高，从而导致甲状腺结节的发生，而长期戒烟则会降低甲状腺结节的患病风险。

（4）性别：女性甲状腺肿和甲状腺结节的患病率显著高于男性，约为男性的 1.2～4.3 倍。中国医科大学碘致甲状腺疾病研究组对不同碘摄入量地区甲状腺结节的患病率调查结果显示，在碘缺乏、碘足量和碘过量 3 个地区女性的甲状腺单发结节和多发结节的患病率均高于男性，原因可能是女性在月经期、妊娠期、哺乳期对甲状腺激素的需求增加，同时雌激素也可影响甲状腺结节的生长，此外患有甲状腺结节的女性患者多伴发有子宫肌瘤和乳腺增生。

（5）年龄：甲状腺结节的患病率随年龄增长而不断增高，其中单发结节的患病率在不同年龄组间无显著差异，而多发结节的患病率随年龄增长不断增高。原因可能是随着年龄的增加，甲状腺自身器官出现衰老、退行性改变，导致甲状腺弥漫性的代偿增生而出现结节。

（6）遗传：甲状腺结节和各类甲状腺癌的发生可能与某些癌基因、抑癌基因的突变、激活、抑制等有关，也受多基因、多环境等因素相互作用的影响，但目前甲状腺结节的易感基因并未完全明确，仍需进一步研究。

（7）其他：诸多研究均提示高血脂、高血压、糖尿病等对甲状腺结节的发生有关联，但其中的发病机理目前尚未知晓。平时我们需养成良好的生活习惯、合理膳食、适当运动及定期健康检查，可及时发现甲状腺结节、减少甲状腺结节的发生和发展。

2. 症状和体征特点

（1）症状和体征：临床上大多数甲状腺结节患者没有明显的症状，但根据结节的生长部位和大小，部分患者会出现疼痛、肿大、声音嘶哑、压迫感等症状。

1）甲状腺部位疼痛：发病初期，特别是甲状腺结节在局部炎症时容易导致甲状腺产生疼痛感。

2）甲状腺肿大：多呈不对称肿大，在肿大的腺体一侧或两侧可扪及单个或多个大小不一的结节，结节与周围组织分界清晰。甲状腺肿大是临床最主要的特征。

3）局部肿物上下移动：甲状腺结节形成后局部会有肿块。在吞咽的过程中，肿块会随着甲状腺上下移动，并且还伴随一些其他症状，如声音沙哑、吞咽困难、情绪不稳定、体重有所下降、失眠等。

4）压迫症状：当结节压迫周围组织时，如气管、食管和喉返神经会出现相应的压迫症状。压迫气管时出现呼吸不畅、咳嗽、运动后气喘，严重者可出现呼吸困难；压迫食管出现吞咽困难；压迫喉返神经则引起声音嘶哑或者失声。

5）激素相关症状：当患者伴有甲状腺功能亢进（简称甲亢）时，会出现心悸、出汗、手抖和消瘦，易激动，严重时烦躁不安、易怒；伴有甲状腺功能减退时，会出现怕冷、全身乏力、记忆力减退、疲劳、虚弱或紧张，体重下降，睡眠困难或心跳加快，心慌、心乱，胸口不适等症状。

（2）分类：根据病因分类，甲状腺结节可以分为结节性甲状腺肿、结节性毒性甲状腺肿、炎性结节、甲状腺囊肿、甲状腺肿瘤等。

1）结节性甲状腺肿：以中年女性多见。在机体内甲状腺激素相对不足的情况下，垂体分泌促甲状腺素（TSH）增多，经过反复或持续增生导致甲状腺不均匀性增大和结节样变。结节内可有出血、囊变和钙化。结节的大小可由数毫米至数厘米。临床主要表现为甲状腺肿大，触诊时可扪及大小不等的多个结节，结节的质地多为中等硬度，少数患者仅能扪及单个结节。患者的临床症状不多，一般仅有颈前不适感觉，甲状腺功能检查大多正常。

2）结节性毒性甲状腺肿：本症起病缓慢，常发生于已有多年结节性甲状腺肿的患者，年龄多在40～50岁以上，以女性多见，可伴有甲状腺功能亢进症状及体证，但甲亢的症状一般较轻，常不典型，且一般不发生浸润性突眼。甲状腺触诊时可扪及一光滑的圆形或椭圆形结节，边界清楚，质地较硬，随吞咽上下活动，甲状腺部位无血管杂音。甲状腺功能检查示血中甲状腺激素升高，核素扫描示"热结节"。

3）炎性结节：分感染性和非感染性两类，感染性结节主要见于由病毒感染引起的亚急性甲状腺炎，其他感染少见。亚急性甲状腺炎临床上除有甲状腺结节外，还伴有发热和甲状腺局部疼痛，结节大小视病变范围而定，质地较坚韧。非感染性结节主要是由自身免疫性甲状腺炎引起，多见于中青年妇女，患者的自觉症状较少，检查时可扪及多个或单个结节，质地硬韧，少有压痛，甲状腺功能检查时示甲状腺球蛋白抗体和甲状腺微粒体抗体常呈强阳性。

4）甲状腺囊肿：甲状腺结节的特殊类型。绝大多数是由甲状腺结节或腺瘤的退行性病变形成的，囊肿内含有血液或微混液体，与周围边界清楚，质地较硬，一般无压痛，核素扫描示"冷结节"。少数患者是由先天的甲状腺舌骨囊肿或第四鳃裂的残余所致。

5）甲状腺肿瘤：包括甲状腺良性肿瘤、甲状腺癌及转移癌。女性多见，多表现为颈前正中肿块，随吞咽活动，部分患者还可能有声音嘶哑和吞咽困难、呼吸困难。良性肿瘤常见，一般来说，单个肿块、生长较快的恶性可能性大，年龄越小的甲状腺肿块恶性可能性越大。

3. 相关辅助检查

（1）实验室检查

1）甲状腺功能检查：测定三碘甲状腺原氨酸（TT3）、甲状腺激素（TT4）、促甲状腺素（TSH）可了解甲状腺功能状态。所有甲状腺结节患者均应检测TSH水平。如明确甲状腺结节者血清TSH减低，提示结节可能自主分泌过多甲状腺激素，应进一步做甲状腺核素扫描，检查结节是否具有自主功能，此类结节几乎都是良性。此外，还可检查甲状腺球蛋白抗体（TgAb）及甲状腺过氧化物酶抗体（TPOAb），此2项检查主要是确定有无桥本甲状腺炎。

2）甲状腺球蛋白（Tg）水平测定：Tg是提示功能性甲状腺疾病的重要肿瘤标志物，其升高可见于多种甲状腺疾病，如分化型甲状腺癌、甲状腺肿、甲状腺组织炎症或损伤、甲状腺功能亢进症等均可导致血清Tg水平升高，因此血清Tg不能鉴别甲状腺结节的良恶性。此项检测可用于监测甲状腺癌术后是否复发，当发现甲状腺球蛋白升高时，应高度警惕甲状腺癌复发的可能。

3）血清降钙素（Ct）水平的测定：检测血清降钙素则有助于早期检出甲状腺旁细胞增生和甲状腺髓样癌。未经刺激的情况下，血清降钙素＞100 ng/L提示可能存在甲状腺髓样癌。血清降钙素为甲状腺髓样癌的肿瘤标志物，甲状腺髓样癌发生时会增高。有甲状腺髓样癌家族史或多发性内分泌腺瘤病2型家族史者，即使结节很小，也应检测基础或刺激状态下血清降钙素水平。

（2）超声检查

超声检查是诊断甲状腺疾病的必要检查，包括B超和彩色多普勒超声（简称彩超），其中彩超是检查甲状腺影像学的首选方法，能发现直径1～2 mm的结节。通过超声检查不仅可以明确结节的数量、大小、位置、形态、边缘、包膜的完整性，而且还能够发现并分析结节的血流信号，通过声像的特征和血流信号特征来判定结节的良恶性。如果超声影像表现为边界不清、形态不规则的实性低回声结节，纵横径比＞1，部分结节内部可见砂粒样微小钙化灶或点状钙化灶，检查提示血流信号异常等，则考虑恶性可能性较大，需进一步检查。超声检查的另一项重要作用是引导甲状腺结节的细针穿刺或组织活检，这不但能提高穿刺的成功率而且有效减少出血、误入其他组织等并发症的发生。

（3）CT和核磁共振（MRI）检查

CT和MRI检查可作为超声检查的补充，因其在明确甲状腺结节和周围解剖结构的关系，有助于判断胸骨后甲状腺肿大范围，有无压迫气管及压迫程度，同时能显示甲状腺内部结构，对病情的判断和手术方案的制定有积极帮助。

（4）甲状腺核素扫描（ECT）

甲状腺核素显像是唯一可以确定甲状腺结节功能状态的检查手段，可反映甲状腺及结节的位置、大小、形态和功能，是评价甲状腺结节性质常采用的方法之一。常用的核素检查有两类：甲状腺摄 ^{131}I 检查和甲状腺亲肿瘤的核素显像。对于直径＞1 cm且伴有血清 TSH 降低的甲状腺结节，可行甲状腺核素显像，判断结节是否有自主摄取功能，但甲状腺核素显像适用范围小，在判断甲状腺结节的性质时，仍需结合其他检查结果综合判断。

静态显像可用于检测异位甲状腺，判断甲状腺结节的功能及良恶性，根据结节对放射性核素摄取能力可将结节分为"热结节""温结节""冷结节"。"热结节"约摄取放射性核素10%，几乎都为良性；"冷结节"约摄取放射性核素80%，恶性率为5%～8%。

（5）细针穿刺抽吸活检（FNAB）：细针抽吸细胞学检查是诊断甲状腺结节最准确、最经济的方法。细针穿刺抽吸活检不需要麻醉，且并发症少，少数患者出现局部疼痛或甲状腺局部血肿。对于临床上怀疑恶性结节者可以行细针穿刺检查，但由于受操作者手法、经验及穿刺部位等因素的影响，单凭一次的穿刺结果阴性不能完全排除恶性的可能，必须反复多次的进行穿刺。目前临床上多在超声引导下进行检查，细针穿刺抽吸活检的成功率更高、假阴性率更低，还能有效减少并发症的发生。

甲状腺结节是临床上常见的甲状腺疾病，由于良性与早期恶性甲状腺结节间并没有特征性的差异征象，故甲状腺结节的诊断需结合病史、体格检查、实验室及辅助检查综合考虑。

二、中西医防病治病措施

1. 中医中药

中医将甲状腺结节归为"瘿病"范畴。《释名·释疾病》曰：

"瘿，婴也，在颈婴喉也。"明确指出了瘿病位于颈前部。南宋·陈无择在《三因极一病证方论·瘿瘤证治》提出："坚硬不可移者，名曰石瘿；皮色不变，即名肉瘿；筋脉露结者，名筋瘿；脉交络者，名血瘿；忧愁消长者，名气瘿。"提出瘿病可分为石瘿、肉瘿、筋瘿、血瘿、气瘿。

中医认为瘿病的病因主要是情志内伤、饮食、水土失宜、体质因素等相关。气滞、痰凝、血瘀壅结颈前是瘿病的基本病机，初期多为气机郁滞，津凝痰聚，痰气搏结颈前所致，日久引起血脉瘀阻，进而气、痰、瘀三者合而为患。本病的病变部位主要在肝脾，与心有关。肝郁则气滞，脾伤则气结，气滞则津停，脾虚则酿生痰湿，痰气交阻，血行不畅，则气、血、痰壅结而成瘿病。瘿病日久，在损伤肝阴的同时，也会伤及心阴，出现心悸、烦躁、脉数等症。瘿病的病理性质以实证居多，久病由实致虚，可见气虚、阴虚等虚候或虚实夹杂之候。

从证型论治，中医辨证可分为四类：气郁痰阻型、痰结血瘀型、肝火旺盛型和心肝阴虚型。治疗的主要原则是化痰软坚、疏肝理气、活血化瘀、滋阴降火等。

目前常见的治疗甲状腺结节的中成药如下。

（1）夏枯草胶囊——清肝明目，散结消肿；

（2）平消片（平消胶囊）——活血化瘀，止痛散结，清热解毒，扶正祛邪；

（3）西（犀）黄丸——消坚化结，解毒散痈，消肿止痛；

（4）消瘿五海丸——消瘿软坚，破瘀散结；

（5）五海瘿瘤丸——软坚消肿，消痰散结；

（6）小金丸（小金胶囊）——散结消肿，化瘀止痛；

（7）大黄䗪虫丸——活血消癥，祛瘀生新；

（8）内消瘰疬丸——软坚散结，化痰消瘰。

中医药在治疗甲状腺结节方面除了使用中药，还可以通过中医外治法治疗。中药外敷是中医外治法的一大特色，通过局部皮肤对药物的吸收或通过药物对穴位的刺激起到良好的治疗效果。外敷药可经皮肤透入，直达病灶，加上内服中药，内外同治，疗效更佳。还可中药外敷联合远红外线照射治疗，有效缓解患者的临床症状。

针刺疗法也是中医治法的另一大特色，方法是选取甲状腺结节局部进行围刺或甲状腺区临近腧穴加远部特定穴配合治疗。针灸疗法包括毫针刺法、金针刺法、毫针刺法联合药物疗法、围刺联合药物疗法、火针联合中药汤剂疗法、针灸联合药物疗法等。此外，治疗甲状腺结节的中医外治法还有中药离子导入法、耳穴贴压疗法、埋线疗法、皮肤针疗法、三棱针疗法等，都能有效改善甲状腺结节的临床症状。

中医药治疗甲状腺结节发挥着重要的作用，不会造成手术治疗后的甲状腺功能异常，中医外治法弥补了西医治疗的不足，更具有实用性、操作相对简单、安全性高、不良反应小等优势。

2. 西医的处理原则

（1）治疗原则

目前没有药物能完全治愈甲状腺结节，良性结节 6～12 个月定期随访，当甲状腺功能出现了异常才需要治疗；对于恶性结节多选择手术治疗。

（2）药物治疗

甲状腺功能出现了异常才需要治疗，比如出现甲亢时，要用甲巯咪唑、丙硫氧嘧啶进行治疗；出现甲减时，用左甲状腺素片进行治疗，以维持甲状腺功能的稳定。

（3）手术治疗

对于恶性结节多选择手术治疗。良性甲状腺结节具备以下条件时可以选择手术治疗：① 出现与结节明显相关的局部压迫症状；② 合并甲状腺功能亢进，内科治疗无效者；③ 肿瘤位于胸骨后或纵隔内；④ 结节进行性生长，临床考虑有恶变倾向或合并甲状腺癌高危因素；⑤ 患者因外观或思想顾虑过重影响正常生活而强烈要求手术。

（4）其他治疗

甲状腺结节的西医治疗还有新式内镜治疗、放射性 ^{131}I 治疗、超声引导下经皮无水酒精注射、激光消融等。甲状腺结节的常见诊治流程见图 6-1。

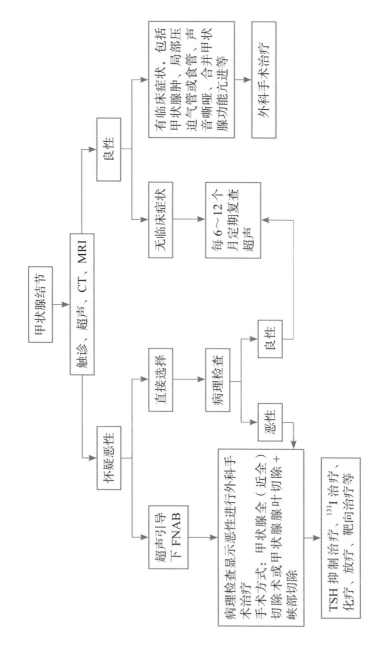

图 6-1 甲状腺结节的常见诊治流程

三、答疑解惑

1. 甲状腺结节可能有哪些症状或者体征？

答：大多数甲状腺结节患者没有临床症状，多由医院检查发现，部分患者会出现疼痛、肿大、声音嘶哑、压迫感、局部肿物上下移动等症状。若结节短期内迅速增大，则有恶性的可能。甲状腺癌晚期患者有局部肿块疼痛，常可压迫气管、食管，使气管、食管移位，出现声音嘶哑、吞咽困难或交感神经受压引起霍纳综合征；若侵犯颈丛，可出现耳、枕、肩等处疼痛等症状；伴颈部淋巴结转移，可触诊颈部淋巴结肿大。若由感染引起的亚急性甲状腺炎，患者起病较急，主要表现为甲状腺局部肿痛及发热，以单一结节为主，结节质地坚硬，触痛明显，疼痛可向颌下、耳后放射。

2. 甲状腺结节与甲亢有区别吗？

答：甲状腺结节与甲亢都属于内分泌科常见的甲状腺疾病，且发

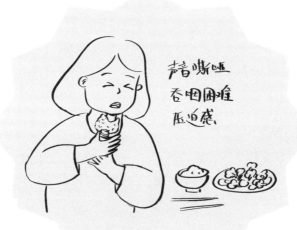

病率都很高，但它们是不一样的。

甲亢是由多种原因引起的甲状腺功能增高、甲状腺激素分泌过多所致的一种常见内分泌疾病，属于甲状腺功能性病变；甲状腺结节是由于甲状腺细胞的增生而引起的包块，属于甲状腺器质性病变。甲状腺结节与甲亢的致病原因也不一样：甲状腺结节是由放射线照射等各种原因导致的；而甲亢的发生和精神刺激、感染、压力大等应激因素有关。大多数甲状腺结节患者没有临床症状，部分患者会出现疼痛、肿大、声音嘶哑、压迫感、局部肿物上下移动等症状；甲亢的临床表现以甲状腺肿大、食欲亢进、形体消瘦、体重减轻、心动过速、情绪激动、怕热汗出、手指颤抖、突眼等症状为主要表现。两种疾病可以单独，也可以同时存在，也可以相互转化，甲亢发病时可伴有甲状腺结节症状。

3. 甲状腺结节是否会癌变？

答：临床一般无法确定，需定期观察评估。临床上将甲状腺结节大致分为良性甲状腺结节和甲状腺癌，多数结节是良性，只有5%～15% 的结节是恶性。甲状腺恶性肿瘤大多分化良好，大部分为乳头或滤泡状癌，发展缓慢，治疗效果较好。甲状腺结节癌变的高危因素包括：① 有甲状腺癌的近亲家族史；② 儿童时期有外照射治疗史；③ 儿童时期或青少年时期有辐射照射史；④ 在既往甲状腺手术史中曾有甲状腺癌的病理；⑤ 18FDG-PET 显像（一种医学成像程序）有明显浓聚 18FDG 的甲状腺结；⑥ 有 2 型多发内分泌腺瘤病相关的 RET（一种癌基因）突变，或家族性甲状腺髓样癌相关的 RET突变，或降钙素大于 100 ng/L。

4. 如何阅读 B 超报告？

答：甲状腺位于颈前区浅表部位，表面覆盖薄层肌肉，适合高频超声检查。一般选用 ≥ 10 mHz 探头就能清晰显示甲状腺的形态及内部结构。高分辨超声可以清楚地显示甲状腺实质内 ≥ 2 mm 的结节，诊断甲状腺结节的准确性可达 74%～82%，若结合细针抽吸细胞学检查或组织学活检，准确性可达到 90% 以上。超声评价甲状腺结节包括结节的超声特征及其邻近结构，如颈部淋巴结、颈部血管、食管、气管及舌骨下肌群等。

超声检查中恶性结节的声像图特征可表现为边界不清、形态不规则的实性低回声结节，纵横径比＞1，部分结节内部可见砂粒样微小钙化灶或点状钙化灶；彩色多普勒超声检查示血流信号紊乱。

根据相应的 B 超影像学将甲状腺结节的 TI-RADS 分级分为以下几级。

1 级：阴性，正常超声表现，常规体检。

2 级：良性病变，恶性风险为 0。特点：无回声（囊性）为主，界清，回声可均匀或不均匀，内可伴点状高回声，可有血流。如囊肿、海绵状结节、腺瘤囊性变等。甲状腺内以囊性为主的囊实性团块，其内可见海绵样回声。

3 级：可能良性病变（恶性风险＜5%）。特点：边缘光整，实性为主，可伴有蛋壳样钙化或粗大钙化。如桥本甲状腺炎、腺瘤等。甲状腺内实性团块，边缘光整，形态规则，内部回声均匀。

4 级：可疑恶性（恶性风险 5%～80%）。4A 特点：实性为主结节，形态规则或不规则，边界清或不清，无微钙化。具备至少一项恶性征象，恶性风险 5%～10%。如腺瘤、亚甲炎等。4B 特点：实性为主结节，边界不清，伴有微钙化。具备至少两项恶性征象，恶性风险 10%～80%。如乳头状癌、滤泡状癌。

5 级：高度怀疑恶性（恶性风险＞80%）。特点：实性结节，形态不规则，边界不清，血流丰富，微钙化。如乳头状癌、髓样癌等。

6 级：活检证实为恶性，为新增加的类型，用在活检证实为恶性但还未进行治疗的影像评价。

5.什么情况需要进行穿刺？

答：当超声考虑可疑甲状腺乳头状癌时，如存在下列情况，可行甲状腺结节超声引导甲状腺细针穿刺活检。① 高度可疑恶性结节最大径线≥1 cm。② 高度可疑恶性结节（≥1 cm），初次 FNAB 结果阴性。③ 对＜1 cm 的可疑恶性结节，不作常规推荐，如有下列情况可考虑 FNAB：a. 伴血清降钙素水平异常升高；b. 结节紧贴或已突破被膜，结节位于甲状腺内后方，紧邻气管、食管及喉返神经，即所谓

"危险三角"区，或出现相关症状；c. 伴有颈部淋巴结异常或局部转移征象，如颈静脉瘤栓等；d. 结节随访间期明显增大，即至少两个径线增大 20%（具体数值超过 2 mm），或者体积增大超过 50%；对囊实性结节来说，根据实性部分的生长情况决定是否进行 FNAB；e. 对侧甲状腺结节确诊为甲状腺癌需手术时；f. 患者本人有强烈意愿要求行 FNAB。

6. 甲状腺结节一定要手术切除吗？

答：甲状腺结节是否需要手术治疗与结节良恶性有关，大多数良性甲状腺结节可隔 6～12 个月定期随访，采取内科治疗；对于恶性结节多选择手术治疗。首先进行认真评估，明确超声检查甲状腺结节为良性，其次甲状腺功能正常，但 TSH 正常偏高者可以给予左旋甲状腺素 25～50 μg/d，如 TSH 正常偏低者则无需服药。少数情况下，良性甲状腺结节具备以下条件时可以选择手术治疗：① 出现与结节明显相关的局部压迫症状；② 合并甲状腺功能亢进，内科治疗无效者；③ 肿瘤位于胸骨后或纵隔内；④ 结节进行性生长，临床考虑有恶变倾向或合并甲状腺癌高危因素；⑤ 患者因外观或思想顾虑过重影响正常生活而强烈要求手术。

7. 甲状腺结节不做手术该如何治疗？

答：对于大部分的甲状腺结节良性病变，不需要手术治疗，一般每 6～12 个月复查一次即可，必要时可做甲状腺超声检查和重复甲状腺细针穿刺吸取细胞学检查。主要的治疗方法有以下几种。

（1）左甲状腺素（L-T4）抑制疗法，目的是使已有的结节缩小，对原本不大但在随访中观察到有增大趋势的结节，可采用此方法。但是长期抑制治疗需要患者服用超过生理需要剂量的甲状腺素以造成人为的高甲状腺素血症，从而抑制垂体分泌促甲状腺素。因诱发不良反应，如左心室增大、心房颤动和心率增快等问题，临床上很少采用此种方式治疗。

（2）[131]I 疗法，适用于自主摄取功能伴有甲亢甲状腺良性结节的患者。治疗目的是除去自主性高功能结节，恢复正常的甲状腺功能状态，但在长期治疗后会导致甲状腺功能减退，极少数患者发生 Graves

甲亢病。妊娠期或哺乳期禁止使用此种方法。

还有经皮激光消融术、超声引导下经皮无水酒精注射和射频消融等方式等。

8. 甲状腺结节术后是否需要服用药物?

答:甲状腺良性结节术后患者原则上是可以不服药的,但良性结节内同样存在促甲状腺素(TSH)受体,因此左甲状腺素钠片(优甲乐)同样能够降低复发概率,所以建议良性肿瘤术后也小剂量服用优甲乐2~3年,达到更为理想的治疗效果。接受甲状腺全切术者,术后即应开始左甲状腺素钠片替代治疗,此后定期监测甲状腺功能,保持水平在正常范围。

9. 甲状腺结节手术后会有哪些后遗症?

答:只要进行手术,就不可避免会有并发症出现,随着甲状腺手术技术的提高,出血、感染等并发症已能够得到有效控制和预防。手术并发症主要集中在神经和甲状旁腺的损伤,尤其在行甲状腺全(近全)切除手术时更可能发生损伤。

(1)神经损伤:甲状腺结节手术的神经损伤涉及两个神经,喉返神经和喉上神经。单侧喉返神经损伤尚能通过对侧声带运动来代偿,双侧的喉返神经损伤则会出现呼吸困难、窒息等危及生命的情况,需要立刻行气管切开。喉上神经外支损伤可引起环甲肌瘫痪,导致患者声带松弛,声调降低。喉上神经内支损伤可引起喉黏膜的感觉丧失,在进食时特别是饮水时容易引起咳嗽。

(2)甲状旁腺损伤:甲状旁腺有调节人体内钙、磷代谢的功能,在甲状腺手术中极易损伤。如果部分甲状旁腺误切除或损伤,术后会出现暂时性甲状旁腺功能低下;如果甲状旁腺全部被切除或损伤,则会出现永久性甲状旁腺功能低下,患者须长期口服钙剂治疗。

10. 甲状腺结节患者都要多吃含碘食物吗?其他方面还需要注意什么?

答:需要具体情况具体分析。

首先需要明确甲状腺结节的原因和分类,根据甲状腺功能情况采取相应的饮食方案。① 如果甲亢伴发甲状腺结节,需要严格忌碘饮食，食用无碘盐，禁食海带、紫菜、海鱼等海产品；② 如果是桥本甲状腺炎伴发结节，无需严格忌碘，但大量食入高碘食物会增加甲状腺滤泡细胞的损伤及抗体产生，加重甲状腺细胞的破坏，因此不主张过度食入大量海产品；③ 如果结节是能分泌甲状腺激素的高功能腺瘤，也需要严格忌碘，因为碘是甲状腺激素的合成原料之一，碘的摄入也会增加甲状腺激素的合成，使甲亢的症状加重；④ 如果是无功能结节，也就是说对甲状腺功能没有影响，饮食上无需忌碘。

总而言之，要保持良好的生活方式，养成良好的饮食习惯，避免精神刺激，避免饮食碘摄入过多。宜进食高热量及富含维生素的饮食，忌辛辣、香燥、酗酒等刺激之品。定期复查，坚持合理的治疗，避免不规则服药和随意停药。推荐食物如下：① 增加蛋白质，如新鲜肉类、蛋类、奶制品类等；② 补充热量及维生素，如新鲜水果、蔬菜、真菌类食物；③ 多食消肿散结的食物，如菱角、油菜、猕猴桃等；④ 少吃碘含量较高的食物，如紫菜、海带、海鱼等海产品；⑤ 忌抽烟酗酒，咖啡、葱、花椒、辣椒、桂皮等皆是刺激性食物，尽量不食或少食。

闫国良　上海中医药大学附属市中医医院
陆玮兰　上海中医药大学附属市中医医院

第 7 章

耳 石 症

"耳石症"是一种疾病的俗称，医学上的专业术语称为"良性阵发性位置性眩晕"，是一种重力方向的头位变化所诱发的，以反复发作的短暂性眩晕和特征性眼震为表现的外周性前庭疾病。

从专业术语来看，该疾病体现了四个维度：第一，是一种良性疾病；第二，发作的频率是阵发性的，从定义不难发现该疾病的发病是有时机的，也就是在头位变化时，这一点有别于一些持续性眩晕的疾病；第三，强调了与位置有关，也就是在重力方向位置的变化；第四，表现出来的症状是眩晕。关于什么是眩晕，在后文答疑解惑中有详细描述。

在正常情况下，耳石是附着于耳石膜上的，当一些病因使耳石脱离耳石膜，这些脱落的耳石就会在耳内的液体（专业术语称为"内淋巴液"）里游动，当人体头位变化时，感知平衡的器官（专业术语称为"半规管"）随之发生位置变化，这些耳石就会随着液体流动而运动，从而刺激这些平衡器官，引发眩晕。

根据半规管受累情况，耳石症分为 4 类。

（1）后半规管耳石症，最为常见，占 70%～90%；

（2）外半规管耳石症，占 10%～30%；

（3）前半规管耳石症，比较少见，占 1%～2%；

（4）多半规管耳石症，为同侧多个半规管或双侧半规管同时受累，占 9%～12%。

目前为止报道的耳石症年发病率为 10.7/10 万～600/10 万，年患病率约为 1.6%，终生患病率约为 2.4%。耳石症占前庭性眩晕患者的 40% 左右，女性多发，男女比例为 1 ：1.5～1 ：2.0，通常 40 岁以后高发，且发病率随年龄增长呈逐渐上升趋势。

耳石症具有自愈倾向，部分患者不采用治疗措施也可自行缓解，但自愈时间长短不一，长者可达数年。目前临床治疗效果好，但该病可复发。需注意的是，耳石症引发眩晕后可出现剧烈呕吐伴消化道出血及跌仆外伤等并发症，这些并发症造成的危害可能比耳石症本身更严重，极少部分患者可能有后遗症。

一、疾病特点

1. 病因特点

耳石症病因较为复杂，部分病因不明，部分与神经及耳部疾病有关。可能与以下因素有关：继发于头颅外伤、病毒性神经炎、椎-基底动脉循环障碍等神经系统疾病和内耳供血不足、中耳炎等耳部疾病；遗传性因素；内分泌紊乱因素；自身免疫因素；体内钙离子代谢的变化可能也与耳石症的发生有关。

2. 症状和体征特点

一般耳石症的临床表现可概括为以下五个特征：

（1）潜伏性：头位变化后1～4秒后才出现眩晕；

（2）旋转性：眩晕具有明显的旋转感，患者视物旋转或闭目有自身旋转感；

（3）短暂性：眩晕在不到1分钟内自行停止；

（4）转换性：头回到原来位置可再次头晕，对此，患者就诊时一般表述为不能晃动，一动就晕；

（5）疲劳性：多次头位变化后，眩晕症状逐渐减轻。

耳石症主要临床表现：

（1）眩晕：表现为强烈的旋转型眩晕，持续时间较短，多不超过1分钟。常出现于坐位体位变化或卧位翻身时，可因眩晕发作而从睡眠中惊醒。严重者可因头部轻微动作而发作。发作后有较长时间的不稳定感或漂浮感。每次发作时持续1分钟左右，可呈周期性加重或自

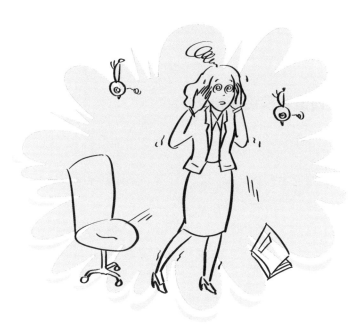

动缓解，间歇期长短不一。

（2）植物神经功能紊乱：恶心、呕吐。严重患者会出现腹泻。

（3）可能会出现心悸、胸闷、气促、出冷汗等循环系统症状。

（4）医师在体格检查时可发现眼震，简单点说就是眼球在不同方向出现不自主、有节律、往返摆动的眼球运动。

3. 相关辅助检查

（1）头位性眼震检查：这是临床最简便、医师最常采用的检查手法。令患者坐在床上，先仰卧垂头位，观察 10 秒无眩晕及眼震后，令坐起再观察 10 秒，再令头侧向一方仰卧，观察 10 秒，每次变动体位、坐起及躺倒均应在 3 秒内完成。如眼震持续不消失即为试验阳性。

（2）位置试验：① Dix-Hallpike 试验，确定前半规管或后半规管耳石症的检查手法；② 滚转试验，确定外半规管耳石症的检查手法。

（3）听力学检查：一般听力无异常。若耳石症继发于耳源性疾病时，可有患侧耳的听力异常。

（4）影像学检查：头颅 CT 或头颅 MRI，无法明确诊断耳石症，但临床上作为耳石症与其他急症的鉴别手段，部分耳石症病因可依靠影像学检查明确。

二、中西医防病治病措施

1. 中医治疗

中医治疗耳石症需辨证施治，结合症状针对性治疗，考虑针灸治疗或药物治疗，缓解恶心呕吐等症状，另外可选择饮食治疗。

中医将眩晕分为痰浊中阻、肝阳上亢，或者风邪外侵。针对不同分型针对性治疗，主要以平肝息风、燥湿健脾、疏风散邪为治疗原则。中医治疗重在调理。

中医治疗可选针灸治疗或内服药物达到标本兼治的效果，能缓解恶心、呕吐、眩晕等症状，可预防耳石症的复发，具有较快的疗效，且在服用药物后可有效减少不良反应。

（1）针灸治疗：实证，选穴风池、百会、内关、太冲（肝阳上亢加行间、太溪，痰浊中阻加中脘、丰隆、阴陵泉）；虚证，选穴风池、百会、肝俞、足三里（气血两虚加气海、脾俞、胃俞，肾精亏虚加志室、悬钟、三阴交）。八脉交会穴（窦氏八穴）：内关、外关、列缺、后溪、申脉、照海、公孙、足临泣。

（2）中药治疗：天麻钩藤饮、半夏白术天麻汤、归脾汤、左归丸、右归丸。

2. 西医的处理原则

（1）手法复位：① Epley 手法复位、Semort 手法复位，适用于后半规管耳石症；② Barbecue 翻滚法手法复位、Gufoni 手法复位，适用于水平半规管耳石症。

（2）药物治疗：倍他司汀、氟桂利嗪；如症状较重时，可给予异丙嗪（止晕）、甲氧氯普胺（止吐）。

（3）其他治疗：注意休息；清淡饮食；控制原发病；积极处理并发症。

三、答疑解惑

1. 什么是耳石？

答：在内耳中的椭圆囊和球囊上都有一种感受直线加速度的结构，称为囊斑。它的表面有一层耳石膜，有很多碳酸钙结晶物，称为耳石。在某些情况下，例如内耳供血不足、迷路疾病、中耳炎、耳部手术和耳内血管的栓塞等很多因素都可以引起耳石脱落。如果耳石掉到半规管内，患者坐起、躺下或者翻身转头的时候，耳石的移动就会刺激内耳，产生剧烈的天旋地转感。

2. 耳石真的是石头吗？

答：耳石确实是一种石头，它是内耳的椭圆囊斑上的碳酸钙结晶物，也是我们人体平衡的感受器官，是与生俱来的，是有功能作用的，与肾结石、胆结石不一样。

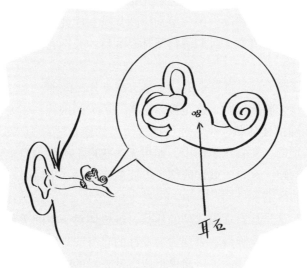

耳石

3. 耳石症就是"耳屎"过多后凝固所致的吗？

答：不是的。首先认识就有问题，耳屎临床上称为耵聍，是外耳的一种分泌物。而耳石是人体的正常结构，存在于内耳，是一种碳酸钙结晶物。无论是部位或者成分都不一样。

4. 为什么耳朵的疾病可以引起眩晕呢？

答：因为我们耳朵的最深部分——内耳不但负责听力，而且负责平衡功能。内耳感受人体的位置以及运动变化，再把这些信息输送到大脑。一旦内耳出现问题，错误的信息输送到大脑，患者就会感觉天旋地转或摇摇晃晃，也就是大家所谓的眩晕。

5. 耳石症一般去哪个科室就诊？

答：一般而言，耳石症分属于耳鼻咽喉科，部分医院称为五官科。但是，几乎所有的耳石症并非首诊于耳鼻咽喉科。首先耳石症初次发病所表现出的症状属于急诊范畴，因此患者一定会就诊于急诊。而且耳石症的症状过于复杂，可以引起该症状的疾病众多，症状之间有交叉、有联系，甚至有排斥，所以一般在急诊会先就诊于内科，经内科医师诊治排除内科疾病后再交于神经内科或耳鼻咽喉科医师排除或明确耳石症诊断。神经内科会首先排除本科室相关疾病，耳鼻咽喉科可以明确耳石症诊断。因为鉴别诊断复杂，因此患者明确诊断确实要费一番功夫。当然一旦明确诊断耳石症后，长期在耳鼻咽喉科门诊就诊即可。

6. 关于眩晕，这些所谓的"头晕"都有什么区别？

答：作为临床医师，这是接诊患者时最大的困扰。主要原因是患者无法准确描述症状，患者往往把这一类的症状统称为"头晕"，其实是有区别的。在临床工作中，如果无法获得准确的信息在诊断过程中容易走弯路，甚至于耽误病情。下面就来区分一下眩晕、头晕、头昏、晕厥的区别。

眩晕：这是耳石症最典型的症状，是机体对于空间关系的定向感觉障碍或平衡感觉障碍。表现为突发性的自身或外物按一定方向的旋转、浮沉、漂移或翻滚感。简单点说，就是晕的时候可以感到周围的东西向上升、向下降、向前进、向后退，绕着自己转，感觉四周在晃动等。这种感觉就是眩晕。

头晕：间歇性或持续性的头重脚轻感。比如过量饮酒后头部的感觉就属于这种。

头昏：以头脑昏昏沉沉不清晰感为主。一般来说，病毒感染、急性上呼吸道感染等疾病造成的头部症状大多属于这种。

晕厥：突然发作的意识丧失，不能维持正常姿势或倒地，在短时间内恢复。

7. 耳石症需要和哪些疾病鉴别？

答：需要和耳石症鉴别的疾病非常多，主要是一些可以引起头晕、眩晕的疾病。有些疾病短时间内如不能鉴别明确，是有可能致残乃至死亡的，故耳石症发作时必须和这些疾病加以鉴别，不可先入为主地认为就是耳石症发作。所需鉴别的疾病主要是神经内科疾病和耳鼻咽喉科疾病，大致有以下几种疾病：

（1）脑梗死（主要是指小脑、脑干梗死）：在急诊如果不能很快完善头颅磁共振检查是很难在第一时间鉴别的，通过医师体格检查可以大致判断诊断方向，但是要完全鉴别清楚是有困难的，因为这部分脑区梗死的症状和耳石症症状有部分重叠，不过也会有一些其他症状可以区分，但时常因为患者患病后无法描述病情而造成在病史上有重大遗漏导致诊断不明。大部分还是要依靠磁共振来排除脑梗死。

（2）出血性脑卒中（脑出血、蛛网膜下腔出血）：虽然有些部位脑区的出血性卒中和耳石症症状有部分重叠，但是急诊 CT 在二级及二级以上医疗机构完成还是非常容易的，而头颅 CT 是诊断脑出血最佳的工具，因此很快就能鉴别。

（3）前庭神经炎：所谓前庭神经，简单地说就是管理平衡的神经，人从脑干向左右两侧各发出一组前庭神经。该疾病是由于病毒感染引起，一侧前庭功能障碍，出现身体平衡障碍，眩晕持续数天后可逐渐缓解，伴有自发性眼震、恶心呕吐，无听力障碍。

（4）前庭性偏头痛：眩晕持续数分钟至数天，但是一定会有偏头痛的症状，易于鉴别。但不可忽视的是，很多患者对于自身症状无法把握和准确描述，对医师鉴别还是会造成困扰和麻烦，最终还是依靠医师的经验以及发病的时限最终确诊。

（5）梅尼埃病：这是常见的耳鼻咽喉科疾病，它表现出的主要特征是眩晕可持续数小时，伴有冷汗、脉缓、血压下降等较明显的自主神经症状和平衡障碍；渐进性听力下降为其特点之一；常有耳鸣及耳涨感。

（6）Hunt 综合征：为耳部带状疱疹，以耳痛、耳周皮肤带状疱疹为主要特点，可有面瘫，也可出现耳石症相关症状，易于鉴别。

（7）突发性耳聋：这部分患者中只有一小部分患者会有眩晕症状，反复发作的患者比较少见。高频音听力下降明显。

（8）前庭药物中毒：有影响耳部功能药物服用史，眩晕持续时间较长，发病慢，可伴有耳聋、耳鸣。

8. 耳石症该如何治疗？

答：目前耳石症首选的治疗方法是手法复位。手法复位是一种仅需要通过几次体位改变就可以达到治疗目的的物理治疗方法，可以不用手术、不用注射药物，仅需要几分钟的治疗时间，就可以达到立竿见影的治疗效果，而且还没有疼痛。可根据不同的半规管的耳石症选择不同的复位手法，大多数患者经过 1～2 次手法复位即可治愈，对于严重的反复发作的患者重复几次手法复位也可明显好转。

9. 患有耳石症如果不治疗，会不会自愈？

答：如果不治疗，耳石症确实是可以自愈的。但是根据很多文献报道，耳石症自愈所需的时间非常长，可能还会影响患者的日常生活和工作。

10. 患有耳石症，需要手术把耳石颗粒取出来吗？

答：不需要。耳石是我们人体感知平衡的器官，它是有功能作用的，取出耳石颗粒没有任何意义。医师会根据患者受累部位的不同，给予不同的复位治疗。

11. 耳石症绝对不能手术治疗吗？

答：虽然说耳石症无需手术，但不代表耳石症绝对不能手术。只不过耳石症手术使用频率极低，一般而言，经规范复位治疗无效且影响日常生活工作者适用于耳石症手术。手术主要有 2 种方式：半规管阻塞术、后壶腹神经切断术。由于手术具有破坏性，且手法复位效果好，并不推荐手术。

12. 患者能否自行进行手法复位？

答：虽然耳石症手法复位看似简单，但是必须由经验丰富的专科医师操作，患者不能自行复位，以免发生危险。

13. 哪些情况不适合手法复位？

答：骨折不能快速倒下或反转；近期颈椎骨折、手术或颈椎不稳；椎动脉夹层或主动脉不稳定病变；近期出现视网膜脱落；近期有严重的高血压、心脏病及脑血管意外等。

14. 药物治疗耳石症的效果如何？

答：在治疗上，药物治疗是无法取代手法复位的，临床上目前所用的治疗耳石症的药物只能缓解症状，但无法彻底根治耳石症。而且对于症状的缓解相对有限，故不是很推荐单纯药物治疗。

15. 耳石症患者吃什么好？

答：这个问题其实很难回答，范围太广，理论上讲保持良好的生活习惯对耳石症的治疗、康复及预防是十分重要的，而合理饮食是保持良好生活方式非常重要的组成部分。因此，广泛进行食物的选择才是最理想的合理饮食方案。以下给出的食疗方案虽有一定功效，但仍无法取代整体合理饮食的作用，故仅供参考。

患有耳石症，若为实证眩晕，在饮食上宜清淡，除米、面、豆类主食外，宜多吃新鲜蔬菜、水果等；若为虚证眩晕，在饮食上宜多样化，以瘦肉、鸡蛋、鸡汤等清补为宜。下面举例说明几个常见食物：

大枣：性温，味甘，能补气益血，气血不足眩晕者相宜。但大枣滋腻助痰。《医学入门》中认为多食动风。对痰浊中阻眩晕者，食之则加重痰湿，故当忌之。

辣椒：《食物宜忌》认为其性辛，味苦，大热，故易耗阴助热；《药性考》中指出"辣椒，多食眩旋，动火故也。"这说明对肝阳上亢、肝火过旺，包括高血压病的眩晕者，应忌食之。

荔枝：性温，味酸。《玉楸药解》认为，荔枝甘温滋润。《本草纲目》曰："火患者尤忌之"。古人还认为，食荔枝肉过多会醉人，有头昏、恶心、乏力感。这是由于吃得太多，在体内引起糖代谢紊乱。因此，对肝火眩晕和痰浊眩晕之人，应当忌食。

另外，还有一些应该忌吃的食品，如辛辣刺激之品，酒、葱、姜、蒜、韭菜、洋葱等，以免生痰火；少吃煎炒、炙烤、油腻、肥厚的食物，如肥肉、羊肉等；虚证眩晕忌生冷瓜果，同时还要尽量少抽烟、喝酒，最好就是能够戒烟、戒酒。

16. 耳石症发作时要注意什么？

答：当感到头晕时应当立即坐下；对于容易摔倒的患者，建议使用拐杖辅助；注意预防因为失去平衡而摔倒的情况发生；外出就医过程中需有人陪护，如无人陪护可考虑救护车送至医院，以免路途中发生意外状况。

17. 耳石症如何进行家庭护理？

答：家属应当帮助患者认识疾病，保持乐观的心态，减少患者的心理压力，叮嘱患者按时服药，按时休息；年老体弱患者注意预防跌倒。

18. 如何预防耳石症？

答：放松精神、保持乐观的心态；清淡饮食，积极治疗高血压、糖尿病等原发病，有助于耳石症的恢复；避免突然快速的低头、弯腰或快速转头等动作；有的患者合并焦虑、抑郁、失眠或者自主神经功能紊乱需要给予相应的药物治疗，防止耳石症复发。

张逸尘　上海交通大学医学院附属仁济医院
陈　怡　上海交通大学医学院附属仁济医院

第 8 章

焦虑症和抑郁症

焦虑是一种内心紧张不安，担心或者预感到将要发生某种不利情况，同时又感到难以应对的不愉快情绪体验。并非所有焦虑都是病理的，在日常生活中，焦虑是每个人的防御性情绪，激励我们积极行动，达成更好的结果。焦虑症是以焦虑症状为主要临床表现的精神障碍，表现为广泛且持续的心烦意乱，反复发作的恐惧紧张，忧心忡忡。常伴有植物神经功能紊乱表现，如头疼、头昏、心悸、出汗、胸闷、呼吸困难、口干、便秘、恶心、尿急、尿频、皮肤潮红或苍白等，以及肌肉紧张、抽动颤抖、四肢麻木、感觉异常、周身无力、坐卧不宁等躯体不适。2019年发布的中国精神卫生调查（CHMS）结果显示：焦虑障碍是我国最常见的精神障碍，年患病率为5.0%，终生患病率为7.6%。焦虑障碍可发生于各个年龄，通常起病于儿童期或少年期，初次就诊往往已是成年期。焦虑障碍有性别差异，女性患者是男性的2倍。随着人口老龄化，老年人的焦虑症状越来越常见，并常与抑郁症状共存。研究发现，焦虑症的共病率很高，可以同时共病一种或多种精神障碍。

抑郁症是以显著而持久的心境低落为主要临床表现的精神障碍。主要表现为与现实处境不相称的心境低落，兴趣和动能减退，自我评价降低，各种知觉迟钝，严重者可出现幻觉、妄想等精神病性症状。常会反复发作，可造成严重的社会功能损害。2019年发表的中国大陆精神障碍流行病学调查显示：抑郁症的年患病率为2.1%，终生患病率为3.4%。根据世界卫生组织全球疾病负担的研究，至2020年，抑郁症已成为仅次于心血管疾病的第二大疾病负担。抑郁症具有高复发的特性，初次治愈后将近有1/3的患者会复发，再次治愈的患者复发率将上升到 2/3，三次患病的患者复发率将超出 90%。

一、疾病特点

1.病因特点

（1）焦虑症的病因和发病机制目前仍不明确，可能涉及生物、心理和社会因素等几个方面。① 生物因素：包括具有焦虑症家族遗传史、生物节律紊乱、下丘脑-垂体-肾上腺轴功能失调、神经环路功能缺陷以及神经递质传导异常等。② 心理因素：包括童年期的不良养育方式、幼年分离性痛苦体验、重复或慢性的精神刺激、创伤应激性生活事件、刻板紧张型或完美型性格特点。③ 社会因素：包括社会文化差异影响、生活节奏变化、经济状况等。

（2）抑郁症是多个致病因素和发病机制综合作用的结果，抑郁症的发生可能与生物、心理、社会等因素有关。① 遗传因素：抑郁症的发生与遗传因素有密切关系。家系研究发现亲属同病率远高于一般人群，血缘关系越近发病一致率越高。在抑郁症患者的调查中发现 40%～70% 的患者有遗传倾向，即大约一半以上的患者可有抑郁症家族史。关于遗传的方式，目前倾向于多基因遗传。② 性别因素：成年女性患抑郁症的患病比例高于男性，其比例约为 2：1。此外，妇女妊娠分娩前后内分泌的变化也是抑郁症的重要诱因之一。③ 幼年经历：幼年的不良经历往往成为成年后抑郁症发病的重要危险因素。幼年父母丧亡、缺乏必要关爱、受虐（尤其是性虐待）、禁锢、过分严苛、社交剥夺都是抑郁症的易发因素。

2.症状和体征特点

（1）焦虑症：持续过度弥散的担心并伴随运动性紧张症状和植物神经功能紊乱表现。① 精神症状：持续、泛化、过度的担忧，并存在于日常生活的各个方面。② 躯体症状：坐卧不宁、紧张颤抖、无法放松等运动性紧张症状；口干、肠蠕动增多或减少，胸部压迫感、吸气困难、过度呼吸，心慌、心前区不适、感觉心律不齐，尿频尿急、勃

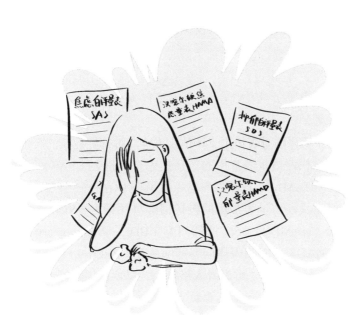

起障碍、痛经，眩晕、肌肉麻木疼痛等植物神经功能亢进症状。

（2）抑郁症：显著而持久的心境低落且与现实处境不相称，兴趣和动能减退，自我评价降低，各种知觉迟钝，严重者可出现幻觉、妄想等精神病性症状。① 核心症状：显著而持久的情绪低落、悲观失望，不受环境时间影响；兴趣减退或丧失、无愉悦感，娱乐活动减少、社交退缩；精力减退、疲乏无力、办事拖拉，重者终日卧床，不语不动不食达到木僵状态；自我评价降低，产生无用感、无希望感、无助感和无价值感，自责自罪，反复出现消极自杀观念和自杀、自伤行为。② 其他症状：思维迟滞且无条理；意志力低落、判断力迟钝、注意力下降和记忆力衰退，认知功能损害，运动迟缓；烦躁紧张，坐立不安；难以入眠，早醒眠浅，或整日嗜睡、睡眠过多；躯体不适主诉可涉及各脏器，包括自主神经功能失调症状。

3. 相关辅助检查

（1）一般检查：对怀疑为焦虑、抑郁症的患者均应做全面的体格检查（包括神经系统检查），以排除躯体疾病的可能，同时也有助于发现一些作为患病诱因的躯体疾病。

（2）精神检查：包括一般表现（意识、定向力、接触情况、日常生活表现等）、认识过程（包括感知觉、注意力、思维障碍、记忆力、智能、自知力等）、情感活动、意志及行为表现等。尤其应注意患者的情绪活动。

（3）症状评估量表：用于评估焦虑症、抑郁症症状的严重程度。

焦虑症状评估量表常用的包括焦虑自评量表（SAS）、汉密尔顿焦虑量表（HAMA）、广泛性焦虑障碍量表（GAD-7）。

抑郁症状评估量表常用的包括抑郁自评量表（SDS）、汉密尔顿抑郁量表（HAMD）、Beck抑郁问卷（BDI）、Montgomery-Asber9抑郁量表（MADS）、患者健康问卷抑郁量表（PHQ-9）。

（4）人格测定：了解患者人格特质，以便医生更好地进行指导治疗。常用的人格测定包括艾森克人格测定（EPQ）、明尼苏达多相人格测定（MMPI）。

二、中西医防病治病措施

中医并无焦虑症和抑郁症的概念，临床主要根据症状来进行定义，包含在"郁症""脏躁""惊悸""不寐""健忘""虚劳"等范畴之中。中医认为，心为君主之官，心主神明，其病位主要在心，也涉及肝、脾、肾等脏；主要病机为邪火扰心，心失所养；肝气郁结，失于疏泄等引起神明失常而发为本病。

1. 单方

百合：具有养阴润肺、清心安神、定惊助眠的功效。百合能增加睡眠率，延长耐缺氧能力。

酸枣仁：具有补肝宁心、敛汗生津、安眠定神的功效。酸枣仁所含的白桦脂醇、白桦脂酸、酸枣皂甙可以降低防御性运动性条件反射，从而起到镇静催眠、抗惊抑躁的作用。

五味子：具有收敛固涩、益气生津、补肾宁心的功效。能调节大脑皮质兴奋和抑制过程，使其相互平衡。

茯神：具有宁心安神、利水定惊的功效。茯神具有镇静作用，镇静率达 85% 以上。

柴胡：具有和解表里、疏肝升阳的功效。通过中枢抑制起到镇静镇痛的作用。

石菖蒲：具有化湿开胃、开窍豁痰、醒神益智的功效。石菖蒲可以改善大脑去甲肾上腺素能、胆碱能神经功能和调节脑内 5-羟色胺水平，具有促进学习记忆的作用。

刺五加：具有益气健脾、补肾安神的功效。可扩张血管，改善微循环，对中枢神经有兴奋和抑制的双向调节作用。

2. 验方

百合地黄汤（百合、地黄）适用于神志恍惚，沉默寡言，如寒无寒，如热无热，时而欲食，时而恶食等症。

甘麦大枣汤（甘草、小麦、大枣）适用于精神恍惚，悲伤欲哭，不能自主，哈欠频作，言行失常等症。

柴胡疏肝散（香附、川芎、柴胡、枳壳、陈皮、芍药、甘草）适用于情绪抑郁易怒，伴胁肋疼痛，胸闷喜叹，嗳气泛酸，脘腹胀满等症。

丹栀逍遥散（芍药、当归、柴胡、茯苓、白术、甘草、栀子、牡丹皮）适用于精神抑郁，胸胁胀满，潮热颧红，月经不调，少腹胀痛，经行乳胀，崩漏带下等症。

黄连温胆汤（半夏、陈皮、竹茹、枳实、茯苓、炙甘草、大枣、黄连）适用于心惊胆怯，性急善忘，多虑多思等症。

归脾汤（白术、当归、茯苓、炙黄芪、龙眼肉、远志、酸枣仁、木香、甘草、人参）适用于心悸健忘，失眠多梦，体倦食少，面色萎黄等症。

安神定志丸（茯苓、茯神、人参、远志、石菖蒲、龙齿）适用于惊悸失眠，精神恍惚等症。

天王补心丹（生地黄、五味子、当归身、天冬、麦冬、柏子仁、酸枣仁、人参、玄参、白茯苓、远志、桔梗）适用于心悸健忘，失眠多梦，大便干燥等症。

3. 常用中成药

安脑丸：人工牛黄、猪胆粉、朱砂、冰片、水牛角浓缩粉、珍珠、黄芩、黄连、栀子、雄黄、郁金、石膏、煅赭石、珍珠母、薄荷脑。适用于烦躁不安、头痛易怒等肝阳上亢的症状。

百乐眠胶囊：百合、地黄、首乌藤、珍珠母、酸枣仁、茯苓、远志、合欢花、刺五加、玄参、麦冬、五味子、丹参、生石膏、灯心草。适用于入睡困难、多梦易醒、醒后不眠、头晕乏力、烦躁易怒、心悸不安等阴虚火旺的症状。

舒肝解郁胶囊：贯叶金丝桃、刺五加。适用于情绪低落、兴趣下降、入睡困难、早醒、多梦、紧张不安、急躁易怒、食少纳呆、胸闷乏力、多汗疼痛等肝郁脾虚的症状。

天王补心丹：生地黄、五味子、当归身、天冬、麦冬、柏子仁、酸枣仁、人参、玄参、白茯苓、远志、桔梗。适用于心悸健忘、失眠多梦、大便干燥等心阴不足的症状。

逍遥丸：柴胡、当归、白芍、炒白术、茯苓、炙甘草、薄荷、生姜。适用于郁闷不舒、胸胁胀痛、头晕目眩、食欲减退等肝郁脾虚的症状。

益神颗粒（曙光医院院内制剂）：灵芝、制何首乌、制黄精、蜜炙黄芪、炒当归等。主要功效为补肾安神、升白细胞。适用于神经衰弱，贫血，血小板减少，癌症化疗或放疗后白细胞减少等。

丹芩消郁合剂（曙光医院院内制剂）：黄芩片、牡丹皮、柴胡、当归、蜜麸炒白芍、生地黄、白茯苓、山药、蜜炙甘草、薄荷等。主要功效为清肝降火、疏肝理脾。适用于经前期紧张综合征、更年期综合征、月经失调、黄褐斑、乳房疾病等。

4. 西医的处理原则

（1）治疗原则：彻底消除临床症状，提高显效率和临床治愈率；最大限度减少病残率和自杀率；提高生存质量，恢复社会功能；预防复发，减少复发风险。强调全病程、足量药物治疗，联合心理治疗以及其他治疗方法进行综合治疗，以期获得更好的治疗效果。全病程治疗包括急性期治疗、巩固期治疗和维持期治疗三个时期。在临床症状缓解后需要巩固治疗，维持治疗中需要加强心理治疗，改善患者心理素质，同时联合其他治疗手段，巩固疗效减少复发。

（2）药物治疗

1）三环类抗抑郁药：氯米帕明、米帕明、阿米替林、多塞平。

2）四环类抗抑郁药：马普替林、米安舍林。

以上两类药物具有显著的疗效，但存在抗胆碱能等不良反应，且具有较大的心脏毒性，导致患者不能耐受，在临床使用中受到限制。

3）选择性5-羟色胺再摄取抑制剂（SSRIs）：氟西汀、帕罗西汀、舍曲林、氟伏沙明、西酞普兰、艾司西酞普兰。目前临床抗抑郁治疗的常用药物，与旧的抗抑郁药比较，具有疗效肯定、耐受性好、服用简便和不良反应比较少等优点，少有药物过量的报道，比较适合中老年患者使用。

4）5-羟色胺与去甲肾上腺素再摄取双重抑制剂（SNRIs）：文拉法辛、度洛西汀。主要通过阻滞神经突触前膜对5-羟色胺和去甲肾上腺素两种递质的再摄取而发挥抗抑郁作用，具有起效快、治疗彻底、复发率低等特点。对重症抑郁症或难治性抑郁症有明显疗效，无低血压、过度镇静等不良反应。目前已逐渐成为治疗抑郁症的一线用药。

5）去甲肾上腺素能和特异性5-羟色胺能抗抑郁药（NaSSAs）：米氮平。有良好的抗抑郁、抗焦虑及改善睡眠作用，口服吸收快，起效快，抗胆碱能作用小，有镇静作用。

6）5-HT2A受体拮抗剂及5-HT再摄取抑制剂（SARIs）：曲唑酮，具有缓解抑郁、改善睡眠的作用。

7）黛安神（Deanxit，黛力新）：小剂量抗精神病药与抗抑郁药的合成药物，具有抗抑郁、抗焦虑和兴奋特性。适用于轻中度的抑郁症。

8）镇静催眠药：① 苯二氮䓬类镇静安眠药，安定（地西泮）、氯羟安定（劳拉西泮）、氯硝安定（氯硝西泮）、佳静安定（阿普唑仑）、舒乐安定（艾司唑仑）。具有镇静催眠、抗焦虑、肌肉松弛作用，用于辅助改善患者的睡眠情况和抗焦虑。② 非苯二氮䓬类镇静安眠药，唑吡坦、佐匹克隆。用于改善患者的失眠症状，延长睡眠时间，减少觉醒次数。起效比较迅速，半衰期相对较短，镇静安眠时间也较短，对日间注意力、认知功能没有特别影响。

9）非典型性抗精神病药以及情绪稳定剂：喹硫平、利培酮、奥氮平、阿立哌唑。一般作为增效剂和抗焦虑抑郁药合用，用以联合治疗难治性患者。可以增快药物起效时间，拮抗早期治疗药物的不良反应。此类药物使用要谨遵医嘱，避免大剂量、长期使用导致内分泌代谢和神经系统的不良反应。

（3）心理治疗

1）支持性心理治疗法：又称一般性心理治疗，通过运用倾听、解释、指导、疏泄、保证、鼓励和支持等常用的技术来减缓患者的心理压力。

2）精神动力学治疗：又称精神分析疗法。这种治疗的主要目的是帮助患者认识到潜意识的内容从而控制自己的情感症状和行为异常，同时能更好的处理遇到的问题。

3）认知疗法：认知治疗的目标是帮助患者重建认知，校正患者对既往经历的错误解释和对将来前途的错误预测，帮助抑郁症患者澄清一些问题，纠正他们错误的假设。

4）行为治疗法：这种治疗是根据条件反射理论。通过写日记、参加娱乐活动、松弛训练、提高社交技能等方法，使患者在行为和心理上建立新的反射模式。

5）人际心理治疗法：一种为期 3～4 个月的短程心理治疗方法，治疗的目的是改善患者的人际交往功能。

6）婚姻家庭治疗法：是以夫妻以及其他家庭成员为治疗对象，侧重夫妻关系和婚姻家庭问题的一类治疗方法。

（4）其他治疗

1）电痉挛疗法：是一种快速而有效的治疗方法，用一定量的电流通过脑部，激发中枢神经系统放电，全身性肌肉有节奏地抽搐，能使抑郁症状和抑郁情绪迅速得到缓解。

2）穿颅磁刺激疗法：利用金属线圈，直接对脑中特定区域发出强力但短暂的磁性脉冲，在人脑的神经线路上引发微量的电流。以一种非侵入性、无痛且安全的方式对相关病症进行辅助治疗。

3）女性荷尔蒙补充疗法：通过对女性荷尔蒙的补充，缓解女性经前期紧张综合征、产后抑郁症以及更年期症状的治疗方法。

三、答疑解惑

1. 抑郁症和焦虑症是什么？

答：抑郁症是常见的精神障碍之一，以显著而持久的心境低落为主要临床表现。常伴有兴趣和动能减退，自我评价降低，各种知觉迟钝等症状，严重者可出现精神病性症状，严重破坏患者的生活社会功能，属于情感障碍范畴。焦虑症是一种以病理性焦虑症状为主要临床表现的精神障碍。以持续过度弥散的担心紧张为主要症状，常常伴有植物神经功能紊乱表现以及多种精神症状和躯体症状，属于神经症范畴。

2. 抑郁症和焦虑症有什么不同？

答：（1）表现症状不同：抑郁症以动能减退性症状为主要表现，包括情绪低落、兴趣减退、乏力疲倦、无愉悦感、无价值感、社交退缩等症状，严重者可出现木僵状态以及消极自杀观念和自杀自伤行为。焦虑症以交感神经亢奋性症状为主要表现，包括过度的紧张担心、坐立不宁、紧张颤抖、胃肠道功能紊乱、胸闷心悸、尿频尿急等症状，几乎涵盖影响所有植物神经功能和平滑肌控制的系统。

（2）情感感受不同：抑郁症患者处于感知觉退化状态之中，对于情感和躯体的感受更加迟钝麻木。有时候抑郁症患者对于疾病所带来的痛苦表达并不明显，但却被深深地浸没在这种无感知的疾病痛苦之中。正因如此抑郁症患者的疾病严重程度往往容易被忽略，进而酿成重大后果，这是需要医师和患者共同警醒的问题。焦虑症患者由于其交感神经亢奋性增高，使得感知觉的阈值降低、敏感度增加，对情感和躯体的痛苦感受体会也更为明显，所以治疗欲望也极其急切。迅速而且有效地控制病情往往是焦虑症患者的最大诉求。

（3）疾病级别不同：抑郁症属于情感障碍范畴，焦虑症属于神经症范畴，无论是疾病所造成的生活社会功能损害还是对于人体功能的损害都是抑郁症大于焦虑症。

3. 如何知道是否患抑郁症或焦虑症？

答：当出现相关症状，并持续两周以上无法缓解，同时已影响到正常学习工作生活的节奏和质量，就要引起足够的重视了。排除原发性疾病所致因素后，应该考虑是否患了抑郁症或焦虑症。我们首先可以通过相关的自评量表进行自我测评，如果自测结果显示具有患病的可能性，就应及时寻求专业医疗机构的帮助。各省市、区县的精神卫生中心和二、三级综合医院的心理科都可以做出专业的诊断。各乡镇以及社区卫生服务中心也都设立了精神疾病的预防传报部门，有经过精神科专业培训的全科医生为大家服务。此外综合医院神经内科医生也可以帮助进行相关诊断。

4. 抑郁症和焦虑症有哪些危害？

答：抑郁症和焦虑症除了给患者带来痛苦的情感体验，影响基本生活外，更大的危害在于影响患者的社会功能。首先，此类患者的负性情感会扰乱自己的生活习惯，进而影响到家庭的其他成员；会导致工作效率降低，给同事和工作单位造成影响；同时增加家庭的经济负担，并造成巨大的社会经济损耗。其次，抑郁症/焦虑症的治疗费用以及患者生活社会功能废用所带来的相关经济损失已远远超过心脑血管疾病，使其成为世界上最费钱的病患。最后，重度抑郁症患者会出现自残自杀行为，由于病理性自罪、自错观念的产生和推演，部分患者还会出现伤害他人的行为，对社会安定造成巨大的危害。

5. 抑郁症和焦虑症患者会伤害其他人吗？

答：抑郁症和焦虑症患者都有出现伤害他人的事件，但是这两个疾病伤害他人的形成机制有所不同。

抑郁症患者多数是由于疾病导致产生自罪、自错观念，觉得自己会成为家庭的累赘，会影响他人的生活给别人带来麻烦，进而频繁出现轻生念头，以致产生自残自杀的行为。基于这种悲观观念的衍生，患者会觉得自己的死亡将导致需要自己照顾的孩子、老人以及其他至亲失去照顾和保护，进而过着悲惨的生活。在这种理念的驱使下，患者在实施自杀行为求得自我解脱之前，往往会先对自己的亲人下手，目的是帮助他们摆脱悲惨的命运。譬如一些重度抑郁症患者会在实施自杀行为之前，先杀害自己的孩子、父母等。

焦虑症的患者往往是因为症状长期没有得到良好控制，导致一直处于极度痛苦和焦躁的状态之中。在这样的状态下患者的应激性提高，更容易受到激惹，在一些普通刺激下都可能出现暴怒、恐惧等极度情绪体验。在强烈的情绪无法宣泄的时候，患者会通过过激的行为来释放情绪所产生的压力，攻击他人的行为往往也是其中之一。

6. 抑郁症和焦虑症患者一定有情绪表现吗？

答：焦虑症患者由于长期处于交感神经兴奋状态，感知觉敏感度增加，情绪体验表现较为突出，所以焦虑症患者基本上都会有明确的情绪表现。但是焦虑症患者的社会功能保持相对比较好，主观能动性强，往往会通过各种行为积极努力地去消除不良的情绪体验。通过以上行为可以暂时性消除不良情绪体验，所以焦虑症患者的情绪体验表现是断断续续的，并不是始终一直存在的。

抑郁症患者的情绪表现以低落性、动能减退性表现为主，是持久连续存在的。同时也是由于动力性的降低使得抑郁症患者对于其情绪的表达并不充分，往往给人以淡漠、沉静、迟钝的感觉。抑郁症患者中还有一类属于内源性抑郁，此类患者并没有明显的情绪表现和不良情绪体验。主要表现为躯体动能性的缺乏，更多的出现乏力、嗜睡和思维迟钝等症状，并没有明显的悲伤、失落情绪。此类患者容易出现误诊和漏诊，所以当出现不明原因的上述症状时，排除器质性疾病后，需要考虑为内源性抑郁所致。

7. 抑郁症和焦虑症可以治愈吗？

答：随着抑郁症和焦虑症的发病机制进一步深入研究，更多新型抗焦虑、抗抑郁药物投入临床使用，心理治疗方法也逐步得到发展和完善，目前抑郁症／焦虑症都是可以完全被治愈的。单纯使用药物治疗的治愈率在 60% 以上，单纯使用心理治疗的治愈率也有 60%～70%，联合治疗的情况下治愈率可以达 90% 以上。再加上中医对患者体质调理，生活作息指导和日常生活的调整，抑郁症和焦虑症是百分之百可以被治愈的疾病。但是在治疗过程中患者必须配合治疗，严格执行足量、足疗程的药物治疗，规范的心理治疗，并且提高主观能动性，积极调整生活习惯。目前临床治疗的失败病例，往往源于患者由于病耻感讳疾忌医、临床鉴别诊断不明确、治疗计划不正规、早期药物反应导致依从性降低、患者擅自停药、缺少社会和家庭支持等诸多原因。

8. 抗抑郁和焦虑药物安全吗？有哪些不良反应？

答：随着几十年来对抑郁症、焦虑症发病机理的深入研究，很多新型抗抑郁焦虑药物被研发出来并应用于临床，在确保有效性的前提下，药物的安全性得到了很大的提升。在美国 FDA 的审批中，某些抗抑郁焦虑药物已经可以用于治疗 6 岁以上的女孩，并且不用调整剂量；还有一些药物被批准在进行专业评估后，在利大于弊的前提下，可以用于孕产期的患者。

随着药物的不断研发，不良反应越来越少，对于心血管等器质性脏器的影响已经几乎消失，但是在镇静性作用方面，比如嗜睡、思维迟钝、头疼头胀等；消化道和泌尿系统方面，比如腹胀腹泻、排尿困难；性功能等方面还有一定影响，发生率也都比较低。一般发生在用药初期，随着药物的起效和患者耐受性的提高，这些不良反应也会慢慢减轻。

9. 抗抑郁和焦虑药物会增加自杀风险吗？

答：抗抑郁焦虑药物本身并不会增加患者的自杀风险，但是在重度抑郁症的治疗中会碰到这样的情况。部分患者在重度抑郁发作期间，已经存在轻生的念头，这些想法源自于患者本身的病理性思维。同时患者存在能动力降低，会觉得疲倦乏力、不想做任何事情，导致患者在这一阶段没有能动力去实施自杀的行为。但是经过一段时间抗抑郁药物的治疗，尤其是在 6～12 周，随着药物起效，该类患者的能动力得到恢复，但是自杀的观念还没有得到改变。在这种情况下患者就有能力实施自杀的行为了。所以在药物治疗的早期，患者会有自杀风险上升的趋势。我们一定要提前排除安全隐患，做好患者教育工作、告知家属具体治疗流程、提醒家属做好陪伴监护，确保患者安全度过这一特殊时期。

10. 抑郁症和焦虑症需要终身服药吗？

答：基于目前的医疗水平，抑郁症和焦虑症已经完全可以治愈，但是抑郁症和焦虑症都有着较高的复发率，针对复发三次以上的患者，临床上建议患者进行终身服药。现有的新型抗抑郁焦虑药物中，很多已经有明确的循证证据证明具有预防复发的作用，在临床治疗中也会根据患者的具体情况，建议某些患者在治愈后仍然服用小剂量药物，起到预防复发的作用。针对以上 2 种情况，患者可以选择终身服药。

11. 抑郁症和焦虑症会转变为精神分裂症吗？

答：长期以来，由于人们对精神疾病的认知偏差，往往把抑郁症、焦虑症和精神分裂症统称为"精神病"或者"神经病"。导致很多抑郁症和焦虑症患者担心自己病情加重变成精神分裂症，受到歧视和不公正待遇而讳疾忌医，以致延误了疾病的治疗，有的甚至酿成无法挽回的严重后果。从心理能量代谢角度来说，虽然抑郁症和焦虑症给患者带来了不好的感受，影响了患者的正常功能，但是也正是通过这样的方式，从某种程度上帮助患者代谢了部分心理负性能量，避免了更严重的心理疾病或者器质性疾病发生。在精神科诊断中，焦虑症的严重程度要低于抑郁症，抑郁症的严重程度要低于精神分裂症。当患者的心理负性能量通过较低级别的精神疾病进行代谢的时候，通常不会转变为另一个高级别的精神疾病。犹如一个水桶里的水溢出，总是在桶沿最低处发生的，所以抑郁症和焦虑症不会转变为精神分裂症。

12. 抑郁症和焦虑症治好后会复发吗？

答：抑郁症和焦虑症是一类比较容易复发的疾病，究其原因在于两点。第一，此类疾病有一定的遗传易感性，遗传易感性导致此类疾病有较高的复发率，这是由基因决定。第二，此类疾病的产生是我们

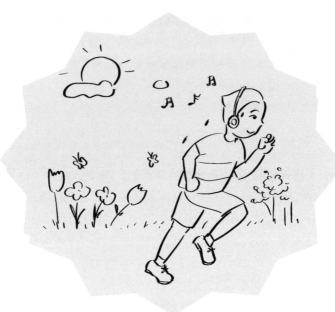

人体对于自身心理负性能量的一种代谢方式，往往人们对于这种心理负性能量的处理方式比较固化，在后续治疗的过程中，虽然疾病得到了治愈，但是生活行为模式和思维模式并没有得到很好的改变，当遇到某些事件时，人体本能的处理方式并没有改变，依循原有的处理模式势必得到相同的处理结果，最终导致疾病复发。对于这种情况，我们除了针对疾病进行治疗之外，还要积极的预防复发。首先，必须坚持足疗程、足量的药物治疗，使疾病彻底痊愈，之后平稳维持小剂量药物服用以预防复发；其次，可以通过心理治疗等方法，改变自己原有的思维模式和生活习惯，从根源上彻底改变固化的不良心理行为模式，预防疾病的复发。

13. 中医如何治疗抑郁症和焦虑症？

答：中医对于抑郁症和焦虑症的治疗，主要还是按照中医的传统诊疗体系来进行辨证论治。按照中医理论对疾病进行相关的分型，针对其具体分型进行治疗。在治疗手段当中，以汤药和中成药作为常规主要的治疗方法，根据患者个人具体情况和时令气候特点配合使用膏滋、代茶饮、免煎粉剂、丸药等内服方法，同时可以兼顾使用针灸、耳穴、推拿、敷贴等物理疗法，进而推广中医的香薰疗法、熏洗疗法、膳食疗法。中医十分注重整体观念，心身合一也是中医整体观念的重要组成部分，所以在心身合一的中医理念指导下，一些具有中医特色的心理疗法也可以贯彻实施其中。

14. 从中医角度如何预防抑郁症和焦虑症？

答：从中医角度预防抑郁症和焦虑症要从心身两个方面着手。首先，进行适度的早期心理调适，通过各种方法确保自己的心情舒畅和愉悦，对不良情绪进行及时的疏导和预防。其次，要针对我们身体的具体生理情况进行体质调整，通过衣食住行等各个方面使自己的身体机能达到基本的动态平衡状态，确保有足够的适应能力和承受能力去抵御疾病的发生。

蒋海平　上海中医药大学附属曙光医院
方蔓倩　上海中医药大学附属曙光医院

第 9 章

肿瘤与肿瘤标志物

中医讲究"天人合一",我们人体就像一个小世界,由无数细胞构成,每个细胞各司其职,维持人体各项正常生理功能。细胞也有生老病死,正常人体每天都有大量的细胞新生,也会有大量的细胞死亡,这属于正常的新陈代谢。但是,如果某些细胞的生长突然失去控制,出现不断的增殖和分化,这些不断增生的异常细胞会攫取人体的大量营养物质,还不断侵犯正常组织,破坏正常组织器官功能,最终将导致人体这个"小世界"的崩溃。这种不断增殖的异常细胞聚集在一起会形成新生物,往往表现为局部肿块,所以人们将之称为"肿瘤"。

肿瘤有良性与恶性之分,而判断肿瘤良恶性的主要依据是肿瘤组织细胞异型性的大小。所谓异型性,是指肿瘤组织与其发源的正常组织之间的差异。异型性小,说明细胞分化程度高,恶性程度往往较低,或为良性;异型性大,则说明细胞分化程度低,往往提示恶性程度较高。良性肿瘤细胞与正常组织细胞相似度高,异型性不明显,不会侵袭周围组织,也不发生转移,对人体的危害不大。而恶性肿瘤的细胞往往具有明显的异型性,肿瘤细胞会侵袭周围组织,或经淋巴和血液循环形成远处转移,从而危害正常器官。本章节主要描述恶性肿瘤。

恶性肿瘤对人体的危害不言而喻,它的发生率和死亡率仍然很高,是危害人们健康的主要疾病之一。随着医学的不断进步,虽然肿瘤的治疗手段也越来越多样,但是晚期肿瘤的治疗效果仍然不够理想。因此,预防和早期发现肿瘤就显得尤为重要。定期进行体检是早期发现肿瘤的有效措施。肿瘤的早期检测手段包括 X 线、CT、磁共振、超声波、内镜以及肿瘤标志物检测等。随着医疗检测技术的不断进步，现在我们能够更早的发现肿瘤的迹象，尽早予以治疗，从而提高治疗效果，改善生存率。

恶性肿瘤包括实体性肿瘤和非实体性肿瘤。医学上将起源于上皮组织的恶性肿瘤统称为癌，起源于间叶组织的恶性肿瘤则称为肉瘤，癌与肉瘤多属于实体性肿瘤；而血液系统的肿瘤，如白血病等则属于非实体性肿瘤，也归属于恶性肿瘤的范畴。

一、疾病特点

1. 病理特点

侵袭和转移是恶性肿瘤的主要特征。恶性肿瘤的侵袭和转移通常由局部浸润和经过淋巴、血液循环播散完成。恶性肿瘤细胞与正常组织细胞有很多差异。正常细胞只能自我复制大约 50 次，而肿瘤细胞

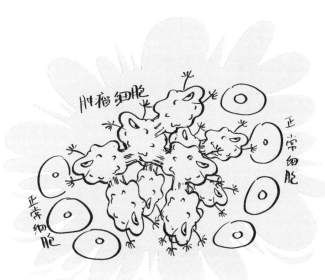

肿瘤细胞 正常细胞 正常细胞

则可以几乎无限制地复制。过度增殖的肿瘤细胞会不断浸润和破坏周围组织，当侵袭的癌细胞突破基底膜，侵入淋巴管或血管腔内，就会随着淋巴液或血液流动，进入淋巴结或其他器官组织中继续生长，形成转移灶。

2. 症状特点

恶性肿瘤早期表现较为隐匿，往往没有症状或只有轻微的临床症状，而出现较为明显的临床症状时则往往已是中晚期。恶性肿瘤因其发生的部位不同而有相应不同的临床表现，但其临床症状也有共性部分。一般可以将恶性肿瘤的临床表现分为局部症状和全身症状两部分。

局部症状：由于肿瘤细胞的不断增殖，恶性肿瘤会不断浸润和破坏周围的正常组织，影响局部组织器官的正常生理功能，并在局部形成肿块，增大的肿块又会压迫周围的组织器官，从而产生如疼痛、溃疡、出血、感染、压迫、梗阻或功能障碍等症状。

全身症状：恶性肿瘤早期可以没有全身症状，或仅有轻微乏力不适、食欲不振等表现，至中晚期，由于恶性肿瘤会消耗人体大量的营养物质，并产生许多毒素，患者会表现出较为明显的全身症状，如明显消瘦、虚弱无力、发热、贫血、水肿、腹水等临床表现。

3. 肿瘤标志物

肿瘤标志物是反映肿瘤存在的一类生物活性物质，广泛存在于人体的血液、细胞、组织或体液中，当它的含量达到一定水平时能提示某些肿瘤的存在。这些生物活性物质或不存在于正常成人组织而仅见于胚胎组织，或在肿瘤组织中的含量大大超过在正常组织的含量。它们的存在或量变可以提示肿瘤的性质，借以了解肿瘤的组织发生、细胞分化、细胞功能，对肿瘤的诊断、鉴别诊断、疗效观察以及预后评价具有一定的参考价值。

二、中西医防病治病措施

恶性肿瘤对健康危害极大，因此我们提倡早发现、早诊断、早治疗。部分肿瘤早期发现是可以达到治愈目的的。但是由于肿瘤发病的隐匿性，许多患者发现肿瘤时已经属于中晚期，发生淋巴转移和远处脏器转移的可能性大大增加，因此，在肿瘤的治疗中强调需要多种治疗方法联合运用的综合治疗。

1. 中医药治疗

殷墟甲骨文中就有"瘤"字。《黄帝内经》中也有关于肿瘤的记载及分类，如石瘕、积聚等。后世医家进一步发展了中医对肿瘤病因病机的认识，中医认为可分为外因和内因。外因多由于外感六淫之邪，外邪循经入脏，阻滞气血运行致气滞血瘀，或蕴湿化热成痰，或化热积毒；或因饮食不节，积滞内停，蕴久化毒。内因则多由内犯七情，气机不畅，致气滞血瘀，气血阴阳亏损，脏腑功能失调，正气亏虚。《诸病源候论》认为"积聚者，由阴阳不和，腑脏虚弱，立于风邪，搏于腑脏之气所为也。"单纯外邪侵犯难以诱发肿瘤，必有正气亏虚于内，则外邪乘虚而入，渐成癌病。

基于以上病机，中医药对于肿瘤的治疗大致可归于扶正与祛邪两大治疗原则。扶正即扶助正气，通过调理气血阴阳平衡，从而调节脏腑功能，提高机体免疫力，提升免疫细胞对肿瘤细胞的杀灭能力，减少复发风险。所谓"正气存内，邪不可干"。祛邪则包括清热解毒、化痰降浊、软坚散结、活血化瘀、消癥攻积等诸多治法，直接或间接作用于肿瘤细胞，以延缓或控制肿瘤的发展。扶正与祛邪两大法在肿瘤患者的不同病程阶段中其侧重亦有所不同。在疾病早期，邪气尚浅，正气尚强，当以攻邪为主；中期邪气渐盛，邪正相争，正气渐衰，治宜攻补兼施；至疾病晚期，邪势嚣张，正气虚衰，宜扶正固本为主。

现代中药药理研究显示许多中药具有一定的抗癌作用，如人参、黄芪、灵芝、白花蛇舌草、半枝莲、蟾蜍皮、山豆根、山慈菇、红豆杉等。这些具有抗癌作用的中药从性味、功效上看，也可大致归为扶正固本与攻毒祛邪两大类，但单味中药的作用有限，临床上往往以中药复方的形式将多味不同作用的中药进行合理配伍，根据患者病情权衡邪正关系，或攻邪，或扶正，或攻补兼施。

中医药治疗与西医的手术、放化疗等治疗手段相配合，可以增强患者对放化疗的耐受能力，减轻放化疗的不良反应，促进患者恢复，减少转移和复发风险。

（1）以攻毒祛邪为主的中成药

华蟾素注射液：具有解毒、消肿、止痛等作用。适用于中晚期肿瘤、慢性乙型肝炎等。

复方斑蝥胶囊：具有破血消瘀、攻毒蚀疮的功效。适用于原发性肝癌、肺癌、直肠癌、恶性淋巴瘤、妇科恶性肿瘤等。

威麦宁胶囊：具有活血化瘀、清热解毒、祛邪扶正的功效。配合放化疗治疗肿瘤有增效、减毒的作用；单独使用可用于不适宜放化疗的肺癌患者的治疗。

平消胶囊：具有活血化瘀、散结消肿、解毒止痛的功效。对毒瘀内结所致的肿瘤患者具有缓解症状、缩小瘤体、提高机体免疫力、延长患者生存时间的作用。

西黄丸：具有清热解毒、消肿散结的功效。适用于痈疽疔毒、瘰疬、流注、癌肿等。

金龙胶囊：具有破瘀散结、解郁通络的功效。适用于原发性肝癌血瘀郁结证，症见右胁下积块、胸胁疼痛、神疲乏力、腹胀、纳差等。

复方苦参注射液：具有清热利湿、凉血解毒、散结止痛的功效。适用于癌肿疼痛、出血。

消癌平片：具有抗癌、消炎、平喘的功效。适用于食管癌、胃癌、肺癌，对大肠癌、宫颈癌、白血病等多种恶性肿瘤亦有一定疗效，亦可配合放疗、化疗和手术后的治疗。

鸦胆子油乳注射液：具有抗癌的功效。适用于肺癌、肺癌脑转移及消化道肿瘤。

（2）以扶正固本为主的中成药

参芪扶正注射液：具有益气扶正的功效。适用于肺脾气虚引起的神疲乏力、少气懒言、自汗、眩晕；肺癌、胃癌见上述症状者的辅助治疗。

至灵胶囊：具有补肺益肾的功效。适用于肺肾两虚所致咳喘、水肿等症，亦可用于各类肾病、慢性支气管哮喘、慢性肝炎及肿瘤的辅助治疗。

香菇多糖胶囊：具有益气健脾、补虚扶正的功效。适用于慢性乙型迁延性肝炎及消化道肿瘤的放化疗辅助药。

贞芪扶正胶囊：具有补气养阴的作用。适用于久病虚损、气阴不足。配合手术、放疗、化疗，促进正常功能的恢复。

云芝糖肽胶囊：具有补益精气、健脾养心的作用。适用于食管癌、胃癌及原发性肺癌患者放化疗所致的气阴两虚、心脾不足证。对细胞免疫功能和血象有一定的保护作用。可改善生活质量。

复方皂矾丸：具有温肾健髓、益气养阴、生血止血的功效。适用于再生障碍性贫血、白细胞减少症、血小板减少症、骨髓增生异常综合征及放疗和化疗引起的骨髓损伤、白细胞减少属肾阳不足、气血两虚证者。

（3）扶正祛邪、攻补兼施的中成药

复方红豆杉胶囊：具有祛邪散结的功效。适用于气虚痰瘀所致的中晚期肺癌化疗的辅助治疗。

博尔宁胶囊：具有扶正祛邪、益气活血、软坚散结、消肿止痛的功效。是癌症的辅助治疗药物，可配合化疗使用，有一定减毒、增效的作用。

槐耳颗粒：具有扶正固本、活血消癥的功效。适用于正气虚弱、瘀血阻滞的原发性肝癌不宜手术和化疗者的辅助治疗。在标准的化学药品抗癌治疗基础上，可用于肺癌、胃肠癌和乳腺癌的辅助治疗。

艾迪注射液：具有清热解毒、消瘀散结的功效。适用于原发性肝癌、肺癌、直肠癌、恶性淋巴瘤、妇科恶性肿瘤等。

慈丹胶囊：具有化瘀解毒、消肿散结、益气养血的功效。适用于原发性肝癌属瘀毒蕴结证，合并介入化疗可改善临床症状，提高病灶缓解率。

2. 西医的处理原则

手术、放疗、化疗是肿瘤的三大传统治疗手段。近年来，随着生物基因工程技术的不断发展与进步，靶向治疗、免疫细胞治疗等生物免疫新疗法的临床研究与应用均取得了很大进展，已成为肿瘤治疗的第四大手段。基于肿瘤发病的隐匿性和疾病的复杂性，单一治疗手段往往难以达到理想的治疗效果，所以大部分患者需要多种治疗手段相结合的综合治疗。

（1）手术疗法：外科手术切除是治疗肿瘤的主要方法。早期肿瘤经手术切除后能够达到治愈的效果，但对于中晚期肿瘤，手术治疗效果则不如早期，往往需要配合放疗或化疗等手段综合治疗。外科手术疗法可以根据目的的不同，大致分为以下几种：

1）根治性手术：适合于早期肿瘤或肿瘤病灶较局限、没有远处转移的患者。手术需要切除肿瘤的原发病灶和周围可能被浸润的正常组织，并彻底清扫区域淋巴结。

2）姑息性手术：适合于肿瘤范围较广，已有转移而不能行根治性手术的晚期患者，为减轻痛苦，维持营养和延长生命，可以只切除部分肿瘤或仅作以减轻症状为目的的手术。

3）诊断性手术：通过手术方式取得肿瘤组织的标本以明确病理诊断，若病理显示为恶性，可立即转而进行根治性手术。

4）预防性手术：适合于癌前病变或有明确的遗传性肿瘤基因突变的高风险患者，可防止其发生或进展成恶性肿瘤。如家族性结肠息肉病患者可预防性切除部分结肠；有基因 *BRCA1* 和 *BRCA2* 突变的遗传性乳腺癌家族成员可预防性切除乳腺。

（2）放射疗法：利用放射线破坏肿瘤细胞的遗传物质，阻止肿瘤细胞的生长，从而杀死肿瘤细胞，缩小肿瘤范围的治疗方法。放射治疗适用于对放射线较为敏感的恶性肿瘤，如鼻咽癌、喉癌、宫颈癌等。对于某些手术难以切除而又对放射线敏感的肿瘤如肺癌、食管癌、乳腺癌等，可以术前进行放疗，使肿瘤缩小，以利于手术切除。因此，放射治疗也是综合治疗的重要组成部分。放射治疗可经由体外或体内进行。放射治疗对正常细胞也会产生破坏作用，但随着新技术、新设备的应用，已经可以做到最大限度地将放射剂量集中到病变部位，尽可能保护正常组织免受辐射损伤。

（3）化学疗法：运用化学药物，通过多种机制干扰细胞的分裂，抑制肿瘤细胞的生长，从而杀灭肿瘤细胞的治疗方法。化疗药物的种类较多，根据作用机制不同，分别作用于细胞分裂的不同环节，因此临床上通常将具有不同作用机理的多种药物联合应用，以提高肿瘤细胞的灭杀效果。虽然只有极少数恶性肿瘤能通过化疗达到基本治愈，但大多数肿瘤患者通过化疗可以延长存活时间，减少复发和转移，提高生活质量。选择恰当、合理、有效的化疗方案是治疗成功的关键，由于化疗药物在杀死肿瘤细胞的同时也会杀死正常的组织细胞，因此过度化疗反而会影响患者的生活质量和生存时间。

（4）靶向疗法：通过运用靶向治疗药物，特异性地与肿瘤细胞中的某些靶点相结合，使肿瘤细胞发生特异性死亡的一种治疗手段。与传统化疗药物相比，靶向治疗药物具有明显的抗癌效果，且不良反应小的多。抗肿瘤靶向药物主要有三类，分别是单克隆抗体药物、小分子靶向药物和细胞凋亡诱导药物。目前已上市的靶向药物有很多，疗效也相当显著，但并非所有肿瘤患者都可以应用靶向药物，在应用之前有必要进行相关的基因检测，以筛选出适用人群，从而提高治疗效果。此外，耐药基因的出现也是影响靶向治疗效果的重要因素之一。

（5）内分泌疗法：主要应用于乳腺癌、子宫内膜癌、前列腺癌等与性激素有关的肿瘤，通过改变人体内分泌来起到治疗作用。

（6）免疫细胞疗法：利用人体自身的免疫机制来对抗肿瘤的治疗方法。健康人的免疫系统能够清除体内正常衰老的细胞和产生突变的异常细胞，而肿瘤患者的免疫功能低下，肿瘤细胞本身也有逃脱免疫系统监视的能力，导致免疫细胞不能有效识别和清除肿瘤细胞。免疫疗法则通过运用分子生物技术和细胞工程技术，对从患者体内采集的免疫细胞进行培养、改造和扩增，再回输到患者体内，激发和增强患者自身的免疫功能，从而达到清除肿瘤细胞的目的。

（7）物理疗法：采用冷、热、声、光、电等物理手段治疗肿瘤的方法，包括冷冻疗法、微波热疗、超声聚焦及射频治疗、激光治疗等。广义而言，放射疗法也是物理疗法的一种。

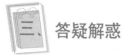

三、答疑解惑

1. 哪些因素会引起恶性肿瘤？

答：恶性肿瘤是一种基因病，是由多种因素导致的基因调控异常。能引起恶性肿瘤发生的致病因素很多，归纳起来主要有外在环境因素、个人生活方式和遗传因素。

（1）外在环境因素：大致分为化学因素、物理因素和生物因素。

化学因素：许多化学物质具有较强的致癌作用。如亚硝胺类物质，多见于变质的蔬菜及食品中；以苯并芘为代表的多环芳烃类物质，存在于汽车废气、煤烟、香烟及熏制食品等；烷化剂如芥子气等均有明确的致癌作用。工业生产中存在不少致癌物质如氯乙烯、石棉等，因此职业暴露也是肿瘤的高危风险。

物理因素：放射性物质的辐射、紫外线、长期的电离辐射、热辐射，金属元素镍、铬、镉、铍等物质均具有一定的致癌作用。

生物因素：一些特定的细菌、真菌或病毒感染与肿瘤的发生有密切的关系。如幽门螺杆菌感染与胃癌的发生有一定的联系；黄曲霉素会诱导肝癌的发生；乙肝病毒与肝癌的发生有关；EB病毒与鼻咽癌、Burkitt淋巴瘤的发生有关；人乳头瘤病毒（HPV）与宫颈癌的发生有关等。

（2）个人生活方式：大部分恶性肿瘤的发生都与不良的生活习惯有关。比如进食快、喜欢吃烫的食物，以及腌制或熏制的食物，与食管癌、胃癌的发生有关；肥胖、长期饮酒、摄入过多的动物脂肪、少吃新鲜蔬菜、缺乏维生素等，与大肠癌的发生有关；食用含有黄曲霉的霉变花生会诱发肝癌；长期咀嚼槟榔与口腔癌的发生有密切的关系等。研究表明，近半数恶性肿瘤的发生与长期吸烟、过量饮酒、摄入热量及脂肪过多、缺少膳食纤维和维生素等有关。

（3）遗传因素：极少数恶性肿瘤如视网膜母细胞瘤、肾母细胞瘤、黑斑息肉综合征、神经纤维瘤等，为常染色体显性遗传，有明确的家族遗传性。许多肿瘤如乳腺癌、胃肠癌、食管癌、肝癌、鼻咽癌等具有一定的遗传倾向，内在的遗传因素与外部因素在恶性肿瘤的发生中共同起作用，而外部因素往往更为重要。

2. 肿瘤可以预防吗?

答：肿瘤是由基因突变引起的，正常细胞在分裂的过程中会有很小的几率出现自然的突变，这种由于个体自身自然发生的突变而引起的肿瘤是无法预防的。但肿瘤的罹患风险很大程度上是受外部因素影响的，包括环境因素、个人生活方式、遗传因素等。了解肿瘤的致病因素可以使我们能针对性地采取一些措施，以尽量减少罹患肿瘤的风险，起到预防肿瘤发生的效果。

首先，要尽可能避免接触环境中的致病物质，包括有致癌作用的各种化学物质、电离辐射、紫外线、病毒（如乙肝病毒、EB病毒）等。

其次，要养成良好的个人生活习惯。压力是导致癌症的重要诱因，所以要经常保持愉悦的心情和良好的心态，不要过劳，注意劳逸结合；生活要规律，不要熬夜，三餐要按时进食；控制体重，避免体重超重或过轻；平时要加强体育锻炼，增强自身体质，提高机体免疫力；要健康饮食，多吃新鲜的蔬果，不吃不洁或霉变的食物，限制脂肪摄入，不吸烟，少饮酒。研究表明，合理的体育锻炼与健康饮食可以降低患癌症的风险。

第三，遗传因素方面，虽然遗传基因无法改变，但通过基因检测我们可以及早发现遗传基因的突变，对于有明确的遗传性恶性肿瘤家族史的高危人群，可以采取预防性手术来避免癌症发生。对于有一定遗传倾向的肿瘤高风险人群，可以通过定期体检，及时发现癌前病变或早期病变，及时治疗，以尽可能减轻恶性肿瘤对健康的危害。

最后，虽然以上措施对预防癌症发生有很大帮助，但仍有许多肿瘤的发生是我们无法预防的，因此我们需要定期进行体检，健康人每年体检一次，有肿瘤家族史的人可以一年体检两次。有性生活的女性2～3年进行一次子宫颈脱落细胞检查。40岁以上的女性每年进行一次乳房的临床检查。50岁以上人群每年应进行一次大便隐血检查，有结肠息肉、家庭成员有结直肠癌病史的人可以每3～5年做一次肠镜检查。通过早发现、早诊断、早治疗，可以有效延长恶性肿瘤患者的预期寿命。

3. 人体有哪些警示信号可以提示肿瘤发生的可能？

答：人体有10个比较公认的肿瘤发病警示信号。① 进行性食欲减退，吞咽困难、胸骨后烧灼感，上腹部不适，新出现的胸腹痛；② 大小便习惯改变，尤其是新出现的便血和血尿；③ 刺激性咳嗽，经久不愈的痰血；④ 超过1个月仍不愈合的自发性溃疡，或外伤后局部肿胀迟迟不消退；⑤ 异常的出血，包括阴道、乳头等部位；⑥ 身体任何部位出现新发的肿物，增厚或结节；⑦ 进行性头痛伴呕吐及视觉障碍；⑧ 不明原因的声音嘶哑；⑨ 黑痣迅速增大，破溃出血；⑩ 原因不明的发热、贫血、体重减轻。

4. 常见的肿瘤标志物有哪些？都有什么临床意义？

答：临床上应用的肿瘤标志物有许多，不同的肿瘤标志物对应不同的肿瘤类型。需要注意的是，并非肿瘤标志物升高就代表患有肿瘤，许多非肿瘤性疾病的病理状态下也会引起个别肿瘤标志物的轻度升高。单一肿瘤标志物轻度升高往往没有多大临床意义，只需定期复查随访即可，而有较高临床诊断价值的是多个肿瘤标志物呈倍数的升高，因此临床上将多种肿瘤标志物联合进行检测以提高肿瘤的检出率。比较常见的肿瘤标志物有以下几种：

（1）甲胎蛋白（AFP）：AFP的异常升高多见于原发性肝癌、消化道肿瘤以及生殖系统肿瘤。AFP是对原发性肝癌敏感性、特异性最高的肿瘤标志物。

（2）癌胚抗原（CEA）：是一种广谱肿瘤标志物，在消化道恶性肿瘤、乳腺癌、肺癌及其他恶性肿瘤中均有不同程度的升高。此外，长期吸烟、结肠息肉、肠炎、胶原性疾病、心血管疾病患者，CEA也会出现轻度升高。

（3）糖类抗原125（CA125）：是卵巢癌的主要标志物，在消化道、生殖系恶性肿瘤中也有升高，在良性或恶性的胸腹水中、子宫肌瘤、子宫内膜异位症、盆腔炎、肝炎、肝硬化等非恶性肿瘤疾病中亦有一定的阳性率。

（4）糖类抗原199（CA199）：是诊断胰腺癌的主要标志物，在其他消化系统恶性肿瘤中也可出现异常升高。

（5）糖类抗原50（CA50）：与CA199相似，其升高主要见于消化系统恶性肿瘤。

（6）糖类抗原724（CA724）：也是一种广谱肿瘤标志物，对胃癌的敏感性、特异性较高，对其他消化系统恶性肿瘤、乳腺癌、卵巢癌、肺癌也有一定的阳性率。

（7）糖类抗原153（CA153）：是诊断乳腺癌的主要标志物，还可作为监测转移、评估疗效和预后的参考指标。在肺癌、卵巢癌和肝脏、乳腺、卵巢的良性病变中有时也有所升高。

（8）细胞角质素片段抗原211（CA211）：是诊断肺癌的重要标志物，尤其对非小细胞肺癌有较高的临床价值。在消化系统、生殖系统等其他恶性肿瘤中也可升高。

（9）鳞状上皮癌相关抗原（SCC）：是鳞状细胞癌的参考指标，但

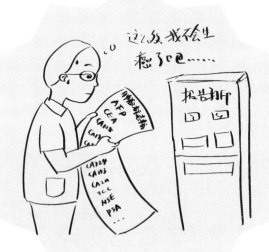

特异性不高，良性病变也可能出现升高，故须与其他检查综合参考。

（10）神经元特异性烯醇化酶（NSE）：是诊断小细胞肺癌和神经母细胞瘤的主要标志物，在少数神经内分泌肿瘤如甲状腺髓样癌、嗜铬细胞瘤、黑色素瘤等疾病中也可有轻度升高。

（11）前列腺特异性抗原（PSA）：包括总前列腺特异性抗原（TPSA）和游离前列腺特异性抗原（FPSA）。前列腺良恶性疾病均会引起前列腺特异性抗原升高，总前列腺特异性抗原与游离前列腺特异性抗原的比值（TPSA/FPSA）有助于鉴别良性或恶性，当 TPSA/FPSA＜10% 时，提示前列腺癌；TPSA/FPSA＞25% 提示前列腺增生及良性病变。

5. 癌胚抗原（CEA）出现升高就是得了癌症吗？

答：癌胚抗原虽然是临床最常用的肿瘤标志物之一，但癌胚抗原的升高并不意味着一定得了癌症。癌胚抗原的升高不仅见于癌症患者，在许多非癌症人群中也会出现一定的阳性率。肠炎、结肠息肉、胰腺炎、肝炎、肝硬化、糖尿病、胶原性疾病、心血管疾病的患者，癌胚抗原均可能出现轻度升高。在长期吸烟或妊娠期的正常人中，也可能会出现癌胚抗原的轻度升高。但在上述非癌症人群中，癌胚抗原增高的幅度很有限，一般小于 20 μg/L。所以说，癌胚抗原并不是癌症的特异性指标，它的临床意义不仅取决于血清浓度的高低，还需要结合病史、其他肿瘤标志物、影像学乃至病理学等检查结果综合考虑。

6. 肿瘤会遗传吗？

答：2013 年，好莱坞影星安吉丽娜·朱莉通过基因检测得知自己遗传携带了肿瘤易感基因 BRCA1，使得她患乳腺癌和卵巢癌的几率高达 87% 和 50%，于是在 2014 年 4 月和 2015 年 3 月分别接受了双侧乳腺切除手术和卵巢切除手术来预防肿瘤的发生。这一事件引发了人们对肿瘤遗传性的关注，肿瘤真的会遗传吗？

肿瘤的发生的确有遗传的因素。肿瘤遗传学的研究显示，白种人中淋巴细胞白血病的发病率远较黄种人高；黑种人很少患睾丸癌、黑色素瘤和皮肤癌，但多发性骨髓瘤的发病率比白种人高。极少数肿瘤为单基因遗传，这类肿瘤呈现出明显的家族遗传倾向，如视网膜母细胞瘤、结肠息肉综合征、肾母细胞瘤、神经纤维瘤等。但是，绝大部分肿瘤的发生仍然是多因素、多基因综合作用的结果，后天因素的影响非常重要，遗传易感性只是其中一个因素，肿瘤并不会直接遗传给后代，但会有一定的家族倾向性，这种倾向性的大小与特定的易感基因、外界环境、生活方式等因素息息相关，如乳腺癌、胃癌、肺癌、前列腺癌、子宫颈癌等均有一定的遗传倾向。如果某人的家族中有肿瘤聚集性发病史，且发病年龄较早，尤其是一级亲属（父母、子女、亲兄弟姐妹）中多人有肿瘤发病史，则他的肿瘤发病风险就比正常人要高许多，对其而言定期体检就显得非常必要。

7. 做了 PET-CT 就可以查出所有的肿瘤吗？

答：PET-CT 的中文名称是正电子发射计算机断层显像，是一种进行功能代谢显像的分子影像学设备。PET-CT 的出现是医学影像技术发展的一个里程碑，它通过给患者注射示踪剂，再用 X 线对患者进行断层扫描，能够观察病灶部位对示踪剂的摄取，了解病灶功能代谢状态，并准确地描述病灶的大小、位置、形态等解剖学特征，从而对疾病做出正确诊断。目前临床上，PET-CT 被广泛应用于肿瘤患者，也包括肿瘤高危人群、有癌前病变的人群和肿瘤疑似患者。PET-CT 不仅能在肿瘤的早期诊断中发挥重要作用，而且对判断肿瘤是否存在转移、明确转移的范围也至关重要，对临床医生判断是否需要手术切除、切除范围的大小有十分重要的指导作用。

虽然 PET-CT 对于肿瘤的敏感性、特异性和准确性要高于单纯 CT 检查，但它同样有自身的局限性，也并不是所有肿瘤都可以用 PET-CT 检出的。PET-CT 对于实体肿瘤的检查效果比较好，但对于非实体肿瘤以及一些低代谢肿瘤的检出效果就要差许多。对于消化道肿瘤而言，PET-CT 也无法取代内镜检查的作用。急性炎症病灶还会造成 PET-CT 结果出现假阳性。尽管 PET-CT 不是万能的，但它对于肿瘤而言仍然是非常重要且有效的检查手段。

8. 癌症基因检测的意义是什么？

答：如今越来越多的医生要求肿瘤患者在化疗前进行癌症基因检测。基因检测的费用较高，部分患者可能会有疑问，这种做法是必需的吗？

我们知道，人体是一个非常复杂的系统，每个个体都有其独特性，而肿瘤的发生机制同样复杂，因此，即使患有相同肿瘤的患者，其肿瘤的分子机制、组织病理通路、治疗方法、治疗效果都会有所不同。中医很早便认识到这种个体差异，因此强调要辨证论治，即使相同的病证，其治法也可能不同，这在中医中称为"同病异治"。西医也已经认识到这种个体差异，因此提出了"个体化治疗"的概念，即根据每个患者的自身情况，制定相应的、最适合的治疗方案。

传统化疗的总体有效率在40%左右，而随着基因技术的不断发展，越来越多的肿瘤细胞信号通路被发现。研究表明，这些信号通路中的特定基因的扩增／突变／表达状态与靶向、化疗药物的有效性密切相关。通过对这些特定基因进行检测，了解其扩增／突变／表达的情况，可以帮助临床医生为患者制定更适合的治疗方案，从而大大提高治疗的有效率，减少药物的不良反应，避免不必要的药物应用，使肿瘤的治疗达到个体化治疗的目标。

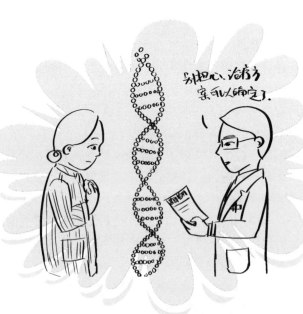

9. 打一针就能消灭癌细胞是真的吗?

答：曾有新闻报道称有患者罹患淋巴瘤多年，治疗效果不太好，后来打了一针价值 120 万元的药之后，体内的癌细胞就奇迹般地消失了。这是真的吗？

其实这是目前最新的一种癌症治疗手段，称为 CAR-T 细胞治疗法，属于免疫治疗的一种。CAR-T 疗法的原理是将患者体内具有抗癌作用的 T 细胞分离出来，利用基因工程技术对其进行基因改造和修饰，使其对特定肿瘤细胞具有杀灭作用，再经大量扩增后，将之重新注射回患者体内，经过改造的 T 细胞可以与特定的肿瘤细胞结合，进行定点清除，从而达到精准消灭肿瘤细胞的目的。

由于 CAR-T 细胞疗法的研发成本高昂，而且这种疗法属于个性化定制，所以价格也较为昂贵，但其疗效显著，相比传统化疗药物，其不良反应也相对较少。

那么所有肿瘤都可以用 CAR-T 细胞疗法治疗吗？很遗憾，目前 CAR-T 细胞疗法主要针对的是非实体肿瘤，以血液系统肿瘤为主。

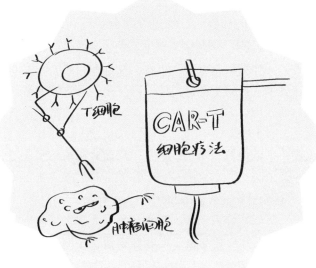

以我国上市的阿基仑赛注射液为例，它的适应证是用于治疗既往接受二线或以上系统性治疗后复发或难治性大 B 细胞淋巴瘤成人患者，包括弥漫性大 B 细胞淋巴瘤非特指型、原发纵隔大 B 细胞淋巴瘤、高级别 B 细胞淋巴瘤和滤泡淋巴瘤转化的弥漫性大 B 细胞淋巴瘤等。CAR-T 细胞疗法对于肝癌、胃癌之类的实体性肿瘤仍无能为力，但相关的研究正在不断开展中。希望随着医学的发展，能在治疗实体肿瘤方面有所突破，给更多患者带来获益和生存机会。

10. 肿瘤患者日常饮食有哪些需要注意的方面？

答：肿瘤是一种消耗性疾病，营养不良是肿瘤患者的常见问题。肿瘤病情的进展及错误的饮食指导都是导致营养不良的重要因素。营养不良可导致患者消瘦、恶病质、抵抗力下降，严重影响肿瘤患者的生存质量。因此，科学合理的调整饮食习惯与饮食结构，对肿瘤患者非常重要。合理、充足的营养不仅可以减少癌症的发生，还是各种治疗手段能得以顺利实施的保证，是各项身体机能得以恢复的物质基础。

肿瘤患者应该适当增加蛋白质的摄入，控制脂肪的摄入，多吃新鲜的蔬菜、水果，以及含维生素、膳食纤维较多的食物，少吃或不吃腌、熏、炸、烤的食物。肿瘤患者在放疗期间，应该多吃滋润清淡、甘寒生津的食物，如藕汁、梨汁、荸荠、西瓜、绿豆等。接受化疗后的患者，往往会较为虚弱，出现食欲不振、恶心、呕吐等消化道反应，在饮食上应该给予高蛋白质、高热量、富含维生素而又易于消化的食物，如瘦肉、鱼类、新鲜蔬果等。肿瘤患者常常伴有消化吸收功能的紊乱，饮食需清淡而易于消化，如果进食辛辣、油腻、煎炸、炙烤的食物，可能使胃肠道难以承受，反而对病情不利，因此需适当忌口。

11. 哪些食物具有防癌抗癌作用？

答：具有防癌抗癌作用的动物类食物一般都富含各种氨基酸、蛋白质，脂肪含量较少，维生素、矿物质含量也较为丰富，其中部分蛋白质具有抑制肿瘤细胞生长、增强机体免疫力的作用。动物类食物有海参、甲鱼、乌龟、鲍鱼、鱼鳔、黄鱼、带鱼、牛奶、羊奶、鸡蛋、鹌鹑蛋等。

具有防癌抗癌作用的植物类食物一般含有丰富的维生素、微量元素、膳食纤维以及多糖、多肽类物质，这些物质具有提高机体免疫功能、抗氧化、抑制肿瘤细胞的功能。植物类食物有玉米、甘薯、山药、香菇、猴头菇、蘑菇、银耳、黑木耳、芦笋、花椰菜、苦瓜、番茄、包心菜、薏苡仁、大豆、绿豆、胡萝卜、甘蔗、杏、山楂、苹果、无花果、橙、葡萄等。

张　涛　上海中医药大学附属曙光医院

第 10 章

幽门螺杆菌感染

幽门螺杆菌（helicobacter pylori，Hp）感染是一种慢性感染性/传染性疾病，而且在人类中传播的历史可能相当悠久，人类发现并认识这一疾病的历史只不过将近 40 年。2022 年初，国内新闻媒体报道了幽门螺杆菌第一次被国外某公共卫生机构列入致癌物目录，引发国内公众的广泛关注，有关幽门螺杆菌感染与胃癌关系的话题再次被人们热议。很多人或许并不清楚，事实上自从 1983 年幽门螺杆菌首次被发现以来的近 40 年中，国内外医学界对于幽门螺杆菌感染及防治与胃癌之间相关性的研究和实践已取得了很多重要成果并达成共识。早在 1994 年这种微生物已被隶属于世界卫生组织（WHO）的国际癌症研究机构（IARC）列为 I 类致癌因素。不仅仅是胃癌，对于幽门螺杆菌感染与多种消化道疾病的关系都需要被我们知晓和重视。两位首次发现幽门螺杆菌的澳大利亚学者因为这一贡献在 2005 年获得诺贝尔医学奖，充分反映了幽门螺杆菌感染对人类健康的影响之大。幽门螺杆菌感染是一种慢性感染，如果不采取主动措施加以干预，幽门螺杆菌会与人的胃黏膜"长相厮守"，除了造成慢性活动性胃炎外，还有可能引发消化性溃疡、胃黏膜萎缩、胃黏膜相关淋巴组织淋巴瘤等疾病，并增加被感染者罹患胃癌的风险。幽门螺杆菌感染经根除治疗后仍可能复发，甚至反复多次感染。目前，全球幽门螺杆菌的感染率平均约为 50%，在不同地区的人群中这一比例差异较大，亚洲是幽门螺杆菌感染的高发地区，部分地区甚至高达 90% 以上，这可能与人口密度、进餐习惯等因素有一定关系。经过我国卫生工作人员的不懈努力，虽然这一感染率较过去有所下降，但仍达到了 40%～60%。因此，幽门螺杆菌感染的规范防治和相关知识的公众普及仍任重道远。

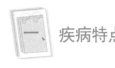

一、疾病特点

1.病原微生物特点

（1）基本特性：幽门螺杆菌是一种革兰染色阴性的螺杆菌，形态呈弯曲状或"S"形，进入人的胃腔后"定居"在胃黏膜表面，且很难被机体自然清除，有少部分活菌会随着脱落的胃黏膜上皮细胞经肠道随粪便排出体外，同样可以成为潜在的传染源。Hp拥有三大"绝技"，使其能够长期"侵占"人类的胃黏膜。第一个"绝技"是耐酸能力：我们的胃黏膜表面有黏液层，是胃黏膜的保护屏障，因呈酸性而使一般的微生物很难耐受，更不用说长期停留和繁殖，但是Hp却能做到，它所分泌的尿素酶可将周围环境中的尿素分解产生碱性的氨，以中和周围的酸性环境，从而为自己营造更加适合长期定植的环境，Hp可以在酸碱度6.6～7.2的环境中生存。第二个"绝技"是活动能力强：Hp一端的数根鞭毛可以帮助它们以强而持续的活动能力穿透黏液层而顺利到达胃黏膜表面的"定居点"。第三个"绝技"是变形能力：当环境条件不利于Hp生存或有抗生素时，它们会变形为球状或"L"形，并能减少一些标志性产物的表达（这些产物是人类检测Hp存在与否的重要标志），部分Hp因而得以存活并在环境条件改善后重新变回原来的形态，恢复活力，这可能也是Hp感染容易复发及产生耐药性的原因之一。

（2）传染源和传播途径

Hp在人群中普遍易感，大部分感染自儿童期即开始了。已被感染的人群是目前唯一获得确证的Hp传染源。至于其他类型的传染源，如动物性传染源（猪、羊、猫、猴等）和环境传染源（被污染的水体）目前尚无足够的证据明确证实。研究者已从Hp感染者的牙龈、唾液、胃肠道分泌物和粪便中分离出Hp活体，从而较有力地支持了Hp主要通过口—口和粪—口途径传播的推断；尤其是通过多人共餐时的某些行为习惯、家庭成员间的亲密接触等方式增加了Hp在人群

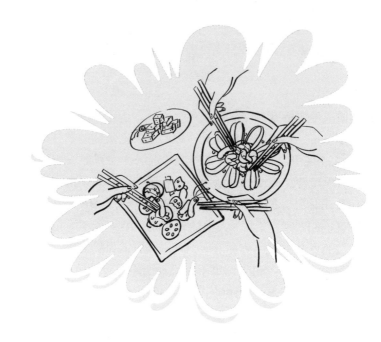

间传染的概率。

2. 症状和体征特点

（1）症状：幽门螺杆菌感染后可能无症状，这也使 Hp 的感染／传染具有一定隐蔽性，并造成对 Hp 感染率的统计数据不完全。尽管 Hp 感染后一般都会造成胃黏膜的炎症反应，但是常不引起人体明显的不适症状，很多 Hp 感染未在早期被诊断也增加了并发相关疾病的风险。由 Hp 感染所引起的不适症状多与其引发的胃黏膜病变有关，如慢性活动性胃炎、消化性溃疡、萎缩性胃炎、胃黏膜相关淋巴组织淋巴瘤、胃癌等，因此可出现各种症状且无明显特异性。Hp 的慢性感染后尤其其毒素释放引起的免疫反应还会造成一些消化系统以外的疾病，如贫血、紫癜、荨麻疹等，出现不同的症状，无论是哪种症状，都无法单独作为判断是否感染 Hp 的充分依据。

1）上消化道症状

消化不良：这是一组常见的症状群，可单独或同时出现。如恶心、餐后明显饱胀感或少量进食易饱、烧心感（胸骨后或上腹部烧灼感）、嗳气、上腹部闷胀、呕吐、上腹部疼痛等。由 Hp 感染可能引起的慢性活动性胃炎、萎缩性胃炎、消化性溃疡、胃黏膜相关淋巴组织淋巴瘤（MALT 淋巴瘤）、胃癌等疾病均可能出现这组消化不良症状群中的一个或多个症状。

周期性上腹部疼痛：是消化性溃疡尤其是十二指肠球部溃疡的常见症状，发作和缓解均与饮食有明显关系，空腹时疼痛发作或加重，进食后可缓解或减轻，而在胃内食物排空后再次发作或加重。

反酸、烧心感：消化性溃疡（主要是胃溃疡或十二指肠球部溃疡）的发生与 Hp 慢性感染密切相关，由于胃酸分泌过多，消化性溃疡患者常有反酸症状，有时则表现为烧心感。

口臭：尿素是人体各种细胞的代谢产物之一，因此在 Hp 依附定植的环境中存在尿素，在 Hp 所分泌的尿素酶作用下产生氨，如果量较多，加之嗳气，可能会使患者的口气中带有较重的氨臭，也就是人们常说的"口气重"。

2）消化系统以外的症状

血液系统相关表现：大量研究表明，慢性 Hp 感染通过对消化系统生理功能影响和免疫反应等多种复杂机制，可能使部分患者发生缺铁性贫血或增加这种贫血的治疗难度，引起相应的贫血症状；Hp 感染还有可能通过免疫反应的机制导致部分患者发生血小板减少性紫癜，引起出血倾向。

皮肤黏膜损害：临床研究发现，Hp 通过内毒素释放诱导免疫反应等途径，可能会增加慢性荨麻疹和酒渣鼻的发生概率，引起相关皮肤损害的症状和表现。

（2）体征：Hp 慢性感染并没有特征性的客观征象，所出现的体征均与 Hp 感染引起的病症相关。严重的活动性胃炎、消化性溃疡可能有不同程度的上腹部按压痛；胃癌有时可能会在上腹部触摸到肿块；缺铁性贫血可表现为皮肤苍白，眼结膜、口唇和甲床色泽变淡；引起血小板减少性紫癜时可有皮肤黏膜出血点或者瘀斑；引起慢性荨麻疹则在头面部、躯干或四肢出现风团，随时出现并很快消退，且反复超过 6 个月；酒渣鼻主要表现为面部中央、鼻部及其周围出现红斑和毛细血管扩张。

3. 相关辅助检查

正因如上所述，没有特征性的症状和体征来确诊是否感染了Hp，所以客观的辅助检查是诊断Hp感染的必要条件。这些辅助检查分为侵入性检查和非侵入性检查。侵入性检查是指凭借胃镜进入胃腔和十二指肠取得胃黏膜标本用于检测，包括快速尿素酶试验、胃黏膜涂片染色、组织学染色、细菌培养、基因检测等；非侵入性检查则无需借助胃镜，包括尿素呼气试验、粪便抗原检测、血清抗体检测等。

（1）侵入性检查

此类检查方法适合需要筛查和判断胃黏膜病变及评估其严重程度的患者，同时可确定病变部位是否存在Hp感染，其优点是一旦检测出Hp很少误诊（特异性较高），但存在漏诊可能，检测的准确性可能会受到活检标本质量、活检部位、标本保存和培养条件等因素的影响，且由于费用、受检者意愿等因素，较难成为在普通人群中进行Hp感染广泛筛查的首选方法。其中的细菌培养和基因检测还可同时进行抗菌敏感性试验，特别适合反复感染Hp和多次根除Hp治疗失败的患者。

（2）非侵入性检查

1）尿素呼气试验：利用Hp产生的尿素酶可将尿素分解为氨和二氧化碳的原理进行检测。检测时在空腹状态下服用一定剂量的尿素试剂（试剂中尿素分子中的碳原子是同位素 ^{13}C 或 ^{14}C ），通过比较服用尿素前后受检者呼出气体中含同位素标记的二氧化碳量的变化可很快得出胃部是否存在Hp活体的结论。该方法不仅检测的误诊率和漏诊率都很低（特异性高、敏感性高），而且费用低，检测过程简便、安全，快速获得检测结果，因而被接受度高，已成为目前最常用的检测方法，也被专业研究者普遍认为是目前最为可靠的方法之一，特别适合作为对普通人群进行Hp感染筛查和确诊的方法，也是评估根除Hp疗效的首选检测方法；不过对于3岁以下婴幼儿、胃大部切除手术后患者、幽门梗阻患者、胃蠕动障碍患者、不能自主配合检测者，该方法的准确性会受到较大影响，应改用其他方法或与其他方法的检测结

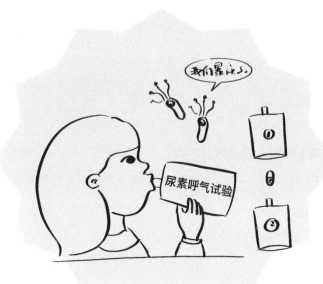

果相结合。

2）粪便抗原（单克隆）检测：少量 Hp 会随粪便排出，针对 Hp 菌体的一些标志性成分（抗原），利用抗原—抗体免疫反应的原理，如果能在粪便中检测到这些抗原，代表体内存在 Hp 感染。目前一般采用单克隆抗体检测，可以大大提高检测的特异性和敏感性，保证了结果的准确性。该方法不需要服用任何试剂，只需要留取受检者的粪便标本，对受检者没有年龄限制和行为自控能力的要求，经过胃大部切除者、胃轻瘫患者检测的准确性也不受影响。因此，粪便 Hp 抗原（单克隆）检测法适用范围广，且费用低、方法简便、快速，结果的准确性也与尿素呼气试验相当，无论是初次诊断还是治疗后评估疗效均可采用。

3）血清抗体检测：Hp 感染后引起人体免疫反应，产生相应抗体，这些抗体存在于血液中，成为探知 Hp 存在的重要线索。检测血清 Hp 抗体方法简便、快速且费用低，但只能用于对未接受过 Hp 根除治疗的人群进行初步筛查，当血清中 Hp 抗体阳性，表明感染 Hp

的可能很大，但不能据此立即确诊，因为该方法可能会受到体内其他因素干扰，需要进一步用其他检测方法（如尿素呼气试验、侵入性检测等）加以确诊并进一步评估病情。血清抗体检测不能用于已感染并经根除治疗者，因为经过根除治疗后即使体内的 Hp 已被清除，血清中抗体仍然会持续存在达半年以上，部分还会持续超过 1 年。

二、中西医防病治病措施

1. 预防

根据 Hp 的传播途径及其慢性感染的特性，最好的预防方式就是在日常饮食和生活习惯方面采取相应措施。首先是进餐采用"分食制"，即在多人同桌进餐时，使用"公筷""公勺"等餐具将食物取至（或分配至）各人单独使用的器皿中，并且各人单独使用的筷、勺等餐具只接触属于自己份额的食物和本人的口腔，公用的餐具不入口。

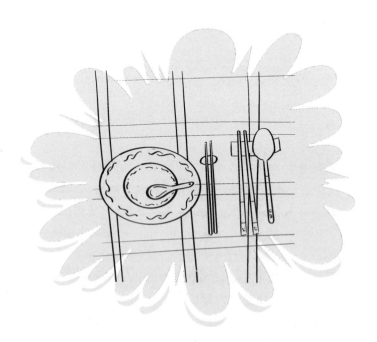

其次，Hp 感染者在根除 Hp 成功前尽量避免与其他家庭成员有亲密接触，尤其是感染 Hp 的成人与孩子之间。

2. 中医治疗

通过基础研究和临床探索，已经证实了一些单味中药对 Hp 具有一定抑制甚至杀菌作用，尽管目前单纯使用中药根除 Hp 的疗效并没有获得验证，但是应用包含这些中药的方剂或中成药与西药联合的方案，已经成为我国临床工作者针对初次根除 Hp 失败或多次补救治疗失败的患者治疗的选择之一，并被证实具有一定提高 Hp 根除成功率的作用，同时还能有效改善患者的相关伴随症状。

（1）单方

大黄（大黄炭）：生大黄具有清热活血、通腑泻下的作用；大黄炭则具有止血和促进胃黏膜损伤、溃疡愈合的作用。

黄连：黄连具有清热燥湿、清心泻火的作用，大家熟悉的是黄连小檗碱（黄连素）可以抑制肠道致病菌和病毒，治疗感染性肠炎；研究证实黄连对 Hp 也具有直接的抑制作用，很多用于 Hp 感染的中药方剂组成中都包含黄连。

黄芩：黄芩也是常用的清热解毒药物，具有抗多种病毒和细菌的作用。

郁金：具有疏肝理气、化瘀止痛的作用。对于 Hp 感染伴有消化性溃疡有一定疗效。

（2）验方

半夏泻心汤：人参、制半夏、黄连、黄芩、大黄、干姜、甘草等。具有调和寒热、消痞散结的作用。适用于 Hp 感染伴有上腹部闷胀、恶心或呕吐，或腹部肠鸣有声等消化不良症状，是目前在根除 Hp 感染的治疗中应用和研究成果较多的方剂。

左金丸：黄连、吴茱萸。具有泻火平肝、消痞燥湿的作用。适用于 Hp 感染伴有消化不良或消化性溃疡且主要症状有反酸、烧心感、嗳气、口臭、口腔溃疡、上腹部胀等表现者。左金丸有中成药制剂可供选择。

黄连解毒汤：生栀子、黄连、黄芩、黄柏等。具有清热解毒泻火的作用。适用于 Hp 感染伴有上腹部疼痛、反酸、烧心感、口干、口苦、有口唇部疱疹或口腔溃疡、尿色黄、大便干燥等症状者。

益气扶正类方剂：主要指包含人参、党参、黄芪等补气类药物，并结合白术、茯苓、甘草、砂仁等健脾化湿类药物，通过调节机体免疫反应来减轻 Hp 感染造成的炎症性损伤并提高根除 Hp 的成功率。

（3）中成药

荆花胃康胶丸：主要成分为土荆芥和水团花。具有调和寒热、理气化瘀等功效。适用于 Hp 感染伴消化不良或消化性溃疡者，常见上腹部胀或疼痛、胃部嘈杂、反酸、嗳气、口苦等症状。

胃苏颗粒：主要成分包括紫苏梗、枳壳、槟榔、陈皮、佛手、香橼、香附、炙鸡内金等。具有行气消痞、和胃止痛的作用。适用于 Hp 感染伴有上腹部胀痛、两胁肋部胀痛、嗳气频繁等症状者。

3. 西医治疗

（1）根除 Hp 的初次治疗方案：Hp 虽然是细菌，但由于其一些特性，治疗时不仅仅依靠抗生素进行杀灭，还要同时配合其他药物。目前所采用的标准根除方案是同时口服 4 种药物，疗程 10 天或 14 天。这 4 种药物是 2 种抗生素 +1 种质子泵抑制剂（如奥美拉唑、泮托拉唑、雷贝拉唑等）+1 种铋剂（如枸橼酸铋钾）。质子泵抑制剂和铋剂均为餐前 30 分钟服用，每天 2 次；2 种抗生素在餐后口服。其中 2 种抗生素的选择是参照最新的专业学术指南或共识进行，有多种药物组合的方案可供选择，具体需要结合患者的过敏史或药物不良反应史及本地区当前 Hp 的耐药趋势。因此，根除 Hp 治疗应在专科医生的指导下遵医嘱进行，不能自行随意购买相关药物治疗。

（2）补救方案：如果初次根除 Hp 失败，需要再次进行治疗，称为"补救治疗"。这时所选择的药物组合同样是专业的学术共识所推荐的备选方案供临床医生参考。补救治疗仍然首选四联药物方案，除了质子泵抑制剂和铋剂不需变化外，2 种抗生素应避免与前期治疗重复。疗程也是 10 天或 14 天。

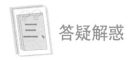

三、答疑解惑

1.通过检查第一次发现幽门螺杆菌阳性是否应立刻进行杀菌治疗?

答：首先，要请专科医生评估检查结果的可靠性（选择的检测方法、是否排除了干扰因素），也就是能否确诊 Hp 感染的存在；其次，一旦确定了 Hp 感染，无论自己有没有不适症状，都是一种慢性感染性疾病，且会与多种消化系统疾病的发生存在密切关系，但并非所有感染 Hp 的患者通过杀灭 Hp（根除治疗）都能获得相同的益处；第三，根除 Hp 治疗并非一劳永逸，一次根除治疗成功后，仍然存在复发可能，是否立即开始根除治疗需要结合以往治疗情况、伴随疾病、相关疾病风险、家族史、年龄、不良反应等因素综合考虑。经过近 40年国内外研究者的努力，通过大量实验研究和临床研究及流行病学调查，从丰富的资料中医学工作者逐步总结出一套评估是否或何时开始根除 Hp 治疗的依据，即"根除 Hp 治疗的指征（适应证）"。

（1）确诊 Hp 感染的成人，无论是否伴有不适症状或异常体征（消化不良症状、反酸、周期性上腹部痛、缺铁性贫血、血小板减少性紫癜、慢性荨麻疹等），均建议在完成胃镜检查后开始根除 Hp 治疗。尽管不经过胃镜检查而直接根除 Hp 感染在治疗效果上同样可使一部分患者的症状得到明显缓解，但存在漏诊消化性溃疡、胃癌等疾病的风险；而一些无症状者仍有可能存在胃黏膜病变。之所以要先进行胃镜检查，是为了确定除了胃炎外有无其他黏膜病变，并在针对性治疗同时进行 Hp 根除治疗。但并非所有患者都愿意立刻进行胃镜检查或耐受这一检查，这些患者如果是年龄在 35 岁以下的成人，并且没有胃癌家族史、并非来自胃癌高发地区，过去也没有相关胃和十二指肠黏膜疾病史，则可以先进行 Hp 根除治疗，但仍建议择机完成胃镜检查。

（2）确诊 Hp 感染并经胃镜检查有以下情况者，均应在治疗相关

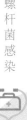

病症的同时尽早根除 Hp：胃溃疡或十二指肠球部溃疡、胃黏膜相关淋巴组织淋巴瘤、慢性胃炎伴消化不良症状、慢性萎缩性胃炎或肠化生、慢性糜烂性胃炎、早期胃肿瘤（即使已在胃镜下做了切除治疗或者接受了胃次全切除手术）等。

（3）即使目前没有明显胃黏膜病变，但存在以下情况之一的 Hp 感染者也应尽早积极根除 Hp：不明原因缺铁性贫血、血小板减少性紫癜、慢性荨麻疹、酒渣鼻、长期服用质子泵抑制剂、需要长期应用非甾体抗炎药物（阿司匹林、塞来昔布等）、有胃癌家族史、久居胃癌高发地区。

（4）无明显症状的 Hp 感染者，在确定除轻度活动性胃炎外目前没有明显其他胃黏膜病变的情况下，可根据对药物不良反应的耐受情况、其他基础情况、其他家庭成员感染风险等因素选择是否立即进行根除 Hp 治疗。

2. 长期服用质子泵抑制剂的患者如果不根除 Hp 感染会有什么危害？

答：Hp 虽有较强的抵御酸性环境的能力，但这种能力是相对的，因此 Hp 一般更"喜欢"藏身于胃窦部位的黏膜（胃窦是胃腔与十二指肠相连的结构，紧邻幽门，这也是 Hp 得名"幽门螺杆菌"的原因之一）。当患者长期服用抑制胃酸分泌的质子泵抑制剂时，随着胃体（胃的主要腔体）黏膜酸碱度变化，Hp 会更多从胃窦向胃体"迁徙"，导致胃体黏膜发生萎缩的概率增加，而胃体黏膜萎缩又会进一步增加胃癌发生的风险。因此，需要长期服用质子泵抑制剂的患者应注意筛查和根治 Hp 感染。

3. 成人感染了 Hp，家中的小孩需要定期检测 Hp 吗？孩子感染了 Hp 怎么办？

答：医学界的共识是，不必对未成年人特别是 14 岁以下且没有明显症状的青少年和儿童进行 Hp 的筛查，原因主要有：① 与成人不同的是，儿童感染 Hp 后存在一部分自发清除的情况；② 即使进行了根除治疗，儿童再次感染 Hp 的比例也可能高于成人；③ 尽管有证据表明，很大一部分 Hp 感染是在未成年时期获得的，但是感染者在这一时期伴发消化性溃疡、萎缩性胃炎、胃癌等严重疾病的风险较低；④ 由于未成年人的生理特点，能够安全用于他们的抗生素种类有限，可供选择的根除治疗方案数量远低于成人，而且药物的不良反应可能使未成年人尤其是少儿难以耐受。因此，对于有成人感染 Hp 的家庭而言，采取措施预防未成年人感染是首要选择，成人尽早根除 Hp 也是预防孩子感染的重要措施。而如果未成年人出现明显且持续的消化不良症状，则应检测是否有 Hp 感染；如果未成年人确诊 Hp 感染且伴有相关症状，应进一步胃镜检查；如果未成年人感染 Hp 并伴有消化不良或消化性溃疡，则需要在专科医生指导下对其进行 Hp 根除治疗。

4. 老年人感染 Hp 是否也要积极根除治疗？

答：一般而言，人群中 Hp 的感染率随年龄的增长而呈下降趋势。年龄超过 70 岁的老年人如果感染 Hp，是否进行根除治疗需由专科医生做出个体化评估，应综合考虑以下因素：既往患消化系统疾病的情况、其他基础病情况、肝肾功能状态、对药物不良反应的耐受情况等。

5. 感染了 Hp 与胃癌的关系究竟如何？

答：大量研究和流行病学调查已证实，感染 Hp 是导致胃癌发生的重要因素之一。早在 1994 年，WHO 下属的 IACR 就将 Hp 列为胃癌的 I 类致癌因素（"I 类"代表确定）。但并不是说感染了 Hp 一定或立刻会得胃癌。胃癌的发生是在多种因素长期作用下的漫长过程，这些因素包括遗传因素、Hp 感染、地区环境因素（土壤、水质等）、饮食结构和饮食习惯、烟酒刺激、不良生活方式等。目前有大量研究证实这些因素中尤以前三者对发生胃癌（特别是在我国占比最高的肠型胃癌）影响最大，Hp 是重要的"砝码"或"加速器"，但不是单一的决定性因素。与遗传、环境的影响相比，可以发现控制 Hp 感染是可以在较短时间内达成的人为可控目标和预防措施。只要及时发现并根除 Hp 感染、预防复发，就能有效降低胃癌发生的风险；同时，预防胃癌也不是仅仅依靠根除 Hp，其他危险因素的控制同样重要。Hp 与胃癌的关系从流行病学调查的数据也能看出端倪：同等条件下 Hp 感染者罹患胃癌的风险比未感染者高 4～6 倍。Hp 感染持续存在增加了发生消化性溃疡和萎缩性胃炎（特别是胃体萎缩）或肠化生的可能，这些胃黏膜病变是导致胃癌风险增高的病理原因。及时根除 Hp 感染，可以有效修复消化性溃疡、逆转或部分逆转胃黏膜萎缩、延缓肠化生，从而降低发生胃癌的风险。

6. 哪些人是胃癌的高风险人群？

答：感染 Hp 未经根除治疗且有以下情况之一，有胃癌家族史（遗传因素）、长期生活于胃癌高发地区（环境因素及饮食习惯）者，可以被认为是胃癌的高风险人群。我国的胃癌高发地区主要包括东北松辽平原地区、西北黄土高原地区及江苏、浙江、福建等，而广东和广西是胃癌发生率相对较低的地区。

7. 什么是胃黏膜的"血清学活检"？

答：通常提起"胃黏膜活检"都是指通过胃镜取得一定数量的胃黏膜组织标本进行相关检查。而这里所说的"血清学活检"则是指通过验血检测一系列指标，对受检者（特别是胃癌高风险人群）进行初步的危险因素筛查。这一系列血清学指标包括血清 Hp 抗体、胃泌素17、胃蛋白酶原 I 和 II。例如，当血清 Hp 抗体阳性、胃泌素 17 水平低于正常范围而胃蛋白酶原 I 升高，提示可能存在 Hp 感染相关的消化性溃疡；当血清 Hp 抗体阳性、胃泌素 17 水平升高、胃蛋白酶原 I 降低而胃蛋白酶原 II 升高，或者胃蛋白酶原 I / 胃蛋白酶原 II 的比值进行性降低，则提示可能存在与 Hp 感染相关的胃黏膜（尤其是胃体黏膜）萎缩和（或）肠化生。Hp 感染伴有消化性溃疡或胃（体）黏膜萎缩或肠化生都是可能进一步导致胃癌的高危因素，因此出现这些血清学指标异常的受检者有必要进一步行胃镜检查和组织活检，尽早明确诊断并加以治疗，降低并发症风险。

8. 哪种 Hp 感染的检测方法最好？

答：从检测结果的准确性、适用范围、简便性、费用成本、安全性等方面综合考量，目前国内外专业工作者普遍建议首选尿素呼气试验和粪便抗原（单克隆）检测这 2 种方法。但是每一种检测方法都有其优势、局限性及比较适用的情况，因此，临床工作者在参照规范原则的基础上会根据受检测者的具体情况综合考虑，选择最合适的方法（组合）。检测 Hp 常用方法的特点比较见表 10-1。

表10-1 常用幽门螺杆菌检测方法应用特点

方法	是否借助胃镜	标本类型	阳性结果是否可确诊Hp感染	阴性结果是否完全排除Hp感染	应用优势	不适用人群
¹³C尿素呼气试验	否	呼气	是	基本排除	准确度高，不易漏诊，方法简便，费用不高	3岁以下婴幼儿，行为不能自控者，需要禁食者
¹⁴C尿素呼气试验	否	呼气	是	基本排除		妊娠女性，3岁以下婴幼儿，行为不能自控者，需要禁食者
粪便抗原（单克隆）检测	否	粪便	是	基本排除	准确度高，不易漏诊，方法简便，费用较低，适合各个年龄和各种类型受检者	基本无
血清抗体检测	否	血	否，需结合其他方法	基本排除	方法简便，费用较低，适合各类人群	基本无
快速尿素酶试验	是	胃黏膜	是	否，可靠程度与活检组织的数量和质量密切相关	适合同时需要评估胃黏膜病变的患者，获得结果较快	
染色法	是	胃黏膜	是		适合同时需要评估胃黏膜病变的患者	不适合胃镜检查或胃黏膜活检者
细菌培养	是	胃黏膜	是		可进行药敏试验	
基因检测	是	胃黏膜	是		可进行药敏试验	

9. 为什么通过胃镜组织活检也有可能漏诊 Hp 感染？

答：Hp 感染后在胃黏膜的分布并不是均匀的，而是形成一个个"定居点"，称为"局灶性分布"，虽然以胃窦部位最多，但也会逐渐向胃体等部位迁移。同时，在 Hp 感染的早期，胃黏膜可能尚未发生明显的病变表现（一般仅有活动性炎症）。这些因素造成所取得的胃黏膜标本可能恰好是没有 Hp 感染的局部，或者 Hp 很少以致未能获得阳性结果，这样得出的结果就是"假阴性"。胃黏膜标本的质量也常常与操作者的经验有关。因此，不仅在取得胃黏膜标本时应多点取样（至少取自 2 个不同部位），而且对于阴性结果一定要结合尿素呼气试验结果加以验证，后者检测中的试剂是均匀分布在整个胃黏膜上，最大程度避免了遗漏 Hp 的感染灶。

10. 哪些人需要定期检测是否有 Hp 感染？

答：我国的总体 Hp 感染率和胃癌发生率仍然较高，因此建议成人即使没有不适症状也尽可能每年进行 Hp 感染的筛查。同时，以下这几类人群更应进行定期检测：以往感染过 Hp 者；有家庭成员感

你也能应对常见疾病

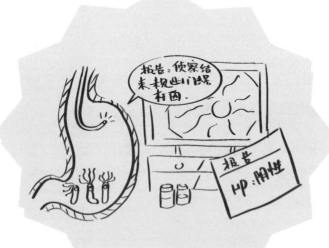

染 Hp 者；具有相关症状和表现者；有胃癌家族史或来自胃癌高发地区者。

11. 听说尿素呼气试验服用的药物中含有核素 ^{13}C 或 ^{14}C，是否有放射性？是否安全？

答：安全。尿素呼气试验所用的试剂是含有 ^{13}C 或 ^{14}C 的尿素，口服后进入空的胃腔并均匀分布，只要胃黏膜表面存在 Hp，其产生的尿素酶就会将尿素分解为氨和二氧化碳，其中的 ^{13}C 原子或 ^{14}C 原子就会随着二氧化碳进入血液并最终通过肺的呼气排出体外，如果没有 Hp 感染就不会发生这一过程。只要检测受检者在服用试剂前后呼出气体中 ^{13}C 或 ^{14}C 标记的二氧化碳含量变化就可以确定是否存在 Hp 感染。其中，^{13}C 在自然界中原本就存在，无放射性；^{14}C 尽管有一定放射性，但是在这个检测方法中所需用到的剂量仅仅是我国辐射防护规定的个人年辐射上限的约 1/630，受试者单次检测所受到的辐射量只大约相当于人体一昼夜所受到的自然环境的辐射量，因此除了妊娠女性外，一般人应用都是安全的，也被各国广泛使用。

12. 尿素呼气试验检测 Hp 感染还有哪些注意事项？

答：① 检查前需空腹；② 应停止服用质子泵抑制剂（奥美拉唑、泮托拉唑、雷贝拉唑等）至少 2 周或在根除 Hp 治疗结束后至少 4 周方可使用此方法检测，以避免结果出现假阴性；③ 胃大部切除术后、幽门梗阻、胃蠕动障碍等患者使用此方法可能对检测结果产生干扰，出现假阴性，可改用粪便抗原检测。

13. 粪便抗原（单克隆）检测 Hp 感染有什么注意事项？

答：应在根除 Hp 治疗结束后 6～8 周以上进行检测，以避免出现假阴性结果；排便明显不成型时检测结果也可能出现假阴性，需加以注意。

14. 记得过去治疗 Hp 感染只要服用 3 种药物，为什么现在医生都建议用"四联疗法"？

答：在 2000 年前后，根除 Hp 治疗的首选方案是包括 2 种抗生素和 1 种质子泵抑制剂的三联方案，且疗程一般为 7 天或 10 天，因为在当时这样的治疗方案根除 Hp 的成功率相当高。但是近年来，Hp 的耐药率越来越高，三联方案的治疗成功率明显下降，经过分析大量的研究数据，目前建议把含铋剂的四联方案作为首选方案，只有在一些个体化的补救治疗中可能会使用三联方案。

15. 反复感染 Hp 或多次根除 Hp 失败怎么办？

答：目前我国人群中感染 Hp 总体比例仍较高，一次根除 Hp 后仍有可能再次被感染，因此，根除 Hp 的治疗成功是阶段性的，而采取预防措施是必须长期坚持，同时结合定期检测筛查、及时治疗。至于多次根除 Hp 治疗失败（初次根除和补救方案都无效），很大可能是这些患者所感染的 Hp 对之前所使用的抗生素产生了耐药，如果继续采用经验性选择的治疗方案，再次治疗失败的风险很高，不仅进一步增加菌株的耐药性和治疗的难度，更会加重患者的身体损伤和增加并发疾病的风险。这时依据细菌的药物敏感试验结果选择抗生素组合方案就成为首选。具体方法是通过胃镜获取患者的胃黏膜组织标本，分离并培养 Hp 或通过基因检测的方法进一步取得药敏结果。虽然这样的方法得出结果的周期相对较长，费用也相对较高，但对于提高根除 Hp 疗效、降低相关严重疾病风险仍然是有很大益处的。采用中药（汤剂或中成药）联合西药治疗，也是在补救治疗中可以选择的策略，不仅可能提高根除 Hp 的成功率，还能有效缓解 Hp 感染伴随的相关症状。

16. 中药可以治疗 Hp 感染吗？

答：可以，但是一般不建议单独应用中药根除 Hp 感染，而是建议在使用含铋剂四联方案的基础上联合应用中药。中西药物的联合应用特别适用于以下几种情况：多次根除 Hp 治疗失败后的补救治疗；伴随症状明显或对药物不良反应耐受力较弱者（包括未成年人或老年人）；根除 Hp 治疗前正使用中药治疗消化系统相关疾病者。常用中药、方剂及中成药的选择可参看本章节相关内容。

17. 根除 Hp 治疗过程中会出现哪些药物不良反应？如何应对？

答：专科医生所选择的根除 Hp 方案都是经过了国内外大量验证，总体的安全性较高，但是发生药物不良反应仍然是有一定概率、难以完全避免的。是否出现药物不良反应及具体表现因人而异。一般而言，根除 Hp 治疗所用药物的不良反应主要有以下几种。

（1）过敏反应：尤其是抗生素引起过敏反应的可能性更大，如果症状严重，应及时停药，及时诊治过敏反应。待过敏反应缓解后由专科医生选择补救方案。

（2）胃肠道不适：常见有恶心、呕吐、上腹部疼痛、腹泻或便秘等。由于某些上消化道症状本身可能是 Hp 感染合并的消化不良症状，如果在服药期间相关症状明显加重，则可能有药物不良反应的因素存在。除了食物尽量选择清淡易消化者外，也可以服用维生素 B_6 以缓解症状。根除治疗开始后出现的腹泻可能与抗生素引起的肠道菌群失调有关，可以通过补充益生菌加以调节。至于便秘，可能与服用铋剂有关。上述这些胃肠道不良反应也可以通过中药或针灸辅助治疗的方法加以缓解。

（3）黑便：需要加以辨别，因为服用铋剂固然可能引起粪便颜色变黑，但部分 Hp 感染伴消化性溃疡患者可能并发消化道出血，出血量大而速度快时，粪便常不成型，可能呈现柏油样，甚至出现深红色血便，也可伴有呕吐咖啡色胃内容物甚至呕血，同时可伴有头晕、黑矇、心慌、出冷汗、脸色苍白甚至血压下降；出血量少时也可能不伴有其他明显症状。鉴别黑便最快速简便的方法就是检测粪便隐血和转铁蛋白：如果隐血试验阴性或者隐血试验阳性而转铁蛋白阴性，则提示黑便的原因可能是药物或食物因素的干扰，注意密切观察即可；而如果隐血试验和转铁蛋白均为阳性，则明确提示存在消化道出血，应进一步接受诊治。

18. 预防 Hp 感染还有哪些更好的方法？是否有抗 Hp 的疫苗？

答：通过饮食方式和生活方式方面的措施预防 Hp 感染（传染）无疑是最有效而又简便的方法。多人同桌进餐的形式是家人、朋友间增进交流的重要手段，而这并不会影响我们预防 Hp 感染的措施，只要在多人同餐时严格区分餐具的"公"与"私"——将餐食按人数或需求分成小份时用"公筷""公勺"。"公筷""公勺"不入口，入口的"私筷""私勺"仅本人使用——就能有效降低交叉感染的机会，也并不会影响就餐氛围。家长也要避免用入自己口的筷子、勺子给幼儿喂食，更要避免将食物放在自己口中咀嚼后再喂给孩子的陋习。此外，我们还要避免进食生或半生食物。

疫苗一定会是人类预防 Hp 感染的非常有效的方法。目前，国内外医学界都在加紧研制有效、安全的 Hp 疫苗。

何　森　上海中医药大学附属曙光医院

第 11 章

胃 肠 息 肉

　　什么是胃肠息肉？其实就是在人体的胃肠道里多长出来了一块或多块肉。胃肠息肉可分为胃息肉和肠息肉。胃息肉就是长在胃里面的息肉，表现为正常黏膜向胃腔内突出一些，一般在做胃镜、钡餐时发现。肠道分为大肠和小肠，肠息肉又分为大肠息肉和小肠息肉。胃和大肠息肉多见，小肠息肉较少见。

　　胃肠息肉是消化系统常见疾病，指从胃肠道黏膜表面突起到胃肠腔内的隆起状赘生物，发病部位主要为胃、结肠、直肠，部分可引发癌变。胃肠息肉可为多发性或单发性。根据病理类型大致可将胃肠息

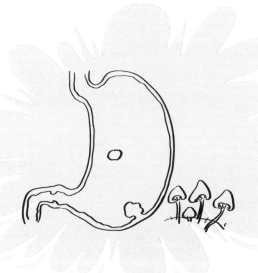

肉分为炎症性、腺瘤性、增生性三类。

胃息肉发病年龄多在 50～60 岁。70 岁为大肠息肉高发年龄段，50～60 岁患病率为 20%～25%，70 岁以上人群患病率超过 50%。男性胃肠息肉的发病率比女性高。随着人们生活方式、饮食习惯的改变，近年来胃肠息肉患者数量呈逐渐上升趋势。

临床调查发现，腺瘤性息肉是胃肠息肉中常见的息肉类型，所占比率高达 50%～67%。炎症息肉与肠道炎症反应有关，生长十分缓慢，基本上不会癌变；肿瘤性息肉易癌变，癌变率为 5%～40%，其中绒毛状腺瘤癌变率最高。

一、疾病特点

1. 病因特点

胃肠息肉和年龄有明确相关性，随着年龄增长发病率呈上升趋势，但也并不是所有人都会有胃肠息肉。胃肠息肉的发病不仅与年龄相关，和以下因素也有关，如男性、结肠癌和息肉家族史、吸烟、饮酒、高脂血症、糖尿病、肥胖等。同时如果胃肠道黏膜存在损伤、炎症、感染等也是胃肠息肉的高发因素。总之，胃肠息肉形成的原因主要包括饮食习惯、炎性刺激和遗传因素等，现分述如下。

不恰当的饮食习惯与胃肠息肉的形成有关。例如胃肠息肉中癌变率最高的腺瘤发病率和饮食中脂肪摄入偏高有关。当高脂饮食，特别是脂肪摄入超过总热量的 40% 时，肝脏合成胆固醇和胆汁明显增加，从而使两者在结肠肠腔和粪便中的含量明显升高，升高的胆固醇和胆汁能促进腺瘤的产生。

炎症长期刺激胃肠黏膜，会引起肠黏膜增生，导致胃肠息肉的发生，因此，长期的胃肠道炎症也是胃肠息肉的原因之一。

遗传因素也与胃肠息肉密切相关。临床研究发现，约有 20% 的胃肠息肉与遗传因素有关。如果家族中有亲人得胃肠息肉，也要注意定期去体检。因为家族性息肉的癌变概率比较高。

另外，幽门螺杆菌感染、长期饮酒、工作压力大等因素也与息肉的发生密切相关。

2. 症状和体征特点

息肉体积比较小的阶段，一般不会引起症状。胃肠息肉一般没有明显症状，但也可能发生腹部不适、腹胀、排便习惯改变、腹泻和出血等不典型的消化道症状。小肠息肉可能会出现反复的腹痛和肠道出血等。大肠息肉很多人可能根本没有感觉，也有一些人会有大便变细、便血等症状，也有可能会出现腹胀、排便习惯改变、便血、腹泻等。巨大息肉可导致肠梗阻。

3. 相关辅助检查

（1）胃肠镜检查：由于小的胃肠息肉多无症状，因此，胃肠息肉的诊断通常是在进行常规胃镜或肠镜时发现。钡餐检查现已很少用于胃肠息肉的诊断。通过胃镜或肠镜检查后，可以明确是否患胃肠息肉，但胃肠息肉的分型必须通过病理才能确定。所谓病理也就是在常规检查或切除术中将取到的息肉组织送到病理科进行分析后确定。

（2）病理检查：胃息肉可分为肿瘤性息肉和非肿瘤性息肉。肿瘤性息肉包括腺瘤性息肉、绒毛状腺瘤等；非肿瘤性息肉包括增生性息肉、炎性息肉、家族性息肉、胃底腺息肉。肠息肉也可分为肿瘤性息肉和非肿瘤性息肉。肿瘤性息肉包括管状腺瘤、绒毛状腺瘤、混合性腺瘤；非肿瘤性息肉包括炎性息肉、增生性息肉、错构瘤性息肉。肿瘤性息肉有癌变风险，非肿瘤性息肉一般不易癌变。

二、中西医防病治病措施

1. 中医治疗的观点与优势

现代医家将胃肠息肉的临床症状进行归纳，多数将胃息肉归为"胃脘痛""痞满"等，将肠息肉归于"肠覃""肠癖""珊瑚痔""樱桃痔"等范畴。

综合临床症状及体征，虽然息肉的成因较为复杂，目前中医普遍认为胃肠息肉与脾胃关系极为密切。中医认为，脾胃虚弱为胃肠息肉发生的基础病因，也贯穿疾病始终，即是胃肠息肉的"本"虚。"标"实多由脾胃虚弱加之情绪不畅、饮食不节等而产生的痰、湿、热、瘀、毒等相互交结而形成胃肠息肉。

目前，胃肠息肉的中医证型分类并没有统一的标准和共识，各医家对胃肠息肉的认识也因个人经验、学术流派、地域等不同而存在差异。近年来，众多学者对中医证型、中药治疗胃肠息肉进行探索、归纳和总结。

（1）关于胃息肉的中医证型特点及与幽门螺杆菌感染相关性等的认识。

有学者认为胃息肉的病机为气滞或气虚导致瘀血阻滞脉络，所以中医证型以气滞血瘀证为主，实证兼有胃肠湿热证，虚证兼有脾胃气虚证，治疗以活血化瘀兼清热化湿或健脾益气。也有学者将胃息肉从气、血、痰、瘀等方面认识，将胃息肉分为痰瘀互结证、湿阻中焦证、气虚血瘀证。通过综合临床报道发现，胃息肉中脾胃虚寒证最多见。

调查还发现，幽门螺杆菌感染与不同类型的胃息肉也有关系。比如增生性息肉和炎性息肉幽门螺杆菌感染率较高，其发生与幽门螺杆菌感染有关，且胃底胃体部息肉更容易发生幽门螺杆菌感染。

（2）关于肠息肉的中医证型特点及与体质相关性等的认识。

调查发现，发生肠息肉的人群中其体质为湿热质的比例最高，约占21%，痰湿质比例为19%，气虚质比例为17%，阳虚质比例为16%，平和质比例为9%，气郁质比例为9%，阴虚质比例为7%，血瘀质比例为7%。

调查还发现，不同肠息肉患者体质在地域上的分布具有较大的差异，比如在华东和华南地区中肠息肉患者的中医体质类型以湿热质、痰湿质居多，比例分别为22%、22%和25%、24%；在华北地区以阳虚质（20%）居多；在东北地区以湿热质（21%）、痰湿质（19%）、气虚质（20%）、阳虚质（29%）居多；在西南地区以气虚质（17%）、湿热质（15%）居多。

肠息肉的证型中，肠道湿热最多见，其次为肝脾不调证、脾气虚弱证、脾虚夹湿证、脾肾阳虚证等。

统计还发现，腺瘤性息肉和非腺瘤性息肉在中医证型方面没有明显的差异，幽门螺杆菌感染与不同中医证型之间也没有明显差异。

2. 中医的单方、验方、中成药

中医证型辨证及中药的使用需要得到专科医生的指导。以下介绍常见证型及相关治疗知识。

（1）胃息肉

脾胃虚寒证：主要表现为胃痛隐隐，绵绵不止，胃脘部喜欢温暖的东西压着，空腹时疼痛明显，进食后可有所缓解，劳累或受凉后发作或加重，偶尔会吐清水，精神及胃口欠佳，四肢倦怠无力，手脚时时发凉，大便呈稀水样，舌淡苔白，脉虚弱或迟缓。

治法：温中健脾。

方药：经典方药可选黄芪建中汤或理中丸服用。目前以上两种方药均有制备成丸药的中成药销售，经医生辨证为脾胃虚寒证的患者可以服用以上中成药。

食物：多吃羊肉、韭菜、干姜、肉桂、花椒、白豆蔻等具有温中健脾类的食物。

生活中的注意事项：保暖是日常生活中最容易忽视的。由于脾胃靠近腹壁，最容易受凉，所以要注意保暖，注意时时用衣物加强对胃脘部的保暖。同时一年四季均应避免吃冷食、冷饮，包括寒凉类水果等，尤其是早饭，不仅要吃，而且最好是热的，尽量别吃寒凉类的水果。

脾胃虚弱证：表现为慢性腹泻，大便稀溏，色淡无臭味，夹有不消化食物残渣，腹泻时轻时重，或时发时止，吃饭后容易发生腹泻，吃多后易见腹胀、大便多，平时食欲不振，神疲倦怠，形体瘦弱等，舌质淡或有齿痕，苔薄白，脉细弱。

治法：健脾益气。

方药：主要为六君子汤。脾气虚夹湿者用参苓白术散。六君子汤及参苓白术散也有相应的中成药。

食物：多吃红枣、山药、芋头、莲藕等，湿气重者可加薏苡仁、扁豆、冬瓜等。

生活中的注意事项：和脾胃虚寒一样，首先要注意保暖，胃部受凉后会使胃的功能受损，故要注意胃部保暖不要受寒。也应避免吃冷食、冷饮。三餐饮食应规律，以清淡饮食为主，少吃辛辣刺激类食物。

其他证型：脾胃湿热证患者可多吃陈皮、茯苓、山楂、绿豆、冬瓜皮等具有清热利湿的食物。痰湿内阻证患者应多吃陈皮、白豆蔻、山楂、荷叶、薏苡仁、山药等以健脾祛湿化痰。气虚血瘀证患者应多吃黑木耳、山楂、木瓜、三七花等可理气活血。

（2）肠息肉

肠道湿热证：表现为腹痛，大便时有脓血，时时欲便，大便后没有爽快的感觉，大便色黄而秽臭，肛门灼热，身热，口渴，小便短黄，舌质红，苔黄腻，脉滑数。

治法：清热利湿。

方药：芍药汤或葛根芩连汤。如果专科医生判断为肠道湿热型患者，可在医生指导下选用相应中成药，如葛根芩连片等。

食物：平常可多吃玉米、薏苡仁、赤小豆、绿豆、苦瓜、黄瓜、冬瓜、苋菜等以清热利湿。

生活中的注意事项：肠道湿热型患者平素饮食均多偏爱辛辣刺激类食物，日常生活中一定要注意减少以上食物的摄入量，以清淡饮食为主。同时一定要戒烟、戒酒。

肝脾不调证：表现为胸胁部胀满或窜痛，时时喜欢叹息，情志抑郁或急躁易怒，食欲不振，腹胀便溏，或发作性腹痛腹泻，舌苔白或腻，脉弦。

治法：疏肝理气止痛。

方药：柴胡疏肝散。中成药推荐柴胡疏肝散、逍遥丸等。

食物：平常可多吃白萝卜、莲藕、胡萝卜、菠菜、茴香、木瓜等食物。

生活中的注意事项：此类型患者情绪控制尤其重要，要学会时时调整心情，以平和的心态面对生活和工作。适量运动，选择合适的运动方式，通过运动来释放压力。规律作息，保障睡眠质量。

其他证型：脾肾阳虚者应多吃羊肉、山药、芡实、核桃、龙眼、肉桂等。脾胃虚弱证及脾胃湿热证参见前文胃息肉。

3. 西医的处理原则

胃息肉一般多为良性，无症状者勿需治疗。增生息肉为非肿瘤性息肉，因为不会发生恶性病变，经内科对症处理，效果较好。

肠息肉的治疗方法有内窥镜下治疗、手术治疗和药物治疗等，目前主要是内窥镜下治疗，一般不需要开刀，药物治疗疗效并不明显。

 ## 三、答疑解惑

1. 胃肠息肉常见的症状是什么？

答：绝大多数胃肠息肉没有特别症状，多数是在胃肠镜检查时发现，少部分可能出现轻微肚子痛、不消化、胃口差等症状；若是胃息肉长大了可能阻塞幽门，出现呕吐等不适。当息肉表面发生溃疡等，也可能发生间歇性或持续性出血，出现呕血或大便变黑。

2. 为什么会长胃肠息肉？

答：尽管胃息肉发生的原因并不十分清楚，但一般认为与以下这些因素有关。

（1）遗传：研究显示，胃肠息肉多数有家族性，具体机制未明。

（2）幽门螺杆菌感染：幽门螺杆菌感染后释放的多种炎症介质及细胞因子能对胃黏膜造成损伤，刺激胃上皮细胞增生，从而导致胃息肉产生；根除幽门螺杆菌感染后，部分息肉会缩小或消失。

（3）胆汁反流：十二指肠液含有胰酶、胆酸等物质，如果反复发生反流入胃，以上物质可损害胃黏膜，引起胃黏膜炎症性增生，引起胃息肉；大量反流液可以改变胃内酸碱度，使胃内 pH 值升高，刺激胃泌素增生，导致增生性息肉的产生。

（4）服用抑酸药：长期不规范服用抑酸药也可导致高胃泌素血

症，引起胃腺体囊状扩张，形成胃息肉；其中胃底腺息肉就与服用该药密切相关，此类息肉停用抑酸药后胃底腺息肉可消失。

（5）年龄、性别因素：研究显示，老年人比青年人、男性比女性更易罹患胃息肉。

（6）不良生活习惯：① 吸烟会增加幽门螺杆菌感染机会，烟草烟雾中含有大量的致癌物质可使胃黏膜发生不可逆转的基因改变，促进息肉的形成。② 长期食用腌制食品、油炸食物，较少进食蔬菜类等饮食习惯也是胃息肉发生的高风险因素。③ 酒精可损伤胃黏膜，增加慢性胃炎的发生率，导致细菌繁殖，增加胃息肉发生的风险。④ 胃息肉也与长期喝浓茶和咖啡相关。

发生肠息肉的原因涉及多个方面，常见的有以下几点。

（1）年龄：结直肠息肉的发病率随年龄增大而明显增高。

（2）胚胎异常：幼年性息肉病多为错构瘤，可能与胚胎发育异常有关。

（3）基因异常：家族性息肉的发生可能与抑癌基因功能缺失有关，导致对肿瘤的抑制作用减弱，增加发生结直肠腺瘤性息肉病和癌变的风险。

（4）遗传因素：家族成员中有人患有腺瘤性息肉时，其他家庭成员发生结直肠息肉的可能性也明显升高，尤其是家族性息肉病具有非常明显的家族遗传性。

（5）胆汁代谢紊乱：大肠内胆汁酸的含量增加可诱发肠息肉，如胃十二指肠溃疡行胃空肠吻合术以及胆囊切除术后会引起胆汁的流向和排出时间发生改变。

（6）肠道炎性疾病：结肠黏膜的慢性炎症病变如溃疡性结肠炎、克罗恩病以及阿米巴痢疾、肠道血吸虫和肠结核等，是导致炎症性息肉发生的主要原因。

（7）饮食性因素：长期进食高脂肪、高蛋白质、低纤维性饮食者，结直肠息肉的发生率明显增高。吸烟与腺瘤性息肉也有密切关系。

3. 医生说我幽门螺杆菌阳性，容易得胃肠息肉吗？

答：研究显示，幽门螺杆菌的感染与胃肠息肉密切相关，患有胃

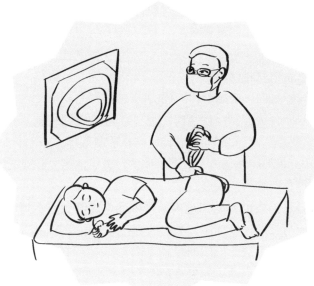

肠息肉者应进行幽门螺杆菌筛查，阳性者应积极根治。

4. 如何发现胃肠息肉？

答：如果想明确是否有胃肠息肉，均应行胃镜或肠镜检查以明确。

5. 胃肠息肉会不会遗传或"传染"？

答：胃肠息肉不会传染。但家族性胃肠息肉有家族史或遗传可能，具体可能与以下因素有关。

（1）遗传因素：遗传因素是导致胃肠息肉出现家族聚集的首要原因，有临床调查发现，只要有 1 位亲属患肠息肉，家庭中结直肠癌发病风险就会比没有息肉家族史的人高出 43% 左右；如果家庭中有 ≥ 2 位亲属患息肉，结直肠癌风险会进一步升高到 79%。一个家族中很可能不止一个人将来会罹患肠息肉。

（2）相同的生活及饮食习惯：家庭成员之间的生活方式及饮食习惯很容易相互影响，长期生活在一个家庭，相同的不良生活和饮食习惯，如熬夜、喜欢吃红肉、高脂饮食、焦虑等，很容易患上相同的疾病，包括胃肠息肉。

同时幽门螺杆菌可通过共同进餐传染，如果家庭一人感染幽门螺杆菌，则其他人也很容易被传染，幽门螺杆菌的感染与胃肠息肉密切相关。

6. 胃肠息肉就是癌吗？

答：胃肠息肉不是癌，但有癌变的风险。

胃肠息肉分为非肿瘤性息肉（炎性息肉、增生性息肉、错构瘤性息肉、胃底腺息肉）和肿瘤性息肉（包括管状腺瘤、绒毛状腺瘤、混合性腺瘤）。非肿瘤性息肉一般不易癌变，肿瘤性息肉有癌变风险。

7. 哪种息肉容易变成癌？

答：胃息肉中的胃底腺息肉及增生性息肉癌变率不到 1%，前者的发生可能与长期口服抑制胃酸的药物有关，后者常与幽门螺杆菌感染和萎缩性胃炎有关，当然如果息肉长大后癌变风险会增加。胃息肉中腺瘤性息肉癌变率高，如果直径大于 2 厘米的绒毛状瘤性息肉癌变率最高可达 40%。

肠息肉中的肠腺瘤性息肉有癌变风险，当腺瘤性息肉符合以下任

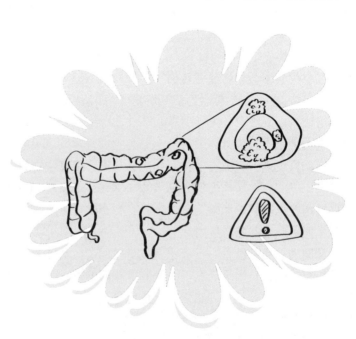

意一条标准，癌变危险性较高：① 息肉个数 ≥ 3 个；② 息肉直径 ≥ 1 厘米；③ 不论大小，病理报告出现"管状绒毛腺瘤"或"绒毛腺瘤"者；④ 不论大小，病理报告有"高度异型增生"或"高级别上皮内瘤变"者。

以上标准，无论是息肉的数量、直径大小会在内镜检查报告中描述。而息肉是否属于腺瘤性息肉，以及是否管状绒毛腺瘤、绒毛腺瘤、高度异型增生、高级别上皮内瘤变等只有在后期的病理检查报告才能明确，所以检查结束后一定要关心病理检查结果。

8. 怎么明确胃肠肠息肉性质？

答：胃肠镜下从大体形状上大致可以判断息肉的良恶性。① 一般情况下，息肉带蒂直径小于 2 厘米、息肉表面光滑、通过镜子推动活动度较好的常常是良性息肉。② 如果在镜下可见息肉黏膜下扁平、息肉直径较大（大于 2 厘米），其表面有出血、溃疡，且镜子推动活动度差，胃肠息肉往往是恶性。③ 肠镜下只能根据息肉的形态、外观等做出大概判断，只有将息肉完整切除送病理检查，才能最终判定息肉的性质。

因此，病理检查结果才是胃肠息肉性质诊断的"金标准"。

9. 得了胃肠息肉一定要切除吗？

答：肠息肉的治疗有内窥镜下治疗、手术治疗和药物治疗等，目前主要是内窥镜下治疗，一般不需要开刀，肠息肉药物治疗疗效并不明显。

胃息肉一般多为良性，没有症状者勿需治疗。息肉直径 < 0.5 厘米者可以随访观察。对于幽门螺杆菌阳性，几毫米小的增生性息肉可先行根除幽门螺杆菌治疗，部分胃息肉可缩小或消退，但需定期复查胃镜，观察息肉是否增大或恶变。增生性息肉为非肿瘤性息肉，因为其不会发生恶性病变，经内科对症处理后效果较好。胃息肉中的腺瘤性息肉癌变率可达 30%～58.3%，组织病理检查确诊即可手术治疗。同时胃息肉的大小、数量等也决定是否进行切除治疗。胃息肉只要直径 ≥ 1 厘米，就建议在胃镜下切除。具体还要结合胃息肉数量、活检后的病理类型、是否合并有幽门螺杆菌感染等因素，由医生综合分析

是否需要切除。

　　肠息肉虽然只有少数（≤ 5%）的腺瘤经过 7～10 年会进展为癌症，但 85%～90% 的结直肠癌由结直肠腺瘤转化而来，其中约 2/3 结肠息肉为腺瘤。所以，大部分结直肠癌和息肉有关。早期干预可降低结直肠癌的发病率。因此在临床肠镜检查中发现肠息肉，应当予以积极处理。肠息肉越早切除越好。部分患者在做肠镜发现大肠息肉时便可直接切除，送病理检查确定其病理类型，根据病理结果进一步决定后续治疗方案。

　　10. 除了切除，哪些息肉是需要治疗的呢？

　　答：肠息肉药物治疗疗效并不明显。小的胃息肉也无需治疗，但当存在以下情况时应积极治疗。

　　（1）有幽门螺杆菌感染的增生性息肉，需要进行根除幽门螺杆菌；有研究表明大约 40% 的感染者积极根除幽门螺杆菌后息肉会缩小或消除。

　　（2）腺瘤性息肉原则上需要切除治疗（首选内窥镜下治疗）。这种息肉癌变率较高，一经发现应及时治疗。

　　（3）增生性息肉如果较大、明显糜烂甚至伴出血、病理有异形增生等异常情况，也要及时治疗。同时家族性息肉积极治疗也非常必要。

　　11. 门诊胃肠镜检查发现息肉能立即摘除息肉吗？

　　答：胃肠镜检查中发现的息肉能否立即摘除受多种因素的影响，如息肉的大小、数量、形态和分型，更重要的还取决于患者是否有出血等风险。一般情况下，对于体积大、数量较多、息肉血供丰富，或癌变可能性较大的息肉，需要完善术前检查进行再次评估后进行治疗；风险大者，息肉摘除术后需住院观察，防止出血等并发症发生。如部分患者有长期口服阿司匹林、氯吡格雷等影响凝血功能的药物，较大息肉马上切除则有增加切除术后出血的风险。部分大于 2 厘米的息肉要重新行超声胃肠镜、CT 和磁共振等检查排除有没有癌变的可能，是否往更深的肌肉层生长，如果息肉已经癌变，并且已经向黏膜下深部生长，那此类息肉就不适合在胃肠镜下切除，要开刀做手术切除。因此，胃肠镜检查中发现的息肉能否立即摘除需要由医生综合考虑后决定。

12. 无痛胃肠镜风险大吗？会不会有什么后遗症？

答：所谓无痛胃肠镜，就是麻醉下行胃肠镜检查或治疗，麻醉下有利于操作并能提高患者舒适度，减轻患者痛苦。大多数胃肠镜检查是在保留患者自主呼吸的麻醉下实施的，目前使用的麻醉药物在人体内有代谢快、苏醒快、苏醒彻底、麻醉后残余作用少等特点。并且所有无痛胃肠镜检查都由麻醉医生在密切的心电监护下实施，完成检查后患者会在麻醉师及护士的持续监护下直至完全苏醒并判断无特殊不适后才会结束治疗。因此，麻醉下行胃肠镜检查是十分安全的。

当然麻醉下也有可能发生一些不良事件，主要有肺和心血管不良事件，如低氧血症、心律失常、低血压等。这些不良事件在非麻醉的肠镜中也有发生可能，检查前麻醉师会充分进行评估，麻醉中麻醉师也会密切观察，积极有效地防止以上不良事件的发生。

13. 摘除胃肠息肉前需要停服哪些药物？

答：部分患者因为有心脑血管等慢性疾病，长期口服抗凝药及抗血小板药，如阿司匹林、氯吡格雷、西洛他唑、替格瑞洛、利伐沙班、华法林以及三七等药物，行胃肠息肉摘除术前以上药物均需停用。具体停用时间及替代治疗方案等，临床医生会根据患者的不同情况及内窥镜操作出血风险给出具体指导。如果在服用以上药物，行胃肠镜息肉摘除前一定要记得告知医生，由医生来进行专业指导。

14. 刚做完肠息肉切除术需要注意些什么？

答：（1）术后眩晕、恶心、脚步不稳情况是比较常见的不适，加上检查前的禁食会导致以上症状更加明显，因此术后下床时首先应防止跌倒等意外发生，建议有人陪同。

（2）术后当日无论在病房还是在家，均以卧床或床边活动为主。同时注意观察有无持续性腹痛、腹胀、黑便、便血等症状，如果有以上不适应及时寻求医生的帮助进行判断，排除危险情况，如消化道出血、穿孔等。同时，治疗当日不宜泡热水澡，不可腹部热敷，避免诱发出血。

（3）胃镜检查术后可能会因为胃镜的局部刺激而出现咽部不适，

休息后会逐渐自行消失。肠镜检查和治疗中需往肠腔注入一定量的气体，因此术后可能会引起轻度腹胀不适、肛门排气较多，这是正常现象，无须特殊处理。

（4）术后进食：胃息肉术后手术医生会视手术情况嘱予一定时间内禁食，以及开放流质饮食的时间节点，患者应严格遵守医嘱。大肠、直肠部位较小息肉术后也须遵从医嘱。一般可在术后 2 h 后进食米汤、稀米糊等流质，1～2 天再过渡到半流质饮食如稀饭、烂面条、蒸水蛋等。同时，1 周内忌食浓茶、咖啡、酒类、辛辣、高纤维等食物，以免影响创口愈合。术中如果发现息肉较大者，或术中出血较多者，手术医生均会严密观察病情，视情况而定由禁食禁水过渡到进食米汤、稀米糊或稀饭、烂面条等，具体根据个体情况而定，术后应严格遵守医嘱，防止意外情况发生。

（5）术后 1 周内均应避免剧烈运动、情绪波动等，避免进行深蹲、仰卧起坐等有可能使腹压增加的运动。

15. 做好胃肠息肉切除术后发现大便里有血应该怎么办？

答：胃肠镜切除息肉后均有发生出血的可能，是胃肠息肉切除术最常见的并发症之一。

胃镜后少量出血大便颜色可能没有明显变化，只有通过化验才能明确，当出血量大时会出现柏油样黑便，甚至血便或呕血。肠镜后少量出血时表现为大便带血丝、血块或成黑色；中等量出血时大便呈暗红色或鲜血便。胃肠镜后出血如果出现中等量出血时，会伴有头昏、心悸；便血较多，同时出现冷汗、面色苍白、昏厥、昏迷，说明是大量出血。

当胃肠息肉切除术后出现出血情况时应该进行如下处理，防止危险进一步发生：① 立即告知家人或同事，停止活动、平卧休息；② 暂时停止进食和饮水；③ 联系和咨询经治医生，告知目前的状况；④ 伴有乏力、头晕、心悸、出冷汗等危重情况时，应立即呼叫救护车去医院急救。

16. 胃肠息肉切除了还会复发吗？多长时间进行复查？

答：胃肠息肉摘除术后很容易复发，其中大约有 50% 的大肠息肉患者在切除术后 4 年内出现息肉复发。复发的原因有多种：① 真正的复发。虽然进行了胃肠息肉的切除，但导致胃肠道长息肉的原因或环境没有改变，这样很容易导致息肉的复发；② 手术时没有切干净。因为息肉与正常组织分界不清等原因会导致胃肠镜下切除息肉时没有完全切除息肉而导致复发；③ 手术中部分小的息肉未被发现而没有切除，随着时间的延长，小的息肉变大，再次进行胃肠镜检查时发现息肉。

因此，如果胃肠镜检查发现有息肉者，虽然予以切除术，也要定期进行复查，尤其是息肉数目较多、息肉大、腺瘤性息肉者更要定期复查。

需要强调的是目前尚无证据表明复发的息肉比初次发现的息肉更容易进展成为癌。

复查的周期依据病情而定。

对胃息肉来说，如果胃息肉直径＞1 厘米，病理提示为腺瘤性息肉，且为多发息肉，年龄＞45 岁等，即使进行了胃镜下摘除术也应加强胃镜随访，可以选择每 6 个月或 1 年进行胃镜检查。

对肠息肉而言，单个良性的大肠息肉摘除术后需要每年复查 1 次肠镜，连续 2～3 年检查未复发者，之后可以改为每 3 年复查 1 次肠镜。如果是多个良性胃肠息肉，需要每年进行胃肠镜检查。增生性息肉因其生长较缓慢，患者可 1～2 年随访 1 次。如果病理检查提示为绒毛状腺瘤、高级别上皮内瘤变和锯齿状腺瘤，应当在息肉摘除术后 3 个月复查 1 次，若无异常可延长至 6 个月～1 年复查 1 次。

17. 如何避免胃息肉复发？

答：胃肠息肉复发的原因多因为其生长的"土壤"仍然存在，也就是之前谈的易导致息肉发生的危险因素如果不能得到解决，则胃肠息肉的复发有时是不可避免的。防止胃肠息肉的发生，应做到如下 3 点。

（1）改变不良生活习惯，坚持良好的饮食及生活习惯。如三餐定时、戒烟戒酒、少吃辛辣、少吃腌制食品及煎炸油腻食物，多吃新鲜蔬果等，少喝浓茶和咖啡。

（2）增强体质，防止过度劳累，避免长期紧张、焦虑情绪存在。

多运动，保持乐观向上的积极情绪，防止焦虑的发生。研究表明，焦虑是胃息肉发生的独立危险因素。

（3）针对病因治疗。如积极治疗胆汁反流、幽门螺杆菌感染等疾病，避免胃部长期受刺激，防止息肉的发生。

18. 平时吃什么食物有助于防止胃肠息肉发生？

答：长期保持健康的饮食有助于防止胃肠息肉的发生，当然也不是吃一次两次就会有明显的效果，健康的饮食习惯不仅能预防胃肠息肉，也有助于减少罹患心脑血管疾病的风险。在我们日常生活中有助于预防胃肠息肉的食物如下。

（1）富含益生元的食物

低聚糖为可溶性纤维，其有助于肠道益生菌的生长而称为益生元。益生元进入肠道后能为双歧杆菌和乳酸菌等益生菌提供生长需要的营养，帮助产生醋酸和乳酸，使肠道酸化，起到抑制有害微生物生长、为肠细胞提供健康环境的作用，从而降低肠细胞转化为息肉和癌变的风险，预防肠道息肉生长。香蕉、小麦、洋葱、大蒜等食物中富

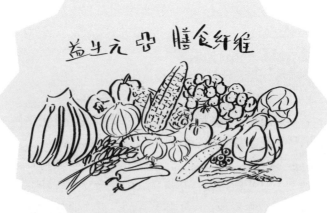

益生元 + 膳食纤维

含有可溶性纤维低聚糖，是人体益生元获得的主要途径。

（2）富含膳食纤维的食物

膳食纤维进入人体后可以起到保存大便水分的作用，使大便变软，利于通便，防止便秘，保护肠道微生态；膳食纤维还能促进肠道蠕动、减少食物和潜在的致癌物在肠道中停留时间，防止致癌物质导致的肠细胞异常增生。中国营养学会建议成人每天应进食 25～30 g 膳食纤维。世界卫生组织提倡每天吃 30 g 膳食纤维。需要注意的是，食物的重量并非就是膳食纤维的量。常见食物膳食纤维含量见下表。

表 11-1　常见食物膳食纤维含量表

食物（100 g）	膳食纤维含量（g）	食物（100 g）	膳食纤维含量（g）
酸枣	10.6	椰子肉	4.7
梨（库尔勒梨）	6.7	桑椹	4.1
冬枣	3.8	人参果	3.5
芭蕉	3.1	大山楂	3.1
金橘	6.5	香蕉	2.6
蚕豆	25	绿豆	16.3
薏苡仁	15.6	赤小豆	12.7
莲藕	4.9	西芹	4.8
四季豆	4.8	山药	4.1
芋头	4.1	空心菜	4.0
西兰花	3.7	韭菜	3.3
冬瓜	2.9	魔芋	74.4
木耳	29.9	冬菇（干）	32.3

（3）富含钙、镁和维生素D的食物

临床研究发现，从饮食中摄取钙对预防肠息肉形成是有益和安全的。除从牛奶或酸奶中获取外，还可以通过贝类、海鲜和绿叶蔬菜来补钙。

人群中镁的轻度缺乏相当普遍，绿叶蔬菜是镁的天然来源，但大棚内的生长和食品加工过程中会损失很多镁。菠菜含有丰富的镁，对任何关心结肠息肉的人来说是保健价值最好的蔬菜之一，清洁和保护肠道作用很有效。同时，钙的吸收需要镁的参与，绿叶蔬菜镁含量高，是镁的天然来源。

维生素D能控制肠息肉细胞的增殖速度，促进钙的吸收，维生素D的最佳来源包括肝脏、鱼类和维生素D强化乳制品，多晒阳光也能产生维生素D。

（4）富含硒、叶酸、萝卜硫素等食物

调查显示，硒的摄入也有利于降低肠息肉和大肠癌患病风险。虾、食用菌、西兰花、紫薯、黑豆、黑芝麻和大蒜中均含有丰富的天然硒元素。

叶酸广泛存在于食物、蔬菜、水果中，如稻米、小麦、玉米、豆类、扁豆、芦笋、菠菜、生菜、鳄梨、西兰菜、芒果、橙子等。每天摄入超过约400 μg叶酸可预防息肉形成，降低结肠癌的发病概率。

研究显示，萝卜硫素能保护动物肠道细胞，延缓肠息肉的生长，诱导有害细胞凋亡（自我死亡）。西兰花、胡萝卜、白萝卜等都是萝卜硫素的天然来源，烹饪后萝卜硫素容易造成破坏，应尽量生吃或者微煮，最大限度地保护萝卜硫素，从而发挥防治肠息肉功效。

（5）其他食物

洋葱、芥末、生姜、咖喱等含较多姜黄素，同时洋葱也富含槲皮素。研究显示，姜黄素具有降脂、抗炎、抗氧化、抗肿瘤、利胆等作用，槲皮素具有预防和控制肠道息肉形成的作用。

施　荣　上海中医药大学附属曙光医院

第 12 章

帕 金 森 病

帕金森病（Parkinson disease，PD），又称震颤麻痹，是常见的神经退行性疾病之一。本病以英国医生詹姆斯·帕金森之名命名。他在1817年发表了《论震颤麻痹》（*An Essay on the Shaking Palsy*）一书，书中首次详述了帕金森病的相关症状；其生日4月11日也定为世界帕金森日。一些著名人物如演员迈克尔·J·福克斯、奥林匹克自行车手戴维斯·费尼和职业拳击手穆罕默德·阿里等患有PD提高了大众对PD的关注。

PD是一种缓慢进展的神经退化疾病，主要影响运动神经系统，

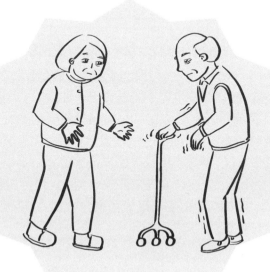

基本特征是震颤、运动徐缓和肌强直。国内帕金森病患者已经超过220万人，其中老年人多见，我国65岁以上人群PD的患病率大约是1.7%。PD平均发病年龄为60岁左右，40岁以下起病的患者较少见，但在60岁以上人群中发病率迅速增加，诊断时的平均年龄为70.5岁。大部分帕金森病患者为散发病例，仅有不到10%的患者有家族史。男性较女性容易患病，若患者在小于50岁发病，则称为早发性帕金森病。帕金森病患者的预期寿命较一般人短，为7～15年，死亡率大约是健康人群的2倍。发病10年后，大多数帕金森病患者最终会出现自主神经功能障碍、睡眠障碍、痴呆等问题，其中痴呆是造成患者残障的主因，使患者和照护者的生活质量降低，同时使患者死亡率增高，并更可能住疗养院。造成PD患者死亡的主要风险因子包括认知功能减退、失智、吞咽功能障碍、老年发病和较严重的疾病状态。PD患者因吸入性肺炎导致死亡的风险也大约是健康人群的2倍。

一 疾病特点

1. 病因特点

帕金森病最主要的病理改变是中脑黑质多巴胺（dopamine，DA）能神经元的变性死亡，由此而引起纹状体DA含量显著性减少而致病。多数帕金森病患者病因不明，只有小部分可归因于遗传因素，年龄增长、环境因素等均可能参与PD多巴胺能神经元的变性死亡过程。

（1）遗传因素：遗传因素是PD发病原因之一，有5%～10%的PD患者有家族史。研究发现，至少有6个致病基因与家族性帕金森病相关，其中最常见且目前研究最深入的是 *SNCA*、*LRRK2* 和 *GBA* 基因，*SNCA* 和 *LRRK2* 突变会增加罹患帕金森病的风险，*GBA* 基因突变与疾病进展更快相关。

（2）年龄增长：PD的发病率和患病率均随年龄的增高而增加。研究发现，随着年龄增长，DA能神经元发生退变，但生理性DA能神经元退变不足以引起本病。实际上，只有黑质DA能神经元减少

50% 以上，纹状体 DA 递质减少 80% 以上，临床才会出现 PD 症状，老龄只是 PD 的促发因素。

（3）环境因素：锰中毒、一氧化碳中毒、酚噻嗪、丁酰苯类药物能产生 PD 症状。有报道杀虫剂、除草剂、工业污染和水源污染等因素与 PD 的发生有关，空气污染可能促进帕金森病的发展。

（4）其他：除上述因素外，严重的脑外伤、高血糖、高血脂、酗酒都可能增加患 PD 的风险。

2. 症状和体征特点

帕金森病起病隐袭，进展缓慢，患者通常因为肢体的震颤或活动笨拙等运动症状而就医。近年来人们越来越多的注意到抑郁、便秘和睡眠障碍等非运动症状也是帕金森病患者常见的主诉，它们对患者生活质量的影响甚至超过运动症状。

（1）运动症状：帕金森病有四种主要运动症状，即震颤、肢体僵硬、动作迟缓、姿位不稳。

震颤是 PD 最为人所知的症状，通常是从单侧肢体发展至双手和双脚。PD 的震颤对四肢远端的影响较大，频率不快，常伴有食指向大拇指靠拢，两指相互绕圈的"搓丸样"震颤。并且这种震颤静止时出现或明显，运动时减轻或停止，紧张时加剧，入睡后消失。部分患者可能有姿势性震颤。大约 30% 的帕金森病患者在刚发病不会颤抖，随着病程进展逐渐产生此症状。

肢体僵硬也是 PD 常见症状，可能早于震颤出现，早期通常是不对称的，且好发于颈部和肩膀，随后扩及颜面和四肢，最后随病程进展蔓延到全身，使患者逐渐失去运动能力。患者在活动四肢、颈部时会感到较大的阻力，使得动作困难。肢体僵硬还会导致肌肉酸痛或者身体无法伸直。检查时会发现患者的肢体、颈部或躯干活动时有明显的阻力，其中均匀一致称为"铅管样强直"；当患肢合并有震颤，在均匀阻力中出现断续停顿，称"齿轮样强直"。

动作迟缓是 PD 的另一个特征，患者动作变得缓慢，出现书写困难，字体越写越小，起步、停步时均有困难。在检查时令患者做出类似上述动作可以观察到动作的迟缓。

姿位不稳是帕金森病晚期的典型症状，患者在站立、起身、走路，特别是转弯时难以保持平衡，常因丧失平衡感而经常跌倒，甚至因此骨折导致残疾。检查时可通过向后牵拉患者观察患者的平衡力。

PD 其他运动症状还包括慌张步态（走路时步伐加速且前冲）、发声困难、吞咽异常、流口水。晚期 PD 患者还可出现冻结现象，表现为行走时突然不能迈步，好像肢体冻结。随着肌肉的僵硬累及面部，患者眨眼减少，面容呆板，好像戴了面具，称为"面具脸"。

（2）非运动症状：PD 患者可出现一系列的非运动症状，累及多个系统，最常见的是便秘、疲劳、睡眠障碍。其中睡眠障碍包括嗜睡、快速动眼期睡眠行为障碍、失眠等症状。PD 还可能导致精神症状，包括情绪障碍、认知减退、冲动控制障碍等，超过 1/3 的病例会发生抑郁或焦虑。自主神经系统的改变可能会导致体位性低血压、皮脂溢出增多、多汗、尿失禁和性功能障碍。感觉障碍可能有麻木、痉挛、疼痛、嗅觉障碍等。疾病后期，严重便秘、小便失禁、性能力受挫、经常打瞌睡、抽筋及肌肉疼痛、情绪抑郁、晚间睡眠时经常惊醒等会严重影响患者的生活质量。

3. 相关辅助检查

PD 患者脑部 CT 及 MRI 与正常者无明显差异，常用来排除继发性帕金森综合征。PD 可通过 PET-CT 显像进一步确诊，PD 患者多巴胺摄取功能 PET-CT 显像可显示多巴胺递质合成减少，多巴胺转运体（DAT）功能显像可显示 DAT 数量减少，在疾病早期甚至亚临床期即可显示降低，可支持诊断。此外，嗅觉检查多可发现 PD 患者存在嗅觉减退，[123]I-MIBG 心肌闪烁成像可发现 PD 患者的自主神经功能障碍。

二 中西医防病治病措施

1. 中医的观点

PD 中医称之为"振掉""颤振""震颤"。《黄帝内经》虽无颤证病名，但对本病已有认识。如《素问·至真要大论》云："诸风掉眩，皆属于肝。"《素问·脉要精微论》载："骨者，髓之府，不能久立，行则振掉，骨将惫矣。"《素问·五常政大论》中"其病摇动""掉眩巅疾""掉振鼓栗"等，阐述了本病以肢体摇动为其主要症状，属风象，与肝、肾有关。故 PD 的症状可归因于"肝风"，肝风是由于阳亢，阳亢之本，源于阴亏，其病理性质总属本虚标实，本虚为肝肾亏损或气血不足；标实为风火痰瘀互结，久而成毒。肝肾阴虚、阳动化风在本病演变过程中贯穿始终。

（1）PD 的进展及病机变化：帕金森病是一种缓慢进展的神经退行性疾病，疾病初起，肝肾阴虚，水不涵木，肝风内动，风阳上扰，或走于四肢，牵掣经络，"风善行而数变"，故疾病进展迅速；疾病发展，肝肾精血亏虚，肾气不足则脑髓空虚，正气受损，气血停滞，产生痰瘀，日久生毒，加之药毒，毒损脑窍，病更难治；疾病日久，阴阳互根，阴损及阳。同时，毒邪伤正，导致正气不足，阴阳俱虚。

（2）对"药毒"的中医认识：PD 患者常需要使用多种药物对抗疾病及并发症，这些药物的不良反应不容小觑。中医认为，药物产生的不良反应为药毒，随着 PD 的发展，痰毒、瘀毒、药毒蓄积，毒损脑窍脑络，进一步加重疾病的发展。故治疗中需在滋补肝肾、滋阴潜阳的同时加以通络解毒之品，以达到增效减毒的作用。

2. 中医治疗

（1）辨证用药。方药需要在专科医生指导下使用。

肝肾不足证：表现为肢体震颤，程度较轻，肢体麻木、筋脉拘急，行动迟缓，头晕耳鸣，失眠多梦，腰膝酸软，大便不畅；舌红少津，苔薄白，脉弦细数。

治法：滋补肝肾，滋阴息风。

方药：熟地黄平颤方，六味地黄丸。

风阳内动证：表现为肢体颤动粗大，程度较重，不能自制，头晕耳鸣，面赤，烦躁，易激动，心情紧张时颤动加重，伴有肢体麻木，口苦而干，语言迟缓不清，流涎，尿赤，大便干；舌红，苔黄，脉弦滑数。

治法：镇肝息风，舒筋止颤。

方药：天麻钩藤饮合镇肝息风汤。

痰热风动证：表现为头摇不止，肢麻震颤，重则手不能持物，头晕目眩，胸脘痞闷，口苦口黏，甚则口吐痰涎；舌体胖大有齿痕，舌红，舌苔黄腻，脉弦滑数。

治法：清热化痰，平肝息风。

方药：导痰汤合羚角钩藤汤。

气血亏虚证：表现为头摇肢颤，面色白，表情淡漠，神疲乏力，动则气短，心悸健忘，眩晕，纳呆；舌体胖大，舌淡红，舌苔薄白滑，脉沉濡无力或沉细弱。

治法：益气养血，濡养筋脉。

方药：人参养荣汤。

髓海不足证：表现为头摇肢颤，持物不稳，腰膝酸软，失眠心烦，头晕，耳鸣，善忘，老年患者常兼有神呆、痴傻；舌红，舌苔薄白，或红绛无苔，脉细数。

治法：填精补髓，育阴息风。

方药：龟鹿二仙膏。

阳气虚衰证：表现为头摇肢颤，筋脉拘挛，畏寒肢冷，四肢麻木，心悸懒言，动则气短，自汗，小便清长或自遗，大便溏；舌淡，舌苔薄白，脉沉迟无力。

治法：补肾助阳，温煦筋脉。

方药：地黄饮子。

（2）中成药

乌灵胶囊：乌灵菌粉，具有养心安神、补肾健脑的作用。适用于PD伴抑郁患者。

天麻钩藤颗粒：天麻、钩藤、石决明、栀子、黄芩、牛膝、杜仲（盐制）、益母草、桑寄生、首乌藤、茯苓。具有保护多巴胺神经元、降低脑内乙酰胆碱酯酶活性、改善黑质去能量代谢的活性作用，能改善PD患者的运动功能和日常生活能力。

苁蓉益肾颗粒：五味子、肉苁蓉、菟丝子、茯苓、车前子、巴戟天。适用于 PD 伴认知功能障碍患者，能提高患者生活质量和日常生活能力，改善认知功能。

（3）中医调护：首先，增强人体正气，避免和消除导致本病的各种致病因素。情绪上应保持稳定，心情舒畅，避免忧思郁怒等不良精神刺激。在生活起居方面，应尽量使环境保持安静舒适，居处通风良好，避免受风、受热、受潮，生活有规律，节制房事。饮食宜清淡而富有营养，忌暴饮暴食或嗜食肥甘厚味，戒除烟酒等不良嗜好。

调摄护理方面。PD 患者平时注意加强肢体功能锻炼，日常活动预防跌倒，可适当参加力所能及的体育活动，如太极拳、八段锦、内养功等。对病情较重者，应帮助患者做适量被动运动，按摩肢体，以促进气血的运行；下地行走时，应注意走路姿势、技巧和速度，注意安全。

3. 西医的处理原则

（1）药物治疗

1）左旋多巴（L-DA）制剂：如左旋多巴-苄丝肼、左旋多巴-卡比多巴，多巴胺（DA）的前体药物，本身无药理活性，通过血脑屏障进入中枢，经多巴脱羧酶作用转化成 DA 而发挥药理作用。左旋多巴制剂是目前 PD 治疗中最有效的药物，但长期使用会引起运动并发症包括运动症状波动和异动症。目前认为推迟使用左旋多巴不会推迟运动并发症的发生，所以不必因惧怕运动并发症而推迟使用左旋多巴制剂的时间。

2）多巴胺受体激动剂：如溴隐亭、普拉克索、罗皮尼罗、罗替戈汀。多巴胺受体激动剂是一类在分子构象上同 DA 相似，能直接作用于 DA 受体的药物，可以克服 L-DA 的不足，并可以加强 L-DA 单疗效延缓并发症的发生。联合使用小剂量 L-DA 和多巴胺受体激动剂与单用大剂量 L-DA 的疗效相当，而不良反应发生率明显降低。

3）单胺氧化酶（MAO）B 抑制剂：如司来吉兰和雷沙吉兰。多用于早期或早中期 PD 患者，能够治疗 PD 患者的运动症状，研究表明司来吉兰和雷沙吉兰可能具有神经保护和疾病修饰作用。

4）金刚烷胺：改善 PD 症状的作用较 L-DA 弱，但金刚烷胺缓释剂在缓解帕金森病异动症方面是安全并且有效的。

5）抗胆碱能药物：如苯海索。此类药物被用于早期首发症状为震颤的帕金森病患者。

6）儿茶酚胺-O-甲基转移酶（COMT）抑制剂：如托卡朋和恩他卡朋。此类药物主要作为标准药物 L-DA 制剂的辅助用药，用于治疗以上药物不能控制的帕金森病及剂末现象（症状波动）。

7）其他：绝经后女性患者运用雌激素对病情可能有帮助，强直、震颤、流涎严重的患者可在专科医生指导下注射肉毒素治疗。

PD 非运动症状涉及范围广，个体差异大，一般采用对症治疗，如用文拉法辛治疗抑郁症状，奥氮平治疗精神症状，米多君治疗体位性低血压，益生菌改善便秘等。因患者的用药情况及对治疗的需求因人而异，需结合患者自身情况在专科医生的指导下治疗。

（2）有创治疗

影响生活质量、难以忍受的运动并发症及难治性 PD 会促使患者考虑接受有创治疗。具体治疗措施应个体化考虑，根据患者情况，综合多学科评估、治疗条件以及患者价值观和意愿等因素。有创治疗可能改善症状，但不能改变基础神经变性过程的进展。

帕金森病装置辅助治疗方法包括：① 脑深部电刺激（DBS）；② 经胃空肠造瘘管持续性泵入左旋多巴-卡比多巴凝胶（LCIG）；③ 部分国家允许使用输液泵持续皮下给予阿扑吗啡（CSAI）。

治疗晚期帕金森病的外科手术操作包括：① 丘脑切开或毁损术；② 苍白球切开或毁损术；③ 丘脑底核切开或毁损术。

（3）营养

由于蛋白质会妨碍 L-DA 吸收，在进餐时服用 L-DA 制剂会影响药物吸收、利用和代谢。富含蛋白质的食物，如肉类、鱼类、鸡蛋或高脂肪食物会延后药物开始起效的时间，并使药物疗效减弱。因此，一般推荐在饭前 30～60 分钟服用左旋多巴，从而不影响药物疗效。然而，对于服用 L-DA 胃肠道不适严重的患者可以在医师指导下在饭后 60～90 分钟服药。

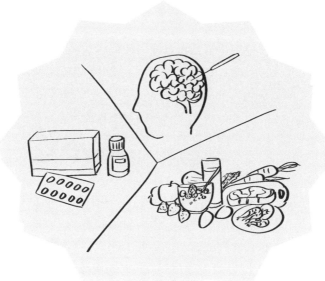

三、 **答疑解惑**

1. 手脚抖动是帕金森病吗?

答:中国患有帕金森病的患者很多,通常认为这是老年性疾病,但现在趋向于年轻化,45 岁左右就会出现帕金森症状,有 48% 的患者没有意识患有这种疾病,认为这是自然老化的过程,也会容易掉以轻心,错过最佳治疗时间。人们认为手脚抖是帕金森病,但真的就是这样吗?

手抖不一定意味着帕金森病。手抖非常常见,各种因素都会引起手抖,如情绪紧张、甲状腺机能亢进、老年性震颤等。帕金森病只是一小部分,大多数可能是其他类型的震颤。帕金森病最主要的症状不是震颤,而是运动迟缓。以下是帕金森的症状。① 早期患者会出现原因不明、肢体缓慢抖动或颤抖。可能是单手颤抖,然后发展成一个肢体或另一个肢体震颤或抖动，活动会明显减少，静止会更加明显。② 帕金森病早期症状呈缓慢发作，如四肢活动不灵活、肌肉僵硬、不能伸直、书写越来越小、纽扣扣得慢、鞋带系不牢以及走路时不摆动手臂等。③ 早期症状包括面部表情僵硬、笑容缓慢出现和消失、眨眼频率降低、说话缓慢、声音低沉、表情不清或唾液过多。④ 患者在起床或床上站立、翻身，改变方向时都会比较缓慢，也会导致头部前倾、躯干仰卧、肘部弯曲等姿势。⑤ 帕金森病会造成患者起步困难，感觉脚在地上被卡住不能走路，起床时会向前探身，迈着小步走，越走越快，遇到下坡时会更加明显。

综上所述，以上就是关于帕金森病的早期症状。如果发现自身有手脚抖动的症状，应该尽快到医院接受相关的检查，排除是否有帕金森病，如果患有帕金森病就要尽快采取治疗，千万不要拖延时间，以免导致症状的加重，平时要加以预防，避免生活在潮湿和阴冷的环境，保持良好的心理情绪。

2. 帕金森病除了抖还有什么症状？

答：很多人都知道帕金森病在发病期间会有手抖的表现，这种情况称为静止性震颤，会发现上肢的远端不断抖动，在精神紧张的时候更加明显，通过随意地运动会减轻或者停止，入睡时会消失，这些都是帕金森病常见的表现。

如果发现此病之后及时治疗，或许可以将帕金森病带来的影响减轻。作为神经系统变性疾病，多在老年人身上出现，因此要做好预防措施。帕金森病除了手抖之外，还会有哪些身体特殊表现呢？

（1）运动动作变得迟缓：帕金森病会对正常生活造成影响，神经系统逐渐功能下降。明显的特点就是运动迟缓，在运动的过程中会发现肢体的动作活动幅度减小，而且活动时速度开始变得缓慢，无法正常活动。有这种特殊表现，运动过程中动作十分迟缓，加上有主动运动能力丧失、行走困难等情况，都说明帕金森病在发展。这是该疾病威胁健康时引发的不良症状，有时连面部的表情动作也会减少。

（2）情绪低落且失眠：帕金森病发病时患者会有多种非运动症状，不单纯会手抖，有时还会有情绪方面的变化，多表现为情绪低落、焦虑，且受到负面情绪的影响很多患者睡眠质量会降低，容易在夜间出现睡眠障碍，睡眠时间不足，疲劳感明显，这是很多帕金森病患者的主要表现。会莫名感觉到无力、疲劳，有这种特殊表现也说明帕金森病在发展。

（3）姿势步态障碍：帕金森病作为老年人常见疾病，要做好预防措施。因为该疾病在发展过程中会有姿势步态的障碍，姿势反射消失和疾病有关，在发展期间很多患者身体的平衡能力降低，在稍微不平整的路面上走动容易跌倒。发现身体有特殊表现，走路时姿势步态有障碍，有时快速走路又控制不住步伐，都可能是帕金森病引起。要针对性进行治疗，否则疾病持续发展，身体健康会受到威胁。

3. 帕金森病患者为什么都有便秘？应该如何治疗和预防？

答：便秘是帕金森病患者最常见的非运动症状之一，帕金森病导致的便秘呈现顽固性、反复性、波动性及难治性特点。

帕金森病患者伴发便秘的原因比较多，主要是胃肠道蠕动减少，腹肌收缩减弱以及饮水减少等，另外抗胆碱药等抗帕金森药物会使蠕动机能下降，从而加重便秘。

很多人遇到便秘困扰，都会选择通便剂，虽然成效较快，但是它刺激大肠神经，加速肠道过分蠕动，会损害肠壁，使便秘情况恶化。要有效控制或治疗便秘，每天必须摄入足够纤维素及水分，膳食纤维可以增加粪便量，刺激肠道蠕动，水分可以软化粪便，两者同时可以促进肠道排出粪便。

帕金森病患者遇到便秘应该这样处理：① 养成每天定时大便的习惯：每天定时排便，可以养成条件反射，不要长时间憋便，会导致生理功能紊乱，出现便秘；② 每天摄入足量含膳食纤维的食物：膳食纤维一般不能被胃肠道吸收，也不产生能量，但是膳食纤维能刺激肠道蠕动，增加肠内容物的体积，减少粪便在肠道中停留的时间，能有效防治便秘；③ 多饮水：饮水对于身体健康非常重要，每日饮用4～8 杯水，晨起或饭前饮用一杯温开水，可以有效预防便秘；④ 腹部按摩：顺时针按摩腹部，对胃肠也会有一定的刺激，可以加速肠道蠕动。另外，适当的户外活动也能很好的改善便秘情况；⑤ 中医药治疗。补益肝肾类中药能改善肢体僵直的同时显著缓解帕金森病患者的便秘，并不需要添加很多润肠通便作用的药物。

4. 帕金森病和帕金森综合征是一回事吗？

答：在中国大约有 200 万帕金森病患者，它是继肿瘤、心脑血管疾病之后影响中老年人健康的第三杀手，致残率很高，严重降低了患者的生活质量，很多人都以为帕金森综合征与帕金森病是一个病，虽然名字很像，但它们其实是不同的。那么帕金森综合征和帕金森病到底有什么区别呢？接下来我们一起了解一下。

（1）发病机制不同。帕金森病是一种原发性疾病，病因尚不明确，而帕金森综合征则是一种继发性疾病，它包括继发性帕金森综合征、帕金森叠加综合征和遗传变性型帕金森综合征。帕金森综合征是有已知病因的，即脑的病理改变使多巴胺能神经元变性，以致多巴胺产生不足或不能传输多巴胺来维持正常神经功能所致。总之，帕金森综合征有明确的病因可寻，如药物、脑外伤、中毒、感染等。

（2）临床表现不同。帕金森病主要表现为患者动作缓慢、慌张步态、起坐困难、静止时手不自主地震颤，肌肉僵直、平衡障碍等。帕金森综合征除了具有和帕金森病相似的表现外，还可能会有癫痫、共济失调、眼球运动障碍、偏瘫、言语不清、痴呆等症状。在震颤方面，帕金森病患者通常为单侧肢体发病，静止性震颤为主，而帕金森综合征患者出现的震颤相对较少，通常以姿势性震颤和动作性震颤为主。

（3）起病年龄不同。帕金森综合征可发生在任何年龄段，而帕金森病则多在中老年人中发病。

（4）预后效果不同。帕金森综合征与帕金森病都可以通过药物治疗缓解症状。不同的是，帕金森综合征通过药物治疗有可能治愈，但帕金森病却不能。

5. 哪些原因会使人罹患帕金森病？

答：目前，国内外的学者通过大量的研究初步证明，帕金森病的发生与人年龄的增长、遗传和环境因素有关。研究证实，帕金森病的发病与人的年龄呈正比，年龄越大的人患此病的概率就越高。另外，通过研究发现，帕金森病的发病率存在地区差异，在污染严重的工业城市，此病的发病率明显高于环境较好的旅游城市或港口城市。同样，长期接触化学物品（农药、杀虫剂、除草剂等）的人，患帕金森病的概率也较高。因此，研究人员认为，可能是环境中存在的一些有毒物质损伤了人们大脑的神经元而使人们患上了此病。此外，研究人员通过调查发现，帕金森病似乎有家族遗传倾向，因为帕金森病患者的家族成员患有此病的概率要比一般人群略高。虽然帕金森病有家族遗传倾向，但研究人员至今也未在此病患者的机体中找到明确的致病基因。因此，大部分学者认为，帕金森病是由上述致病因素共同作用而引发的。

6. 帕金森病的早期症状有哪些？

答：帕金森病是一种慢性疾病，由于早期症状不明显，因此往往不能引起患者及其家属的重视。一般来说，帕金森病患者常以少动为首发症状，主要表现为进行书写、系鞋带、系纽扣、剃须、穿脱鞋袜、洗脸等精细动作时比较笨拙和困难，走路动作缓慢、下肢拖曳。还有一些患者在发病的早期可出现轻微震颤的症状，这种震颤可在肢体处于静止状态时出现，进行运动时减轻或消失。

另外，多数患者在发病的早期会先出现一侧肢体的静止性震颤、肌肉强直、运动缓慢和姿势平衡功能障碍等症状。随着病情的加剧，这类患者的上述症状会扩展至对侧肢体或全身，而且会逐渐加重。有研究认为，绝大多数这类患者的早期症状会首先发生于右上肢，这或许是由于人的右手进行的精细动作较多，容易受到影响的缘故。此外，帕金森病患者往往都具有一些典型的体征，如面具脸（面部表情减少、呆板）、慌张步态（走路时迈小碎步且越走越快）、小写症（写字越来越小）、行走时上肢前后摆动等。人们一旦出现了上述症状应提高警惕，应尽早到设备完善和医疗水平较高的医院就诊，通过查体和肌电图、头颅 MRI（磁共振）等项目的检查，便可得到早期确诊。

7. 使用帕金森病药物治疗时中青年患者与老年患者有区别吗？

答：有区别。因为帕金森病属于神经系统退行性病变，药物治疗只能控制症状，提高生活质量，并不改变疾病的进程或者逆转疾病，所以需要长期、终身治疗。另外，在药物控制症状的同时，又不得不面对药物潜在的不良反应。药物治疗时间越长，一旦发生不良反应则患者受到影响的时间也越长。中青年帕金森病患者与老年帕金森病患者相比，服用复方多巴制剂等药物容易出现运动并发症等不良反应，而且可能长期受到困扰，因此防止这些问题非常关键。

所以传统观点认为，对于中青年患者，如果疾病程度对于生活和工作影响不太大，可以考虑适当推迟药物治疗的启动时间。但如果疾病程度较重，影响正常工作和生活，那就要尽早吃药，提高生活质量、提高工作能力。只是在改善症状的要求上，要遵循"细水长流，不求全效"的原则，即不要追求短期100%症状改善，但争取实现长期稳定的疗效。

对于年纪比较大的患者，因为可预期的寿命决定了治疗时间有限，所以要尽可能早期治疗，让患者的生活质量得到更好、更早的改善。

总之，年龄因素都是相对而言。还有很重要的一方面就是症状程度。一般出现震颤、肌肉僵直、运动迟缓等影响到工作、生活的话，就可以开始治疗。所有这些因素要综合分析。

8. 美多芭、息宁、金刚烷胺、森福罗、泰舒达这些药的特点和应用原则是什么？

答：这些药都是治疗帕金森的常用药。作用机制不一样，在疾病不同阶段对症使用。药物选择的核心原则是达到持续多巴胺刺激治疗。通过稳定给药，抑制降解和破坏，药物可以比较持续稳定的存在，才能得到比较好的疗效。

美多芭、息宁都是复方多巴制剂，作用机理就是补充多巴胺。美多芭的特点是起效快，但药物半衰期短，失效也快。息宁在体内药物浓度维持时间较美多芭长。

金刚烷胺是老药，可以促进多巴胺的释放，对于肌肉僵直效果较好，亦可以应用于左旋多巴引起的异动症。

森福罗、泰舒达都是多巴胺受体激动剂，作用跟复方多巴类似，药物半衰期长，药物作用相对稳定，作用强度低于复方多巴。常跟复方多巴联合使用，可以延缓剂末现象和"开关"波动的出现。

9. 帕金森病能治愈吗?

答：以目前的医疗手段，帕金森病还不能被彻底根治，甚至都不能预防。帕金森病是一种神经退行性疾病，由于脑内黑质部位出现了急剧结构退化，不能产生神经传导物质多巴胺而使脑部指挥肌肉活动的能力受到限制，简单地说，主要是对人的行动造成障碍，不会直接对人的神志、认知等造成损害。目前，全世界约有 1 000 万帕金森病患者，中国超过 200 万，每年还以不少于 10 万的速度在增长，患者的 6 年死亡率高达 66%。越来越多的临床实践表明，帕金森病有年轻化的发病趋势。但令人遗憾的是，目前仍没有药物或者医疗手段能让患者彻底康复，只能改善症状，帮助患者恢复基本生活能力。

10. 帕金森病患者的预期寿命是多少?

答：帕金森病在早期发病隐匿，往往不容易被察觉，很多人在出现明显的症状后才就医，确诊已经是帕金森病中期。而帕金森病的病程较长，往往为几年至十几年。在这期间，帕金森病的病情是不断发展的。

事实上，帕金森病并不致命，不会导致死亡。但随着疾病进展，帕金森病患者发生跌倒和肺部疾病的风险增高，从而增加了此类患者的死亡风险。对于帕金森病患者而言，做到"早发现，早治疗"是至关重要的，在发现病症后及时进行合理的应对调治，尤其是防止因误吸、卧床等导致的感染，可以明显延长寿命。

叶　青　上海中医药大学附属龙华医院

第 13 章

阿尔茨海默病

阿尔茨海默病（又叫老年性痴呆）是一种高级精神功能的进行性且不可逆转损害现象的一组综合征，尤其是记忆。阿尔茨海默病会导致认知功能逐渐丧失，表现为无明显意识障碍的情况下，记忆、语言、视空间技能及认知（理解、计算、判断力及综合解决问题等）能力降低，同时伴有行为和人格异常。这些功能障碍影响了患者的日常生活、社会交往和工作能力，可导致人格的完全解体。

痴呆主要发生于老年人（年龄＞65岁），包括老年性痴呆、血管性痴呆、混合性痴呆以及其他原因导致的痴呆如外伤、帕金森病等。

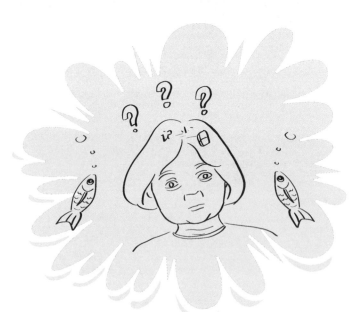

阿尔茨海默病是老年人中最常见的痴呆形式，血管性痴呆仅次于阿尔茨海默病高居第二位。65岁以上人群痴呆患病率约为5%，其中阿尔茨海默病患者约占50%，血管性痴呆患者占20%，阿尔茨海默病合并血管性痴呆患者占10%～20%。流行病学研究表明，中国65岁以上的阿尔茨海默病患病率在北方地区为4.2%，南方地区为2.8%。随着年龄增高，本病患病率逐年上升。

阿尔茨海默病由发病到死亡一般病程为8～10年，有些患者病程可持续15年以上。目前尚无特效逆转该病的药物，罕见自行缓解或自愈，一般来讲，严重的阿尔茨海默病常因压疮、骨折、肺炎、营养不良继发衰竭而死亡。

一、疾病特点

阿尔茨海默病的病情变化通常是缓慢且潜在的，并且最初可能会被忽视。多数患者出现明显痴呆症状时才去医院就诊，临床医生通过检查后很容易诊断，但此时一般都已是临床中晚期，即使积极治疗，疗效也很不理想，病情已无法逆转。

最近多数研究者认为，在正常老化和阿尔茨海默病之间可分为几个阶段，包括无症状期、轻度认知障碍期、中度认知障碍期、重度认知障碍期等。研究显示，在轻度认知障碍之前经过合理且有效地治疗，部分患者可发生逆转。由此看来，阿尔茨海默病早期诊断对指导治疗和改变预后具有重要意义，及时发现阿尔茨海默病早期信号，可以帮助患者更早发现病情，防止阿尔茨海默病的进一步危害。

1.病因特点

（1）遗传

阿尔茨海默病的病因迄今不明，可能与遗传和环境因素有关。家族性痴呆为常染色体显性遗传，具有遗传异质性，目前已经筛选出相关基因可能增加患阿尔茨海默病的风险。

（2）神经递质障碍

胆碱能系统，脑内隔区、Meynert基底核等部位的胆碱能神经元

（Ach）明显减少，大脑皮质及海马胆碱乙酰转移酶（ChAT）、乙酰胆碱酯酶（AchE）活性降低，使得乙酰胆碱能神经元减少；同时还与老年斑数量增多及杏仁核和脑皮质神经元纤维缠结的数量有关。另外，阿尔茨海默病患者脑内非胆碱能递质，如5-羟色胺（5-HT）减少50%，去甲肾上腺素（NE）及5-HT受体、谷氨酸（GLU）受体、生长素受体均减少，但这些改变为原发性或继发性，与神经元减少尚未确定。

（3）炎症反应

β淀粉样蛋白可通过激活神经胶质细胞内与炎症相关的酶而发生炎症反应，使神经元受损。研究发现，风湿性关节炎患者在长期服用非甾体抗炎药后，其阿尔茨海默病患病率显著低于其他同龄人，推测是因为该类药物减轻了脑内炎症反应，从而阻止了神经元受损。

（4）吸烟

在荷兰鹿特丹的随访研究发现，吸烟与阿尔茨海默病有关的相对危险度（RR）为2.3，具有明显相关性。瑞典研究显示，吸烟对阿尔茨海默病的潜在保护作用未能被随访性资料证实，因为患痴呆的吸烟者生存率明显低于非痴呆吸烟者。目前认为，在人群总体水平上没有证据显示，吸烟对痴呆和阿尔茨海默病有任何保护作用。

（5）有机溶剂、重金属接触及电磁场暴露

日本研究发现，有机溶剂暴露与阿尔茨海默病发病率明显增加相关。欧洲综合病例对照研究未发现职业性有机溶剂或铅暴露与痴呆有关。瑞典研究6年随访资料分析表明，职业性电磁场暴露与阿尔茨海默病的关系，发现男性职业暴露于电磁场与阿尔茨海默病危险性的成倍增加有关。法国8年随访发现，饮水铝浓度0.1 mg/L与阿尔茨海默病发病危险性增加有关。铝是一种神经毒物，可进入脑组织诱导神经纤维退行性变和神经细胞死亡，促进β淀粉样蛋白在脑组织沉积，但一般认为铝本身并不直接导致阿尔茨海默病病理损害。

2. 症状和体征特点

（1）阿尔茨海默病早期信号

1）记忆障碍：记忆障碍多是本病的首发症状，也是最主要的特征，并容易引起家属和同事的注意。患者开始多表现为近记忆力受损，对新近发生的事容易遗忘。常常记不起刚发生过或不久前发生过的事情，可能反复问同一个问题，忘掉了早先的答案。记不清自己用过的日常生活用品放在哪里，有时找不到眼镜，有时找不到钥匙，看书读报后能记住的内容甚少，记不住新面孔的名字。难以学习新知识，忘记约会和事务安排，常常刚到达目的地却忘记了要做什么。研究提示，情景记忆障碍在轻度认知障碍期变化显著，可能成为轻度认知障碍转变为阿尔茨海默病的预测指标。

2）语言障碍：阿尔茨海默病患者言语异常最早是自发言语空洞，找词困难，可能连一些简单的字词也会忘记，语言表达明显不如从前，交谈能力下降，经常出现错语，或者经常使用的工具难以命名，不能说出"手机""电视机""冰箱"等这样的名称，逐渐不能讲完整的句子，思考问题缓慢，使语言中断或书写中断。

3）视空间功能障碍：患者早期常出现视空间定向力障碍，多在记忆障碍的基础上发生定向障碍。例如，出门后找不到家，常见的好朋友叫不出名字等；穿外套时手伸不进袖子，总是辨别衣服的前后、左右、正反，铺台布不能把台布的角和桌对齐，不能画简单的几何图形，回家时走错方向或迷路，不能独自去以前经常去的熟悉场所，不能描述一个地方与另一个地方的方向关系，只能够用"这个""那个"代名词。

4）注意力分散：注意力分散，容易分心，忘记正在做的事件，如烹调、关闭煤气等，不能集中精力看电视或读报纸。

5）理解力差：患者早期可保持对语言的理解力，开始表现为不守时，做事拖沓，反复询问一个问题，或反复做一件事，以后渐渐不能执行复杂的指令。在社会生活能力方面，患者会失去做事的主动性，对工作及家务漫不经心，处理复杂的生活事务有困难，诸如合理的管理钱财、购物、安排及准备膳食等。

6）计算力下降：患者出现计算能力障碍，常常弄错物品的价格，诸如买菜等这样的事情逐渐感到力不从心，经常算错账、付错钱，逐渐连最简单的计算也不能做，大部分阿尔茨海默病患者很难完成100连续减7。

7）情绪及人格改变：情绪不稳，情感幼稚，甚至不明原因的哭泣吵闹，或呈童样欣快，情绪易激惹。早期患者可出现淡漠、退缩、抑郁或焦虑、兴奋和欣快等，主动性减少，白天自言自语或大声说话，恐惧或害怕单独留在家里，偶尔易激惹。患者可出现妄想、错觉和攻击倾向，性格改变，怀疑自己配偶或者子女。如怀疑自己的老伴有外遇、怀疑子女偷自己的财物等，出现妄想古怪行为；把不值钱的东西藏匿起来。人格改变，如主动性减少，活动减少，原来一丝不苟、谨慎细心的人变得不修边幅、自私和不善交际，以自我为中心，不关心周围事物。

8）运动障碍：患者表现为运动减少或少动，步态不稳或失调。但不伴偏瘫和强直，平时惯用的工具不会使用，如不会使用筷子、汤匙等，或自己偶尔有轻度肌阵挛或轻度舞蹈徐动性运动。

9）书写困难：患者用词汇极少，无法执行，开始出现提笔忘字的现象，开始能模仿钟表等的图像，逐渐笔画越来越少、越来越模糊，后期连最简单的几何图形也不能描画。

10）失眠：患者可出现不同程度的失眠，轻者入睡困难，或睡中易醒，或多梦，重者彻夜不眠，或昼夜颠倒，白天嗜睡，晚上谵妄、哭闹不止。也有患者出现嗜睡。

11）耳聋：早期可出现耳鸣，或听力下降，严重时可出现耳聋。

12）性功能改变：患者出现性功能减退，怀疑老伴有外遇，故总是和老伴吵闹。

（2）阿尔茨海默病中晚期表现

阿尔茨海默病常隐匿性起病，进行性加重，中度至重度时患者则会出现视空间技能障碍、失语、失认、失用等，而社会认知及程序性记忆功能（如跳舞、演奏乐器等）损害可能要到病程末期才会出现。疾病中后期则表现为易怒、焦虑、好斗和精神恍惚、活动异常等精神和行为异常。随着疾病发展，高达90%的患者会出现上述精神行为症状（behavioural and psychological symptoms of dementia, BPSD）。

阿尔茨海默病患者后期还可以表现为步态异常、失语、吞咽困难、二便失禁、肌阵挛和癫痫发作等临床症状。肺炎和吞咽功能丧失所导致的误吸是阿尔茨海默病最常见死亡原因。

3. 相关辅助检查

对于明确是否痴呆，是否为阿尔茨海默病，目前尚缺乏特异性的检查方法，主要依靠临床资料进行综合分析和判断。但辅助检查有助于阿尔茨海默病的诊断及对病情的评估，临床常用的主要辅助检查包括以下方面（表13-1）。具体可根据临床需要重点选择。

表13-1 痴呆常用辅助检查

量表检查	简易精神状态评价量表（MMSE）、临床痴呆评价量表（CDR）、基本日常生活能力量表（BADL）和工具性日常生活能力量表（IADL）等。
实验室检查	血常规、尿常规、肝功能、肾功能、血糖、血脂、电解质、甲状腺功能、叶酸、维生素 B_{12}；脑脊液常规、载脂蛋白 E（ApoE）基因、艾滋病病毒及梅毒螺旋体等检测。
神经影像学检查	头颅电子计算机体层摄影（CT）、磁共振成像（MRI）、正电子发射计算机体层摄影（PET）和单光子发射计算机体层摄影（SPECT）等。
电生理检查	脑电图、脑电地形图。

（1）量表检查

量表检查有助于证明认知和记忆的缺陷及其定量程度，但无助于病因诊断。简单的筛选测试常用简易精神状态评价量表（MMSE）以确认认知功能障碍程度。此外，常用作痴呆严重程度评估的工具还有临床痴呆评价量表（CDR）、基本日常生活能力量表（BADL）和工具性日常生活能力量表（IADL）等。

简易精神状态评价量表（MMSE）检出痴呆的性能较高。MMSE包括时间定向、地点定向、即刻记忆、注意和计算、近记忆检查、物体命名、语言复述、语言理解、阅读理解、句子书写及图形描画等11项内容，每1项正确为1分，错误为0分，总分范围0~30分。正常与不正常的分界值与教育程度有关：文盲组≤17分，小学组20分，中学或以上组<24分。分界值以下为有认知功能缺陷，以上为正常，具体见表13-2。

表 13-2　简易精神状态评价量表（MMSE）

项　　目		积		分	
定向力 （10分）	1. 今年是哪一年			1	0
	现在是什么季节			1	0
	现在是几月份			1	0
	今天是几号			1	0
	今天是星期几			1	0
	2. 你住在哪个省			1	0
	你住在哪个县（区）			1	0
	你住在哪个乡（街道）			1	0
	咱们现在在哪个医院			1	0
	咱们现在在第几层楼			1	0
记忆力 （3分）	3. 告诉你 3 种东西，我说完后，请你重复一遍并记住，待会还会问你（回答出的词语正确即可，顺序不要求）（各 1 分，共 3 分）		3	2	1	0
注意力和计 算力（5分）	4. 100−7=？ 连续减 5 次（93、86、79、72、65。各 1 分，共 5 分。如果前面减错，不影响后面评分）	5	4	3	2	1	0
回忆能力 （3分）	5. 现在请你说出我刚才告诉你让你记住的那些东西		3	2	1	0

项　　目	积	分
语言能力（9分）		
6. 命名能力		
出示手表，问"这个是什么东西？"		1　0
出示钢笔，问"这个是什么东西？"		1　0
7. 复述能力		
我现在说一句话，请跟我清楚的重复一遍（大家齐心协力拉紧绳）		1　0
8. 阅读能力		
（闭上你的眼睛）请你念念念这句话，并按上面意思去做		1　0
9. 三步命令		
我给你一张纸，请你按我说的去做，现在开始："用右手拿着这张纸，用两只手将它对折起来，放在你的左腿上。"（每个动作1分，共3分）	3	2　1　0
10. 书写能力		
要求受试者自己写一句完整的句子（句子要有主语、谓语，能表达一定的意思，如患者为文盲，该项评为0分）		1　0
11. 结构能力		
出示图案，让受试者照图案画下来		1　0

（2）实验室检查

1）血液学检测：对首次就诊的痴呆患者进行血液学检测，有助于诊断认知障碍的病因或发现伴随疾病，如甲状腺功能、甲状旁腺功能、肾上腺功能、肝肾功能、乳酸、血脂、电解质、血糖、叶酸、维生素B_{12}、B族维生素、同型半胱氨酸、红细胞计数、血红蛋白、血沉、艾滋病病毒（HIV）、梅毒螺旋体抗体、重金属、药物或毒物检测。虽然导致痴呆的疾病大多难以治疗，但如对维生素 B_{12} 缺乏、甲状腺功能低下及神经梅毒等能及时诊断和治疗，可能阻止或逆转智力下降。

2）尿液标志物检测：与血液检查相似，可对首次就诊的痴呆患者进行尿液检测，以揭示认知障碍的可能病因或发现伴随疾病。

3）脑脊液检查：脑脊液（CSF）的常规检测和一些特殊蛋白如β淀粉样蛋白、总 tau 蛋白（T-tau）、磷酸化 tau 蛋白（P-tau）、14-3-3 蛋白含量的检测，有助于了解痴呆病因，区别痴呆与非痴呆人群，并在一定程度上有助于鉴别不同痴呆亚型。阿尔茨海默病诊断相关的脑脊液标志物主要脑脊液 Aβ 多肽（Aβ42）下降、脑脊液 T-tau 上升。

因此，对所有首次就诊的患者进行血液学检测有助于揭示认知障碍的病因或发现伴随疾病；血液和尿液生化标志物检查不作为痴呆与认知障碍的临床诊断的常规检查。当怀疑痴呆的病因为中枢神经系统炎症、血管炎或脱髓鞘疾病等所致时，推荐进行脑脊液常规检查，包括脑脊液压力、细胞计数、糖定量、蛋白定量和（或）蛋白电泳检查等。对拟诊阿尔茨海默病患者推荐进行 CSF T-tau、P-tau 和 Aβ42 检测；对快速进展的痴呆患者推荐进行 CSF 14-3-3 蛋白检测。

（3）影像学检查

影像学是辅助阿尔茨海默病（AD）、血管性痴呆（VD）、路易体痴呆（DLB）及额颞叶痴呆（FTD）的诊断和鉴别诊断，排除其他可治疗性痴呆（如手术治疗）非常重要的检查手段。利用 CT 及 MRI 神经影像可以具体评估脑萎缩的结构形式，特别是阿尔茨海默病早期常见的颞叶内侧萎缩，以鉴别各种类型的退行性变所致痴呆，并且可以排除神经外科病变，包括肿瘤、硬膜下血肿、脑积水等可手术治疗的痴呆，还可以确定并发的脑血管疾病，以鉴别或辅助诊断血管性痴呆。

（4）电生理检查

包括脑电图（EEG）、脑电地形图（BEAM）和脑诱发电位。脑电图对于鉴别正常老化和痴呆有较好的辅助诊断价值，其中定量脑电图对于鉴别不同种类的痴呆有一定帮助。

二、中西医防病治病措施

1. 预防与调护

对阿尔茨海默病患者来说，预防调护非常重要，良好的调护能够延缓病情进展和防止意外伤亡的发生，从而达到延长生命的作用。

（1）饮食疗法方面

饮食调节对预防阿尔茨海默病的发生具有重要的意义，合理的饮食基本原则为"三高""四低"，"三高"即高蛋白质、高维生素、高纤维素，"四低"即低胆固醇、低脂肪、低糖、低盐。多吃蔬菜、水果，定时定量，少量多餐，寒热适中，戒烟戒酒。常用的益智食物有核桃仁、花生、龙眼肉、莲子、怀山药、黑米、黑豆、芝麻、桑椹、大麦、糯米，可根据患者的情况选用上述数种食物单独或与益智中药煲汤服食。

有研究表明，蔬菜中的维生素 E 和维生素 C 可以减少患阿尔茨海默病的概率。另一项研究表明，加大维生素 B_{12} 和叶酸的摄入有利于避免常见的早发性痴呆。还有研究认为，维生素 B_{12} 缺乏可导致免疫球蛋白生成衰竭，抗病能力减弱，严重时会引起神经细胞的损害，但补充维生素 B_{12} 和叶酸究竟是否可预防痴呆还不能最终确定。富含维生素 B_{12} 的食物有香菇、大豆、鸡蛋、牛奶、动物肾脏及各种发酵的豆制品等；含叶酸丰富的食物是绿叶蔬菜、柑橘、西红柿、菜花、西瓜、菌类、酵母、牛肉、动物肝脏和肾脏。经常适量地摄入上述食物，对预防痴呆有一作用。

（2）生活及心理调护建议

1）注意智力训练，勤于动脑，以延缓大脑老化：老年人应保持活力，多用脑，如多看书、写字、听音乐，多学习新鲜事物，培养业余爱好，可活跃脑细胞，防止脑老化；与朋友聊天、打牌、下棋等都可刺激神经细胞的活力。

2）加强体育锻炼：建议多到大自然中去，参加力所能及的体育锻炼，如坚持散步、打太极拳、做保健操等，有利于大脑抑制功能解除，提高中枢神经系统活动水平，从而促进脑细胞的新陈代谢。注意除整体性全身活动外，应尽量多活动手指。

3）起居饮食规律：一般应早睡早起，定时进食，定时排便，保持大便通畅对于预防阿尔茨海默病的发生有积极的意义。

4）加强精神调养：鼓励患者与家人和亲友交往，从思想上、情感上尽可能多沟通，以减少患者的孤独感。注意保持乐观情绪，也就是说要内心宁静无惧，恬淡虚无，做到外不受物欲之诱惑，内不存情感的激扰，这样气血调和，健康不衰。

5）保持良好的人际关系：避免长期陷入忧郁状态，忧郁是老年人患阿尔茨海默病的危险因素。因此，要避免精神刺激，以防止大脑组织功能的损害。另外，还要维持家庭和睦，保持良好心情，能增强抗病能力。

6）对重症阿尔茨海默病患者的护理：不要让其独立外出而发生走失，甚至发生意外；同时对于长期卧床的患者，应做好生活照顾，防止压疮、感染等并发症的发生。

2.中医单方、验方、中成药

中医古籍并没有关于阿尔茨海默病的病名记载，根据临床症状将阿尔茨海默病归属于中医"呆病""善忘""郁证""癫痫"等范畴。中医认为阿尔茨海默病的病位在脑，其基本病机为本虚标实，本虚多为脏腑的气血精不足，标实多涉及痰浊、瘀血。《医林改错》曰："脑为元神之府，灵机记性在脑不在心"以及"年高无记性者，脑髓渐空"。清朝医家王清任首次提出呆病的病位是在脑而非在心，这一理论的提出为阿尔茨海默病的研究开辟了新的思路。脏腑虚损，痰浊、瘀血阻窍皆可导致老年痴呆的发生，而其中脏腑虚损为根本原因。

（1）中医辨证分型

我国对于阿尔茨海默病的中医诊断、辨证分型及评定标准由中华全国医学会老年医学会在 1988 年首先提出，于 1990 年 5 月修订，主要以虚实两大类分为 6 个证候：虚证（髓海不足、肝肾亏虚、脾肾两虚）和实证（心肝火盛、痰浊阻窍、气滞血瘀）。以上 2 个诊断标准成为国内在阿尔茨海默病研究中最常用的证候分型标准。2012 年《中国痴呆诊疗指南》在总结既往标准的基础上，经过德尔菲法和专家共识会议等，形成了针对所有痴呆类型的中医辨证指南。

根据阿尔茨海默病患者的临床症状进行辨证加减应用，能够做到专人专方。治疗阿尔茨海默病的代表方剂总结表见表 13-3。

（2）单方、验方

核桃仁 1～2 个，食用，早晚各 1 次。

天麻研成粉末，1 次 0.5 g，1 日 3 次。

枸杞子 1 200 g，高粱酒 1 000 mL，入瓶密封浸泡，1 次 20 毫升，1 日 2 次。

刺五加 200 g，白酒 2 500 mL，浸泡密封，每天 30 mL。

人参 30 g，白酒 500 mL，密封浸泡，每次 10～20 mL，1 天 1 次。

首乌 30 g，槐角 20 g，冬瓜皮 20 g，生山楂 20 g，水煎去渣，每天少量服用。

牛骨髓 500 g，黑芝麻 500 g，共炒研末，每天少量冲服。

益寿茶：茶叶、丹参、山楂、决明子、白菊适量，开水泡饮。｛王峻，等.延年益寿杨方续集［M］.成都：四川科学技术出版社，1989.｝

紫河车粉 10 g、田七粉 10 g，蛋 1 枚，甜酒冲服。

（3）中成药

① 参芪冲剂：人参、黄芪、刺五加、丹参、赤芍、桂枝等。益气活血，益智安神。适用于中风偏瘫、肢体麻木、头痛头晕、痴呆属气虚血瘀者。冲剂，每袋 12 g，口服，1 次 1～2 袋，1 日 2 次。

表13-3 治疗阿尔茨海默病的代表方剂总结表

中医辨证分型	症　状	治　法	方　药	常　用　药　物
髓海不足证	善忘，懒惰思卧，齿枯发焦，腰酸骨软，步行艰难，口齿含糊，定向不能，或失算，失认，失用。舌瘦色淡，苔薄，脉沉细弱	滋补肝肾生精养髓	七福饮（《景岳全书·新方八阵》）加鹿角胶、龟板胶、阿胶等	人参、熟地黄、当归、白术（炒）、酸枣仁、远志、鹿角胶、龟板胶、阿胶、炙甘草
脾肾两虚证	善忘，表情呆板，沉默寡言，失认失算，行动迟缓，腰膝酸软，肌肉萎缩，食少纳呆，气短懒言，口角流涎，四肢不温，肠鸣泄泻。舌质淡白，舌体胖大，苔白，脉沉细弱	温补脾肾养元安神	还少丹（《洪氏集验方》）加减	熟地黄、枸杞子、肉苁蓉、巴戟天、小茴香、牛膝、杜仲、山茱萸、茯苓、五味子、山药、石菖蒲、远志、楮实
气血亏虚证	善忘，表情淡漠，少气懒言，面色及口唇苍白，不思饮食，四肢不温，大便溏稀。舌淡苔白，边有齿痕，脉细弱	补气健脾养血安神	归脾汤（《正体类要·方药》）加减	人参、黄芪、白术、当归、茯苓、龙眼肉、远志、酸枣仁、木香、生姜、大枣、炙甘草
痰浊蒙窍证	善忘，表情淡漠，头昏身重，体态臃肿，晨起痰多，纳呆呕恶，脘腹胀满，重症则不能自理生活，面色㿠白或苍白不泽，气短乏力，舌体胖大，有齿痕，苔腻浊，脉弦滑	化痰开窍通阳扶正	洗心汤（《辨证录·呆病门》）加减	人参、神曲、半夏、陈皮、附子、石菖蒲、酸枣仁、甘草

中医辨证分型	症 状	治 法	方 药	常 用 药 物
瘀阻脑络证	善忘，善怒，神情淡漠，反应迟钝，寡言少语，或安思离奇，或头痛难愈。舌质紫暗，有瘀点或瘀斑，舌苔薄白，脉细弦、沉迟，或见涩脉	活血化瘀通窍醒神	通窍活血汤（《医林改错·通窍活血汤所治症目》）加减	赤芍、川芎、桃仁、大枣、红花、老葱、生姜、麝香、黄酒
心肝火旺证	健忘，认知损害，自我为中心，心烦易怒，口苦目干，头昏头痛，咽干口燥，尿赤便干或便秘。口中黏涩，舌质暗红，口臭口秽，面红微赤，烦躁不安甚则狂躁，舌苔黄或黄腻，脉弦滑或弦细而数	清心平肝安神定志	天麻钩藤饮（《杂病证治新义》）加减	天麻、钩藤、石决明、栀子、黄芩、川牛膝、杜仲、益母草、桑寄生、夜交藤、朱茯神
毒损脑络证	表情呆滞，双目无神，不识事物，面色晦暗，或兼面红微赤，溲赤便干或二便失禁，舌强謇语或言辞颠倒，狂躁不宁，举动不经，舌绛少苔，或舌暗或舌腐，积垢或见秽浊，苔厚腻，脉弦数或滑数	清热解毒通络达邪	黄连解毒汤（《外台秘要·崔氏方一十五首》）加减，可加水牛角粉，全蝎蜈蚣等凉营解毒、化瘀通络药物	黄连、黄芩、黄柏、栀子、水牛角粉、全蝎、蜈蚣等

②百路达：主要成分为银杏叶。活血化瘀，通脉舒络。适用于血瘀引起的胸痹、中风。胶囊剂，每粒0.2克，口服，1次2粒，1日3次。心衰者慎用。

③回天再造丸：人参、牛黄、麝香、虎骨、山羊血。祛风化痰，活血通络。适用于中风后遗症、血管性痴呆。蜜丸，每丸9 g，口服，1次1丸，1日2次。

④益脑复健丸：三七、西红花、川芎等。活血化瘀开窍。适用于缺血性脑血管疾病及其后遗症，血管性痴呆。胶囊剂，每粒0.3 g，口服，1次6～8粒，1日3次。

⑤健脑冲剂：枸杞子、酸枣仁。养血安神，滋肾健脑。适用于精血亏虚所致头晕、耳鸣、失眠、健忘和阿尔茨海默病精血亏虚较轻者。冲剂，每袋14 g，口服，每晚1袋。

⑥强肾片：鹿茸、山茱萸、泽泻、丹参、熟地黄、桑椹子、杜仲、山药、人参总皂苷、补骨脂、茯苓、枸杞子、益母草等。滋阴补肾，益气壮阳。适用于肾虚所致的腰膝酸软、头晕耳鸣、神疲乏力、失眠健忘和阿尔茨海默病阴阳两虚者。片剂，口服，1次4～6片，1日3次。

⑦安神补心丸：丹参、五味子、石菖蒲、安神膏。补心安神。适用于心阴心血亏虚，心神所养，或痰瘀忧心之失眠、健忘、头晕、耳鸣、心悸等症。小蜜丸，每15粒2 g，口服，每次15粒，1日3次。

⑧人参归脾丸：人参、当归、黄芪、龙眼肉、木香、远志、酸枣仁、甘草、茯苓、白术。健脾养心，益气补血。适用于心脾两虚、气血不足所致心悸失眠、神疲倦怠善忘等症；阿尔茨海默病属心脾气血两虚者亦可应用。蜜丸，每丸9 g，口服，1次9 g，1日3次。

⑨健脑补肾丸：酸枣仁、远志、龙骨、川牛膝、杜仲、朱砂、当归、山药、人参、鹿茸。补肾填精，健脑益气。适用于肾虚精亏所致健忘失眠、头晕目眩、耳鸣心悸、腰膝酸软；阿尔茨海默病肾虚精亏为主者亦可应用。水丸剂，口服，1次15粒，1日2次。

⑩安脑丸：人工牛黄、水牛角、黄连等多种道地中药。清热解

毒，醒脑安神，豁痰开窍，镇静息风。适用于高热神昏，烦躁谵语，抽搐痉厥，卒中窍闭，头痛头晕，高血压，急性炎症；痴呆属痰热闭窍者亦可应用。

⑪ 益脑胶囊：主要成分有灵芝、麦冬、五味子、人参、石菖蒲等。益气养阴，增智安神。适用于气阴两亏，心虚失宁，体倦乏力，头晕健忘，神志恍惚，失眠多梦，脑动脉硬化，亦可用于阿尔茨海默病属心脾气阴两虚为主者。口服，1 次 2 粒，1 日 3 次。感冒时暂停服用。

3. 西医的药物治疗

目前，针对阿尔茨海默病主要从以下方面进行治疗：① 治疗行为方面的症状，如躁动、攻击、压抑、焦虑、冷漠、睡眠障碍等。② 治疗阿尔茨海默病的基本症状，如记忆、语言、注意力、定向力、智能等障碍。③ 减慢疾病的进展速度。④ 延缓疾病的发生，如果疾病的发生推迟 5 年，阿尔茨海默病的发病率可减少一半。

目前，对阿尔茨海默病的治疗主要从防治脑卒中、改善认知功能症状、控制行为和精神症状三个方面进行。常用药物有以下几类。

（1）神经递质

主要通过抑制乙酰胆碱酯酶活性，阻止乙酰胆碱降解，提高胆碱能神经元功能。有 3 种途径加强胆碱能效应。

① 乙酰胆碱前体药物，补充乙酰胆碱前体，包括胆碱及卵磷脂。动物实验表明，胆碱和卵磷脂能增加脑内 Ach 生成，但在阿尔茨海默病患者身上未得到证实。

② 胆碱酯酶抑制药，代表药物有盐酸多奈哌齐（商品名为安理生、思博海）、重酒石酸卡巴拉汀（商品名为艾斯能）、石杉碱甲（商品名为双益平）等。

③ 胆碱能受体激动药，代表药物有盐酸美金刚。

（2）胆碱受体激动剂

代表药物为沙可美林。随机安慰药对照试验表明，沙可美林对阿尔茨海默病有显著疗效。临床研究表明，沙可美林具有安全、耐受性好等优点。与服用安慰药相比，服用沙可美林（25 mg，50 mg 或 75 mg，每日2次）的患者认知能力得到显著提高，患者在使用沙可美林的第4周就能起效。饭后服用沙可美林能提高耐受性而不影响生物利用度。

（3）代谢增强药

代表药物有吡拉西坦（脑复康）、茴拉西坦或奥拉西坦。临床研究表明，长期服用吡拉西坦、茴拉西坦或奥拉西坦能促进神经元ATP合成，延缓阿尔茨海默病的病程进展，改善命名和记忆功能。

（4）脑循环促进药

代表药物有双氢麦角碱（商品名为喜得镇）、尼麦角林（商品名为富路通）。

（5）抗精神病药

精神行为学异常的治疗一般选择安全系数高、不良反应少的新型抗精神病药物，剂量通常为成人的1/4左右。小剂量开始，缓慢加量。常用的抗精神病药物有奥氮平（5 mg）、利培酮（1 mg）、思瑞康（50～100 mg），每晚服用1次，视病情而增减剂量。阿尔茨海默病患者伴发抑郁时，首先应加强心理治疗，必要时可考虑给予小剂量抗抑郁药。

三、答疑解惑

1. 老年性痴呆就是阿尔茨海默病吗？

答：老年性痴呆就是阿尔茨海默病。

有些人的脑神经细胞减少、萎缩特别严重，远远超过生理性老化的程度，甚至较早地出现，临床表现为进行性痴呆。1898年Binswawger将此类疾病称为老年性痴呆，1909年Kraepelin将发病于45～65岁者称为早老性痴呆，发病于65岁以后者称老年性痴呆。1907年Alzheimer首先对早老性痴呆进行了详细描述，1952年Sjogren将早老性痴呆命名为Alzheimer病（阿尔茨海默病，简称AD）。近年来一些学者发现，早老性痴呆和老年性痴呆的神经病理和临床表现并无本质区别，认为年龄不能作为截然界限，两者为同一种疾病。在1993 年正式使用的国际疾病分类诊断标准第 10 次修订中规定，无论起病早晚，统称为阿尔茨海默病性痴呆，也称阿尔茨海默病。

2. 阿尔茨海默病与血管性痴呆有何不同？

答：阿尔茨海默病与血管性痴呆是老年人中最常见的两种痴呆。虽然它们病情进展都呈慢性过程，脑内都有器质性损害，但它们在病因、病理与临床表现方面都有很大不同。

从病因上看，阿尔茨海默病目前病因不明，血管性痴呆则因脑动脉供血障碍所致。血管性痴呆患者多有高血压、动脉硬化、糖尿病、冠心病、房颤、风湿性心脏病等病史，最近 3 个月内有卒中病史，与大量吸烟有关。

从病理上看，阿尔茨海默病为神经细胞变性，血管性痴呆基本病理变化多是脑动脉硬化等血管病变。

从临床表现上看，阿尔茨海默病起病隐匿，临床症状早期难以察觉，持续进行性的智能衰退而无缓解，慢性进展。记忆障碍尤其是近事遗忘是最突出的早期症状，高级认知功能相继损害，分析、综合判断、定向、理解、计算、学习能力明显下降，晚期可出现运动障碍。缺乏局灶性神经症状和体征，CT 检查有脑室扩大、脑沟增宽和脑萎缩。血管性痴呆大多急性或亚急性起病，病情变化呈阶段性或波动性进展，有平稳期，认知缺损并非全面下降，早期因梗死部位的不同可以出现运动障碍和局灶性神经系统症状和体征，如偏瘫、失语等，CT 检查可有单发或多发梗死灶。血管性痴呆患者到了晚期阶段发展为全面性痴呆，与阿尔茨海默病表现相似，可通过头颅 CT 及核磁共振加以区别。另外，有少数患者这两种痴呆合并存在，叫混合性痴呆。

3. 阿尔茨海默病患者怎么护理？

答：阿尔茨海默病患者护理原则包括以下几点。

（1）患者的日常生活护理：痴呆老人在卫生、饮食、大小便等日常生活方面自理能力比较差，需要家属督促或者协助患者合理而有规律地生活，要求他们按时起床和就寝，使生活更接近正常规律，并保证足够的休息和睡眠。长期卧床者要经常翻身、拍背，预防压疮发生。对病情较重的患者要协助其生活，照顾饮食营养、衣着冷暖和个人卫生。不要给老人饮酒，吸烟，喝浓茶、咖啡。对严重失眠者可给予药物辅助入睡，夜间不要患者单独居住，以免发生意外事件。

（2）自理能力训练：人的大脑、躯体、四肢功能都是用则进、不用则退。对轻度痴呆的老人要督促患者自己料理生活，如收拾房间、清理个人卫生，鼓励患者参加社会活动。对中重度痴呆老人，家属要花一定时间帮助和训练患者的生活自理能力，如梳洗、进食、叠衣被、如厕等，并要求其按时起床；同时加强思维、记忆、计算能力等训练。有言语障碍者进行口语锻炼和训练。通过交谈，患者的言语、思维等能力得到训练。

（3）注意安全护理：对中重度阿尔茨海默病患者要处处事事留意其安全。不要让患者单独外出，以免迷路、走失，衣袋中最好放一张写有患者姓名、地址、联系电话的卡片或布条，万一走失，便于寻找。行走时应有人扶持或关照，以防跌倒摔伤、骨折，对居住高层楼房的痴呆老人更应防止不慎坠楼。洗澡时注意不要烫伤。进食时必须有人照看，以免呛入气管而窒息死亡，吃鱼注意不要被鱼刺卡住等。

（4）注意预防和治疗躯体疾病：阿尔茨海默病患者反应迟钝，不知冷暖及危险，很容易发生躯体疾病，患病后又不能主诉身体不适。所以，对阿尔茨海默病患者要密切观察，注意其饮食、起居及二便变化，如发现有异常，应及时送往医院进行检查和治疗。如未及时发现而致病情加重，患者可能因合并躯体疾病而死亡。

（5）注意心理调护：首先，要注意尊重患者，对阿尔茨海默病患者发生的一些精神症状和性格变化，如猜疑、自私、幻觉、妄想等，家人应给予理解。用诚恳的态度对待患者，耐心听取患者的诉说，对患者的唠叨不要横加阻挡或指责。鼓励患者，增强其战胜疾病的信心，有针对性地掌握患者的心理状态，然后有计划、有目的地与患者个别交谈，解决其思想上的问题。注意掌握一定的谈话技巧，使其消除不必要的思想顾虑，以促进疾病的稳定与缓解。

4. 阿尔茨海默病能治愈吗？

答：目前，尚未发现治疗阿尔茨海默病的特效药物，这正是国内外许多医家研究的一个重大课题。因此对于痴呆的治疗往往限于对症治疗、病因治疗、并发症合并症的治疗。阿尔茨海默病大多主张以生活照顾和加强身心锻炼为主，鼓励其参加简单的劳动和活动，保证营养，注意个人卫生；预防躯体疾病或其他并发症的发生，以延缓痴呆的进一步发生和发展。

5. 阿尔茨海默病如何诊断?

答：阿尔茨海默病的诊断要分两步进行，第一步要诊断是否存在痴呆，第二步是确定痴呆的病因。

第一步诊断痴呆：进行多种神经功能的检查，目前多采用美国精神病学会第三版《精神病的诊断和统计手册》中的痴呆标准。

（1）智力丧失的程度影响了患者的社会和职业活动。

（2）记忆障碍。

（3）至少具有下列之一障碍：① 抽象思维障碍；② 判断力障碍；③ 失语、失认、失用；④ 人格改变。

（4）无意识障碍。

（5）有特殊的器质性因素的迹象。

同时可采用智力量表测定患者的智力。常用的有精神状态简易检查表（MMSE）、长谷川痴呆量表或修改的长谷川简易智能量表（HDS）、弗斯特（Folstein）智力量表、韦氏成人智力量表及我国心理所编制的记忆量表等协助诊断。

第二步确定痴呆的病因：可采用脑部 CT、磁共振、脑电图、脑血管造影等协助诊断。如血管性痴呆的脑 CT 出现梗死灶或出血病灶，阿尔茨海默病可发现明显脑萎缩等。

6. 老年痴呆有几种类型?

答：老年痴呆按病因分类，可分为原发性变性痴呆、血管性痴呆、继发性痴呆和非特异性痴呆4种。

（1）原发性变性痴呆：包括阿尔茨海默病、皮克病、慢性进行性舞蹈病、帕金森病、艾滋病性痴呆、进行性核上瘫、弥漫性变性等。

（2）血管性痴呆：包括多发性梗死性痴呆、单个大梗死性痴呆、伴有痴呆的小血管病、出血性痴呆、低灌注及其他血管性机制导致的痴呆。

（3）继发性痴呆：包括感染、自身免疫病、代谢性疾病、营养障碍性疾病、占位性病变、脑脊液循环障碍等。

（4）非特异性痴呆：指中毒。

7. 易患痴呆的危险因素有哪些？

答：① 年龄：年龄是痴呆最重要的危险因素，65 岁以上老人患病率约为 5%，每增加 5 岁则发病率增加 1 倍，85 岁以上者患病率则大于 20%，阿尔茨海默病是一种年龄相关性疾病，即痴呆发生在特定年龄段，并非老年过程不可避免。

② 性别：多数研究表明女性患病率为男性的 1.5～3 倍。

③ 家族史：阿尔茨海默病具有家族聚集性，至少有一个一级亲属为痴呆者，患阿尔茨海默病风险为无家族史的老人的 35 倍。目前已知早发性家族性阿尔茨海默病病例是由特定基因突变引起的。

④ 受教育程度：受教育程度越低，阿尔茨海默病的患病率越高，受教育程度高的个体阿尔茨海默病的发病率较低，表明文化程度高的个体认知功能保留较多，可以推迟疾病的发生，但是不能防止最终不发生痴呆。

⑤ 卒中相关因素：动脉粥样硬化可能为阿尔茨海默病的血管性危险因素，高胆固醇对阿尔茨海默病的发生有协同作用；心血管疾病单纯收缩期高血压、心律失常等可能与阿尔茨海默病有相关性；脑血管损害可促进阿尔茨海默病的症状发生，并与认知功能障碍有关；长期严重的糖尿病能明显增加患阿尔茨海默病的危险性。

另外，吸烟、重度饮酒、精神抑郁与阿尔茨海默病发病率增加有关；脑外伤、炎症、服用雌激素、重金属从业者等可能也与痴呆发病相关。

8. 记忆力不好就是阿尔茨海默病吗？

答：在日常生活、学习、工作过程中，因事情繁忙或由于正常衰老，或由于某些病理状态（如脑炎、脑外伤、脑缺氧等）均可出现情况不同的记忆力减退。前面两种原因所致的记忆力减退，主要对部分事情记忆减退或遗忘，并非全部记忆丧失，自知力良好；后者出现记忆力不好通常为暂时性而非进行性的，随病情好转记忆力也相应改善。以上所述的记忆力不好并非就是痴呆。阿尔茨海默病患者除近事记忆减退外，还可出现由近而远的记忆力减退，呈现进行性遗忘，且无自知力，通常伴有痴呆的其他症状。

9. CT、MRI 和脑电图检查对阿尔茨海默病诊断有何意义？

答：头颅 CT 能显示脑解剖结构和病理学形态改变，在阿尔茨海默病的诊断中发挥作用。但是 CT 诊断痴呆的特异性不高。阿尔茨海默病患者 CT 检查显示脑萎缩、脑沟增宽、脑室扩大，这些 CT 检查的表现也见于其他原因所致的痴呆和正常老化。有人将 CT 结果与患者死后神经病理所见对比，发现 CT 诊断阿尔茨海默病的误诊率高达28%，甚至比单纯凭临床表现诊断的误诊率还高，近年来应用逐渐减少。对于血管性痴呆来说，还没有具有诊断意义的特征性的脑 CT 或 MRI 检查结果，但如 CT 或 MRI 检查无脑血管疾病发现，则基本上否定血管性痴呆的诊断，并成为阿尔茨海默病和血管性痴呆鉴别的有力依据。

与 CT 相同，MRI 亦为显示脑形态改变的手段，但 MRI 具有软组织对比分辨率高、无射线辐射和损伤等优点，其诊断价值优于 CT，目前应用较多。MRI 显示阿尔茨海默病的异常改变比 CT 敏感，显示颞叶萎缩在冠状面测量比横断面更准确可靠，此征象对本病与老年抑郁症的鉴别有较大意义。

10. 阿尔茨海默病易发生哪些并发症？

答：阿尔茨海默病患者的并发症如下。

① 饮食过度或不足，引起胃肠道运动障碍、出血，甚至穿孔。

② 因长期卧床，活动不利，不注意卫生，容易发生褥疮，褥疮并发感染难以愈合，感染严重可危及生命。

③ 由于长期卧床、呆坐、不喜活动而易发生全身血液循环不畅，发生血栓栓塞性疾病，还可发生便秘。

④ 因大小便失禁，不注意卫生，易继发泌尿道感染。

⑤ 因活动不便，不知安危，易发生外伤或骨折。

⑥因吞咽困难，易并发吸入性肺炎或窒息。

⑦因进食障碍、生活不能自理等易并发水电解质紊乱。

11. 阿尔茨海默病患者的死因有哪些?

答：阿尔茨海默病患者常死于以下情况。

（1）感染等并发症：老年人抵抗力差，长期卧床易合并肺部感染、泌尿系感染、褥疮感染。特别是肺部感染，如不及时控制，可因痰液窒息或呼吸衰竭死亡。

（2）营养不良：因生活不能自理、吞咽困难、拒食、腹泻等原因，致营养不良，最后逐渐全身衰竭而死。

（3）意外事故：如打开煤气忘记关，轻者发生煤气中毒，重则引起失火，造成人身伤亡。单独外出，迷失方向，发生交通事故。因精神症状而自伤。家中药品、电源管理不当而出现意外等。

所以，对阿尔茨海默病患者要加强护理，注意个人卫生，保证营养，不要让其独自承担家务和单独外出，防止严重并发症或意外事故的发生而危及生命。

12. 阿尔茨海默病的饮食应注意哪些?

答：阿尔茨海默病患者在饮食上应保证大脑有足够的能量和丰富的营养，不偏食、不过饥过饱，强调做到"三定、三高、三低和两戒"，即定时、定量、定质；高蛋白质、高不饱和脂肪酸、高维生素；低脂肪、低热能、低盐；戒烟、戒酒。还要补充有益的矿物质及微量元素，注意"铝多痴呆多，硅多痴呆减"；增加叶酸、维生素 B_{12} 的摄入有利于避免早发性痴呆。

13. 阿尔茨海默病患者使用镇静药物要注意什么?

答：阿尔茨海默病在痴呆早期可有情绪及行为的改变，为了有利于患者思想平稳、调节睡眠，可适当应用镇静剂，如地西泮、氯硝西泮、艾司唑仑等。安眠镇静剂本身不能治疗阿尔茨海默病，但能对症治疗阿尔茨海默病过程中的睡眠节律发生紊乱或颠倒。如患者已出现卧床不起、言语杂乱、生活不能自理，则要慎重使用镇静剂，以防掩盖出现的症状。

镇静剂都有一定的不良反应，如过度镇静、呼吸抑制、肝功能损

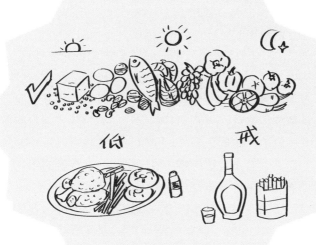

害、心动过速等，使用药物的剂量应减少、间隔时间应延长。

14.阿尔茨海默病患者如何进行记忆锻炼？

答：对于记忆受损的阿尔茨海默病患者，可以根据患者记忆损害的程度采取不同的锻炼方式和内容，每次时间不宜过长，循序渐进，并经常予以鼓励。

（1）瞬时记忆（超短时记忆）：方法是可以念一串不按顺序的数字，从三位数起，每次增加一位数，念完后立即让患者复述，直至不能复述为止。如果患者多次复述不能超越某一位数，即可考虑为记忆广度的极限位置，以后可以以此位为基础进行练习，并可以作为观察患者记忆广度变化的一个参照点。每个数字用1秒钟的速度念出，速度要均匀。还可以将数字倒背练习。

（2）短时记忆：给患者看几件物品，令其记忆，然后请他回忆刚才看过的东西。可以根据患者的情况调整物品的数量、识记的时间及记忆保持的时间。也可以用积木摆些图形给患者看，然后弄乱后让患者按原样摆好。

（3）长时记忆：让患者回忆最近到家里来过的亲戚朋友的姓名、前几天看过的电视内容、家中发生的事情，如果患者记忆损害较轻，还可以让他背诵简短的诗歌、谜语等。

（4）如能在平时日常生活中随时注意患者的记忆锻炼，效果更好。可以指导患者制定生活作息时间表，让患者主动关心日期、时间的变化，督促患者的活动和休息时间。鼓励患者关心家中的事情，多与家属成员和邻居交谈。患者的日常生活用品放置在规定的地方，尽量让患者自己取放。陪同患者外出也尽量让患者自己辨别方向，或告诉患者该如何走。对于言语困难患者，可在经常接触的用品上贴上标签帮助读出物品的名称。多培养、鼓励患者参加各种兴趣活动，如果由于病情发展，原有爱好已不适合，可培养新的爱好，老年人种花是项很好的活动，对于花的种植、养护、观察都需要有记忆的参与，而且有益身心健康。

计高荣　上海中医药大学附属曙光医院
陈莉云　上海中医药大学附属曙光医院

第 14 章

运动神经元病

运动神经元病（motor neuron disease，MND），俗称"渐冻症"，是一组散发或遗传的神经变性病，病因不明，无传染性，迄今无法治愈。MND选择性侵犯脊髓前角细胞、脑干运动神经元、皮质椎体细胞及椎体束，是慢性进行性神经系统变性疾病。临床主要表现为进行性声音嘶哑，吞咽饮呛，四肢、胸部肌肉无力萎缩。起病隐袭，进展缓慢，最终因呼吸衰竭而死亡。

按经典的病理损害、临床表现不同，运动神经元病分为四型，即肌萎缩侧索硬化（ALS）、进行性脊肌萎缩症（SMA）、原发性侧索

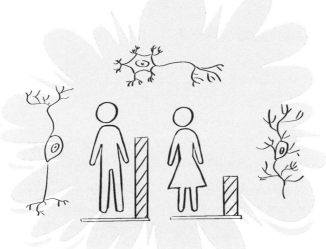

硬化（PLS）、进行性延髓麻痹（PBP）。本病在英国称为运动神经元病，在我国和美国等国家也将上述各型统称为肌萎缩侧索硬化症（ALS）。

据最新流行病学统计，患者多中年发病（平均55岁），病程为2~6年，5年存活率20%，10年存活率10%，年发病率为1.5/10万~2.7/10万，患病率为2.7/10万~7.4/10万。

 疾病特点

1. 病因特点

运动神经元病的病因至今不明。20%的病例可能与遗传及基因缺陷有关。另外有部分环境因素，如重金属中毒等，都可能造成运动神经元损害。男性发病比女性多20%~60%。中国平均发病年龄约为49岁，国外晚10年，60岁后发病率增多。

（1）遗传因素：MND患者以散发性形式多见，占80%以上。散发性MND患者中存在100多个基因异常。

（2）环境毒性物质累积：从事军事服务、吸烟、暴露于杀虫剂、铅、有机毒物和电磁放射等环境中，都被认为可能是环境危险因素。

（3）病毒感染。

2. 症状和体征特点

MND以上下运动神经元变性的症状体征为主要表现，上运动神经元变性主要表现为动作缓慢、肌张力增高（以折刀样增高多见）、肢体腱反射亢进、上肢和下肢病理征阳性；延髓损害表现为假性延髓麻痹；下运动神经元变性主要表现为乏力、肌肉明显萎缩、肉眼见束颤、四肢腱反射减退或消失、四肢病理征阳性。发病症状常不对称，从发病部位逐渐进展至其他部位，但眼外肌和括约肌多不受累。早期症状轻微，易与其他疾病混淆，患者可能只是感到有一些无力、肉跳、容易疲劳等一些症状，渐渐进展为全身肌肉无力、萎缩和球麻痹，中后期可伴有认知功能受损（额颞叶痴呆）、情绪障碍，甚至出现人格障碍，自主神经功能障碍，最后产生呼吸衰竭。

MND 通常分为经典型 MND、进行性延髓（球）麻痹、脊髓性肌萎缩和原发性侧索硬化 4 种临床亚型。但这 4 种亚型难以准确概括所有的病情发展与损害分布特点，因此采用新的 MND 分型，以利于判断患者预后及在临床药物试验中选择合适患者入组。新的分型主要将 MND 分为 8 种临床表型。

（1）经典型 MND：在上肢或下肢出现特征性症状或体征，锥体束征明确，但并不突出。

（2）延髓型 MND：此类患者为延髓发病，有构音障碍和（或）吞咽困难、舌萎缩、肌束震颤。在发病后 6 个月内无脊髓损害症状；在发病后前 6 个月锥体束征可不明显，但之后显而易见。

（3）连枷臂综合征：主要特点是上肢近端无力和萎缩，逐渐发展。此类型包括病程中某一阶段患者上肢的病理性深部腱反射或霍夫曼征，但无肌张力增高或阵挛。在发生症状后局限于上肢的功能受累至少持续 12 个月。

（4）连枷腿综合征：特点是下肢远端无力和萎缩逐渐进展，包括病程中某一阶段患者下肢的病理性深部腱反射或巴彬斯基征，但无肌张力增高或阵挛。患者下肢近端起病的萎缩和无力，在无远端受累时列为经典型 MND。

（5）锥体束征型 MND 或上运动神经元损害突出的 MND：临床表现主要为锥体束征，严重的痉挛性截瘫或四肢瘫，有一个或多个以下体征：巴彬斯基征阳性、霍夫曼征阳性、腱反射亢进、下颌阵挛性抽动、构音障碍和假性球麻痹。痉挛性麻痹可存在于发病初期或疾病晚期，发病时至少在 2 个不同区域同时表现出明显的下运动神经元损害体征，如肌肉无力和萎缩，肌电图检查存在慢性和活动性的失神经损害。

（6）呼吸型 MND：发病时表现为弥漫性呼吸功能损害，休息或劳累时端坐呼吸或呼吸困难，在发病第 6 个月后只仅轻微脊髓或延髓体征，可有上运动神经元受累的表现。

（7）纯下运动神经元综合征：有逐渐进展的下运动神经元受累的

临床表现和电生理证据。此类型需排除以下6种情况：① 以标准化神经节段传导研究存在运动传导阻滞者；② 临床上有上运动神经元受累体征者；③ 类运动神经元病综合征疾病史者；④ 有家族病史的脊髓性肌萎缩症；⑤ *SMN1* 基因的缺失者，或由雄激素受体基因重复异常扩展导致的遗传性延髓脊髓性肌萎缩症；⑥ 神经影像学研究有结构损害者。

（8）纯上运动神经元综合征：上运动神经元损害的临床症状包括严重的痉挛性截瘫、四肢瘫、巴彬斯基征或霍夫曼征阳性、反射极度活跃、下颌阵挛性抽动、构音障碍和假性球麻痹。

3. 相关辅助检查

要早期诊断肌萎缩侧索硬化症，除了神经科临床检查外，还需做肌电图、神经传导速度检测、血清特殊抗体检查、腰穿脑脊液检查、影像学检查，甚至肌肉活检。

（1）电生理学检查：对早期诊断具有重要临床价值，其中多区域检查能够发现无症状部位的下运动神经元缺失。在选择受试肌肉时，一般需考虑延髓、颈髓、胸髓和腰骶髓4个区域的远、近端肌肉。斜方肌肌电图提示延髓下运动神经元受损，特别是当舌肌和胸锁乳突肌肌电图正常时，该肌出现异常改变可提升诊断级别，提示应用斜方肌肌电图有利于早期肌萎缩侧索硬化症的诊断。主要表现：① 进行性运动神经元缺失，如肌束颤动、自发性失神经支配放电（纤颤电位和正锐波）；② 神经再支配如多相电位。经颅磁刺激有助于确定患者亚临床上运动神经元损害。

（2）磁共振成像（MRI）：磁共振检查是一种无痛、非侵入性的检查，能非常详细提供脊髓和环绕、保护脊髓的骨骼及结缔组织的结构。头部和脊髓MRI检查目前仍是肌萎缩侧索硬化症诊断过程中不可或缺的神经影像学技术，主要用于排除类似肌萎缩侧索硬化症的疾病。其中，T2WI、FLAIR、质子密度加权序列均显示沿皮质脊髓通路、中央和额叶皮质明显高信号。颈部扩散张量成像（DTI）显示，各组间部分各向异性（FA）比值可以反映颈髓皮质脊髓束的功能异常，用于评价肌萎缩侧索硬化症患者上运动神经元损伤程度，有利于

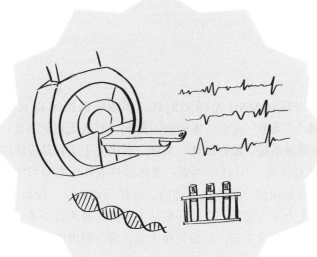

早期诊断。

（3）基因学检测：目前 MND 单基因检测项目已纳入临床诊断程序，推荐检测 *SOD1*、*TARDBP* 和 *FUS* 基因。如果条件允许，应做更大范围的筛查，包括 *OPTN*、*BQLN2*、*VCP*，以及青少年患者的 *SETX*、*MND2* 基因，而其他基因的研究结果尚难解释病因。基因检测阳性可加速诊断进程，提高患者在疾病早期即开始接受药物治疗的可能。部分基因突变与特异性表型相关，可据此进行预后评价和遗传学咨询。

（4）血生化检查：MND 患者的常规实验室检查项目包括红细胞沉降率、血清和尿蛋白电泳、甲状腺功能、血清钙和磷，以及脑脊液分析；对于有可疑危险因素暴露史的患者还应进行重金属筛查。还可根据患者临床表型进行更特异性地检查血液、尿液和其他检查筛查其他疾病。还有些疾病症状类似肌萎缩侧索硬化症早期迹象，这些检查包括甲状腺或甲状旁腺疾病、维生素 B_{12} 缺乏、艾滋病毒感染、肝炎、自身免疫病以及某些类型的癌症。

二、中西医防病治病措施

1. 中医的观点

中医古籍对 MND 无相关记载，多数中医医家将其归入"痿证""痿痹""风痱"范畴。本病病因如下。① 先天禀赋不足：内脏亏虚，气血津液不足，使得肢体、筋脉、肌肉失于濡养是痿证的基本病机；② 外邪侵袭；③ 环境因素：素体湿热或外感寒湿邪气，入里化热或湿热毒邪浸淫，燔灼气血津液，致使气血亏虚，使得四肢失养，肌体痿弱无力发为痿证。本病病机认为与脾、肾两脏关系密切，脾主肌肉四肢，肾主骨生髓，脾虚气血生化乏源，肌肉失去滋养，肾虚则骨枯髓减，失去濡润；脾肾两脏又为先天后天之本，脾肾亏虚，生化无源，最终发为痿证。

2. 中医辨证论治（需在专科医生指导下使用）

（1）肝肾阴虚型：治宜补益肝肾、滋阴柔筋。方用地黄饮子加减：熟地黄、肉苁蓉、山茱萸、巴戟天、石斛、石菖蒲、肉桂（后下）、淡附子、全蝎、蕲蛇、砂仁（后下）、姜半夏。

（2）阴虚火旺型：治宜滋补肝肾、育阴清热。方用虎潜丸加减：狗骨（先煎）、炙龟甲（先煎）、生地黄、熟地黄、制首乌、黄柏、知母、白芍、川牛膝、地骨皮、陈皮、牡丹皮。

（3）脾肾阳虚型：治宜温肾健脾、荣血养肌。方用右归丸加减：熟地黄、淮山药、枸杞子、杜仲、淫羊藿、白术、山茱萸、菟丝子、鹿角霜、当归、制附子、黄芪。

（4）气虚血瘀型：治宜益气活血、通络起痿，重在升举阳气。方用补阳还五汤加减：生黄芪、赤芍、川芎、炒当归、地龙、蝉蜕、红花、全蝎。

3. 单方

（1）紫河车：是一种自体物质，但也是一种常用药物。韩国有学者发现紫河车提取物对坐骨神经再生有促进作用。2013 年有研究发现，紫河车可降低24%的PLS所致小神经胶质细胞死亡，还能降低小神经胶质细胞中前炎症蛋白，可见紫河车因对PLS刺激所致*MAPK*的激活和包括神经毒性在内的炎症的抑制显示出明显的保护意义。提示紫河车是一个神经变性疾病的有效治疗药物，可用于MND的治疗。

（2）人参皂苷：研究表明，人参皂苷对正常动物、老年动物和学习记忆障碍模型动物学习记忆功能有改善作用，人参三醇组及人参二醇组均有神经保护作用，其中人参皂甙*Rb3*抗缺血性脑损伤作用最强，人参皂甙*Rb3*对神经细胞的谷氨酸毒性损伤具有保护作用，可使细胞形态保持完整，活力增加，细胞膜损伤减轻。

（3）银杏叶制剂：实验研究表明，银杏叶制剂对脑循环和脑功能有明显的保护作用，并用于治疗脑功能减退、衰老等与脑内兴奋性损伤有关的疾病。银杏叶制剂可提高损伤海马神经元活力，提高细胞数，降低神经元凋亡率。但普通银杏叶制剂为较大分子药物，较难透过血脑屏障，脑内药物吸收率低。

（4）雷公藤：雷公藤红素主要具有免疫抑制和抗炎活性、抗癌活性等外，其对神经退行性疾病也有很好的拮抗作用。实验研究表明，雷公藤红素对帕金森病、阿尔茨海默病、亨廷顿病，以及MND都有明显的作用。

4. 验方

（1）健脾益气通络汤：黄芪、当归、柴胡、白术、陈皮、人参、炙甘草、红花、苍术、白芍、泽泻。配合针灸、物理疗法三者联用，治疗后MND患者的吞咽功能、肺功能明显有所改善，患者的生存质量测定量表（WHOQOL-BREF）评分也有所提高。

（2）虎潜丸：知母、鸡血藤、黄精、白芍、当归、桑椹子、熟地黄、山药、锁阳、牛膝、龟板、陈皮。治疗以肝肾阴虚为主要病机的MND患者，辨证加减，可补肾填精、养血和肝，疗效满意。

（3）藿苓生肌方：淫羊藿、黄芪、麸炒白术、山茱萸、茯苓、生地黄。有研究发现，藿苓生肌方能显著改善患者气短乏力、心烦、腰膝酸软、自汗、耳鸣、口渴咽干症状的评分及证候总分，短期内能够延缓 MND 病情的进展。

（4）滋痿膏：葛根、黄芪、山茱萸、赤芍、防风、骨碎补、柏子仁、五味子、玄参、麦冬、桔梗、黄芩、丹参、枳壳、甘草等。搭配西医营养神经治疗，治疗后 MND 患者的国际 MNDFRS‑R 评分上升。

（5）补肾健脾疏肝方：生黄芪、生地黄、淫羊藿、巴戟天、山茱萸、茯苓、石斛、怀牛膝、柴胡、郁金等。有研究结果表明，补肾健脾疏肝方在延缓 MND 功能量表评分下降趋势方面的效果与利鲁唑相似，且能有效改善痿证中医证候，尤其是对次要症状的改善效果更加明显。

5. 中成药

（1）肌痿灵系列中药制剂：有研究者用中药肌萎灵胶囊治疗2 400 例运动神经元病患者，以 3 个月为 1 个疗程，如伴有胸闷、呼吸困难、气短，加服肌萎灵 1 号冲剂；伴饮食呛咳、吞咽困难者加服肌萎灵 2 号冲剂。疗效满意。

（2）复元生肌颗粒：有研究者对 125 例 MND 患者进行药物干预和随访 12 周，采用随机对照的研究方法发现复元生肌颗粒延缓 MND 功能量表积分进展的效果与力如太相当，且复元生肌颗粒更为低廉，适合临床应用。

6. 针灸康复推拿

（1）石氏针灸：认为病位在脑在脊髓，醒神基本穴位是内关、水沟、风池、完骨、天柱，再配合针刺大椎及夹脊穴治疗脊髓病变。肝肾亏虚，精血不足，取筋会阳陵泉配肝俞，髓会悬钟配肾俞，以滋补肝肾；血海以调补气血，足三里滋补后天；配合经筋刺法。

（2）以"治痿独取阳明"为指导针刺治疗：将本病分为三期进行治疗。初期在患肢阳明经上针刺配合足三里穴位注射；中期加百会、大椎调理督脉气血，配合背部俞穴；晚期配合舌三针（上廉泉穴及左右各旁开 0.8 寸处），临床效果较好。

（3）从人体正反两面取穴：正面取中脘、章门、上脘、下脘、足三里，配合期门疏肝，天枢宽肠，水分化湿；背面取五脏俞穴调理五脏功能，取魄门、意舍调畅情志。极大改善了患者胃肠不适的症状，提高患者的生存质量。

7. 西医的处理原则

尽管 MND 仍是一种无法治愈的疾病，但有许多方法可以改善患者的生活质量，应该尽量早期诊断，早期治疗，尽可能延长生存期。除了使用延缓病情发展的药物外，还包括营养管理、呼吸支持和心理评估等综合治疗。

（1）药物治疗

1）利鲁唑：作用机制包括稳定电压依赖性钠通道的非激活状态、抑制突触前谷氨酸释放、激活突触后谷氨酸受体以促进谷氨酸的摄取。该药是目前唯一经多项临床研究证实可以在一定程度上延缓病情发展的药物。常见不良反应为乏力恶心、丙氨酸氨基转移酶升高，必要时监测肝功能。晚期使用呼吸机患者不建议继续服用。

2）其他药物：实验室研究中，尽管多个药物在动物模型的治疗中显示有效，如肌酸、大剂量维生素 E、辅酶 Q10、神经营养因子等，但临床疗效仍有待证实。

（2）肠内营养支持

MND 患者在能够正常进食时，应采用均衡饮食，吞咽困难时宜采用高蛋白质、高热量饮食保证营养摄入。对于吞咽和咀嚼有困难的患者应改变食谱，进软食、半流质饮食、少食多餐。对于肢体或颈部无力患者，可调整进食姿势和进食工具。当患者吞咽明显困难、体重下降、脱水或者存在饮呛误吸风险时，应尽早进行经皮内镜胃造瘘（PEG）置管，以保证营养摄取，稳定体重，延长生存周期。快速的体重下降是 PEG 置放的关键指征，通常体重下降超过平时的 10%。体重指数低于 18.5 则要考虑 PEG 置放。美国神经病学会制定的 MND治疗指南建议最好在出现吞咽障碍以后马上置放，并提出 PEG 置放时机应该在用力肺活量（FVC）不应低于 50%，且不建议在终末期使用。对于不适应 PEG 患者，可采用鼻胃管进食。

（3）呼吸支持

MND 患者建议定期检查肺功能，出现呼吸机无力应尽早使用双水平正压通气（BiPAP），开始 BiPAP 的指征包括端坐呼吸、用力吸气鼻内压（SNP）$< 40\ cmH_2O$ 或最大吸气压力（MIP）$< 60\ cmH_2O$。或夜间血氧饱和度降低，或 FVC $< 70\%$。患者咳嗽无力时应使用吸痰器或人工辅助咳嗽，排除呼吸道分泌物。当 MND 病情进展，无创通气不能维持血氧饱和度 $> 90\%$，二氧化碳分压 $< 59\ mmHg$，或分泌物过多无法排出时，可以选择有创呼吸机辅助呼吸。

（4）综合治疗

MND 病程的不同阶段，患者面临各组并发症影响生活质量，建议在医师指导下选择适当的药物和辅助设备，提高生活质量。比如抑郁、焦虑、失眠可给予抗焦虑、抗抑郁药和镇静安眠药；唾液分泌过多可给予抗胆碱药物；意外吸入引起的呼吸道感染可给予抗生素治疗；肌张力增高、肢体痉挛疼痛可给予肌松剂、止痛药；应根据患者具体情况给予针对性的指导和治疗。

（5）其他治疗手段

因 MND 为一类神经系统变性疾病，手术治疗对其无效甚至会加重病情。可在专家指导下进行适当康复理疗，但过度锻炼会加重病情。此外，一些新的治疗手段如干细胞移植、基因治疗仍处于研究阶段，用于临床尚不成熟。

三、答疑解惑

1. MND 患者居家护理有何注意事项？

答：MND 起病隐匿、进展缓慢、呈进行性加重且预后不良，目前尚无理想的治疗方法，患者就诊时多有生活自理能力不同程度的下降，患者心理上常产生烦躁不安、焦虑感及对治疗方案的不信任感。我们建议患者及家属做到以下几点：① 生活规律，按时睡眠，按时起床，劳逸给合。患者抵抗力较差，注意避风寒、防感冒。照顾者与患者应建立良好的沟通渠道，适度知晓病情及疾病的可能进展，让患者参与治疗决策并尊重其选择；② 饮食要有节，有规律，保证高蛋白质、高热量饮食，吞咽障碍时在医嘱指导下尽早给予留置胃管；③ 注意适量运动，锻炼身体增强体质，但不能运动过量，患者要根据自己的情况选择一些有助于恢复健康的运动。长期卧床不起的患者，应给予适当的按摩，防止压疮的产生；④ 坚持按医嘱服药，不随意增减药物或擅自停药。定期门诊复查，有不适感需要及时就诊。

2. 如何保护 MND 患者的语言功能?

答：维持交流功能虽然除了额叶皮质受损者，大多患者语言功能本身保留完整，但由于延髓麻痹，大多患者在晚期都会出现语言交流的困难。在国外临终关怀机构入院时只有 25% 的患者有正常说话的能力。语言交流障碍极大的影响了患者的生存质量，也给临床医生的处理造成困难，即早期由语言康复医生指导非常重要。处理措施包括鼓励患者减慢讲话速度，局部使用冰块或巴氯芬能帮助患者减轻舌肌痉挛，软腭修复及软腭抬高手术等。因此发达国家均有语言治疗师定期（3～6 个月 1 次）评估患者的交流功能，并提供适当的辅助交流工具如有图形和文字的指示板或计算机语言合成器等。由于价格昂贵，我国临床目前尚无此类服务。

3. MND 患者的康复训练有哪些注意事项?

答：MND 患者康复训练要掌握好运动节奏，在时间间隔上有一定要求。肌肉有了足够的休息时间，疲劳才能充分消除，消耗掉的营养物质也才能得到充分补偿，并通过超量补偿使肌肉逐渐肥大。反之，若锻炼过于频繁，肌肉得不到充分休息，肌力也就不能增强。因此，锻炼要讲究节奏，并非越多越好。同时，选择运动方式须遵循一条共同的原则：在不增加运动次数和运动时间的前提下，逐渐增加运动量，使肌肉迅速感觉疲劳，达到锻炼肌肉的目的。每次锻炼以能连续做 10 下为准，如超过 10 下就需增加器械的重量；或每次锻炼连续做二三下，每下坚持 6～10 秒，超过者也需增加器械的重量。

4. 对 MND 患者亲属的基因筛查建议

答：对于高危亲属的症状前基因检测需谨慎，在低外显率家系中可能增加家系成员的不安或疑虑。因此，症状前基因检测仅适用于高外显率家族性肌萎缩侧索硬化症家系成员的筛查，可行 *SOD1*、*FUS* 或 *TARDBP* 基因检测。

5. 如何从 MND 发病症状判断预后？

答：MND 发病部位对预后具有重要意义，以肢体症状发病者预后优于延髓症状发病者，下肢发病者优于上肢者；肌萎缩侧索硬化症肢体连带变异型和孤立延髓表型也较典型的肌萎缩侧索硬化症患者预后佳。以呼吸系统症状发病的类型预后不良。

6. MND 评价量表推荐

答：临床量表可用于监测疾病进展，改良肌萎缩侧索硬化症功能评价量表（MNDFRS-R）临床应用最为广泛，可评价患者延髓及肢体症状、活动与呼吸功能状态，其评分下降是生存期缩短的一项预测因子，也广泛应用于临床试验评价。

7. MND 患者合并睡眠障碍

答：对于 MND 患者合并睡眠障碍，建议固定时间睡眠，限制日间睡眠时间，减少午后兴奋类物质摄入，就寝前协助舒适体位，减少睡眠环境中的不良刺激；告知患者在其睡眠期间若有突发情况，能得到第一时间的救治；有条件时给予患者心理干预，必要时按医嘱给予抗焦虑、抗抑郁药物，给予镇静催眠药物，随病情的好转患者的睡眠情况得到明显改善，每晚睡眠时间可达 4～5 h。

8. 居家饮食指导

答：饮食要有节，不能过饥或过饱，在有规律、有节度的同时各种营养要调配恰当，不能偏食。应多食富含高蛋白的食物，如鸡、鸭、鱼、瘦肉、豆腐、黄豆、鸡蛋、植物蛋白质与动物蛋白质以及新鲜蔬菜、水果，注意食物的易消化性。戒烟酒，忌食生、冷、辛、辣等刺激性食物。MND 患者以老年人居多，饮食选择上还应控制盐、脂肪和胆固醇的摄入。若患者有吞咽困难者（即有流涎、进食呛咳、下颌力弱、进食缓慢表现），可在医师指导下尽早留置胃管或 PEG，以保证营养物质的摄入。

9. 利鲁唑有何常见不良反应？如何预防处理？

答：利鲁唑，50 毫克／次，口服，每 12 h 空腹服用 1 次，饭前至少 1 h 或饭后 2 h 服用。利鲁唑的不良反应有无力、瞌睡、眩晕、恶心、呕吐、腹泻、厌食、口周感觉异常等，发生率似与剂量有关，其他不良反应还有轻微的血压升高，肝脏酶指标升高及粒细胞减少。对可能出现的粒细胞减少的不良反应必须监测血红蛋白、血细胞压积、血细胞计数，在治疗初期1~3个月，每个月检查1次，以后每3个月检查1次，如发现粒细胞减少须及时中止治疗；同时测定丙氨酸氨基转移酶及天冬氨酸氨基转移酶，如有升高，应增加检测次数。如升高5倍于正常值，建议每周测定；如升高10倍于正常值或临床出现黄疸，必须终止治疗。吸烟、高脂饮食可能降低单剂利鲁唑的吸收。

10. 预防 MND 小贴士

答：① 科学预防。长期在水中作业的人或在岁土太过、湿气偏盛之年以及长夏暑湿之季，更当格外注意防止湿气侵袭；② 避免外伤。人们在日常生活中多注意安全以避免意外伤害、意外事故，坠落、摔伤等常易损伤脏腑筋骨、经络气血而导致肢体萎废无用；③ 注意天气变化。必须顺应四时气候变化、御寒保暖、避暑防热，以及谨防湿气，同样人们应该保证自己的生活居室清洁干燥、通风透光，外出活动要注意气候寒温，适当增减衣服；④ 严格预防感冒、胃肠炎。对于自身免疫功能低下，或者存在某种免疫缺陷，容易出现免疫炎症反应，损伤自身组织器官。

吴海波　上海中医药大学附属岳阳中西医结合医院

第 15 章

新型冠状病毒肺炎

　　2019 年 12 月，湖北省武汉市发现了多例不明原因的肺炎。2020 年 1 月，武汉病毒研究所成功分离了该病毒，测出该病毒的全部序列。2020 年 1 月 12 日，世界卫生组织命名该病毒为"2019-nCOV"。2020 年 2 月 11 日，人感染这种病毒后所引起的肺炎被世界卫生组织命名为"COVID-19"，国家卫生健康委员会称之为"新型冠状病毒肺炎"，简称"新冠肺炎"。新型冠状病毒具有极强的传播力，传播路径复杂多样，人群普遍易感。由于该病毒的上述特点，新型冠状病毒短期内在除武汉以外的湖北省多地造成大量感染者，给湖北省公共卫

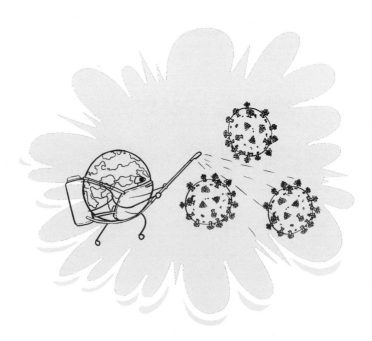

生安全造成了极大危害。2022年2月底，疫情再次肆虐上海，严重威胁了广大人民的健康生活。关键时刻，我们在党的领导下，全国上下团结一心，举全国之力，有效地控制了疫情的传播。当前新冠病毒变异株仍在世界各地肆虐，我国继续坚持外防输入、内防反弹、动态清零的防控方针，控制新型冠状病毒疫情在我国的发生发展，保障人民的健康生活。

一、疾病特点

1.病因特点

冠状病毒是在自然界中广泛存在的一种病毒，其在电镜下形似花冠所以被称为冠状病毒。新型冠状病毒（2019-nCoV）属于β属冠状病毒，病毒基因组是不分节段的单股正链RNA，编码刺突糖蛋白（S）、核衣壳蛋白（N）、膜蛋白（M）、包膜蛋白（E），以及RNA聚合酶（POL），病毒外被包膜。目前研究证实，冠状病毒仅感染脊椎动物和人，感染人后常侵袭人的呼吸道、消化道和神经系统。2002年11月最早发现引起非典的SARS-COV和2012年在中东引起中东呼吸综合征的MERS-COV均是冠状病毒。新型冠状病毒和其他冠状病毒一样，对热和紫外线敏感，56℃30分钟，75%的乙醇溶液、乙醚、含氯制剂、过氧乙酸、氯仿等脂溶剂均可以灭活该病毒。新型冠状病毒感染人体后，在人体细胞内复制过程中会不断发生变异以适应宿主核苷酸的位点，从而产生不同的变异株。这些变异株在传播力、致病性及免疫原性方面往往会不同于原病毒株，目前主要引起全球流行的有德尔塔、贝塔、拉姆达、阿尔法、伽马以及近期出现的奥密克戎变异毒株。这些变异毒株表现出各自的特点，德尔塔毒株总共包含15处刺突蛋白突变，与早期新型冠状病毒相比病毒与人的呼吸道上皮细胞结合力更强，传播速度更快，人患病后病毒的载量更高。奥密克戎毒株出现32处刺突蛋白突变，表现出隐匿传播力更强，这些变异毒株的出现给我们在新型冠状病毒的防治方面带来了新的挑战。

新型冠状病毒的传播方式有两种，即呼吸道传播和接触传播。呼吸道传播通过飞沫或气溶胶，病毒感染者打喷嚏、咳嗽或交谈时，在空气中释放含有病毒的颗粒被健康者吸入就会导致被感染。含有病毒的飞沫、尿液及粪便，沾染物体表面，人手触碰后，沾染病毒的手再接触口鼻及眼部黏膜时，病毒就会进入人体导致被感染。

2. 症状和体征特点

人感染新型冠状病毒后潜伏期为1~14天，一般为3~7天，感染后感染者可出现发热、干咳、乏力症状，部分感染者发病初期仅表现为嗅觉和味觉的减退或丧失，少部分患者有鼻塞、流涕、咽痛、腹泻和肌肉疼痛的症状。新冠肺炎根据临床表现可分为轻型、普通型、重型、危重型。

新冠肺炎轻型患者常表现为低热、稍感乏力、嗅觉及味觉障碍等，影像学无肺炎表现。

新冠肺炎普通型患者临床症状以发热和呼吸道症状为主，轻度到中度的发热、咳嗽、咯痰、气促，刺激性干咳或咯白色黏痰，痰量少，部分患者伴有鼻塞、流涕、咽痛等上呼吸道症状。肺部影像可见病毒性肺炎的表现。大部分新冠肺炎普通型患者经治疗后均可痊愈，少部分患者可转变为重型或危重型患者。

新冠肺炎重症患者常在发病1周后出现呼吸困难、低氧血症，随后出现急性呼吸窘迫综合征、脓毒症休克、顽固的代谢性酸中毒、凝血功能障碍和多器官功能衰竭，常危及生命，需在重症监护室监护治疗。

德尔塔变异株感染造成的新冠肺炎早期症状不典型，较少出现发热，患者仅表现为乏力，轻微的肌肉酸痛，或有味觉、嗅觉减退，部分感染者会有腹痛、腹胀，少数患者有鼻塞、流涕、咽痛及结膜炎的表现，患者更容易发展为重症，需提高警惕。

奥密克戎毒株感染后表现出的症状相对轻，重症患者较少，患者发热以中度发热为主，多表现咳嗽、咽痛等上呼吸道症状，较少出现恶心、呕吐、腹泻等消化道症状。

3. 相关辅助检查

（1）血常规及血生化：患者发病早期血常规中白细胞总数正常或

减少，淋巴细胞计数减少，部分患者可出现转氨酶、乳酸脱氢酶、肌酶、肌红蛋白、肌钙蛋白和铁蛋白增高。患者 C 反应蛋白大多升高、血沉加快，危重症者 D-二聚体升高，血常规检查见淋巴细胞进行性减少。

（2）病原学检查：患者鼻咽拭子、痰、气道抽取物、血液、粪便、尿液等标本中可检测出新型冠状病毒核酸，发病 1 周左右的时间可检测出患者的新型冠状病毒特异性 IgM 抗体、IgG 抗体呈阳性。

（3）胸部 CT：胸部 CT 早期呈多发小斑片影及间质改变，进一步进展则出现双肺多发磨玻璃影、浸润影。合并有心功能不全的患者则表现出心影增大和肺水肿。

 二、中西医防病治病措施

1. 中医对新冠肺炎的认识

新冠肺炎属于中医"疫病"范畴，湿毒疫戾之气夹杂"风、寒、湿、热"等四时之邪，侵入人体，郁肺困脾，蕴热瘀痹，壅闭于肺，耗气伤津，若热深厥深，则阳脱阴竭，不治而亡。目前西医治疗无特别有效的药物，中医强调扶正祛邪，认为正气的盛衰决定疾病的发生和发展，强调"未病先防，既病防变，瘥病防复"，根据"同病不同证，辨证施治"原则进行治疗。该病寒湿入疫，平素需注重精神调摄，健脾益气，辅以养阴生津，饮食清淡丰富，多食健脾益胃、和中养阴的食物。治宜温肺驱寒、健脾利湿。传统功法如太极拳、八段锦可以起到强身健体、防病治病的作用。这些中医的治法治则在新冠肺炎的防治中被证明是行之有效的。

2. 中医药在新冠肺炎防治中的应用

新冠肺炎是一种新出现的疾病，它的出现给我们带来了巨大的挑战，在国家的统一布署下，广大抗疫医疗人员守正创新、探索总结，以不同临床类型患者不同时期的证候表现为依据，在新冠肺炎治疗中验证了中成药如藿香正气胶囊、金花清感颗粒、连花清瘟胶囊、血必净注射液、热毒宁注射液、痰热清注射液、参麦注射液等的治疗作用；优化组合中医经典名方形成了中药汤剂如清肺排毒汤、寒湿疫方、宣肺败毒方、化湿败毒方等复方，对战胜疫情作出了杰出贡献。下面简单介绍"三方三药"的组成及功效，具体药物需在专业医师的医嘱下使用。

（1）三方

1）清肺排毒汤：该方是新冠肺炎国家诊疗方案中推荐的通用方剂，由寒邪导致的外感热病的几个经典方包括麻杏石甘汤、小柴胡汤、五苓散等创新优化化裁而成，性味平和，由麻黄、炙甘草、杏仁、生石膏、桂枝、泽泻、猪苓、白术、茯苓、柴胡、黄芩、姜半夏、生姜、紫菀、款冬花、射干、细辛、山药、枳实、陈皮、藿香21味中药组成。该方主要功效为宣肺止咳、清肺化痰、祛湿排毒。适用于新冠肺炎轻型、普通型、重型、危重型患者。该方为疾病治疗方，不建议作为预防予以运用。

2）化湿败毒方：该方是由中国中医科学院院长、中国工程院院

士黄璐琦领导的团队在武汉抗疫一线临床救治过程中根据临床观察总结出来的方剂，由多个经典名方化裁而来。由生麻黄、藿香、生石膏、杏仁、法半夏、厚朴、苍术、草果、茯苓、生黄芪、赤芍、葶苈子、生大黄、甘草14味中药组成。该方的主要功效为解毒化湿、清热平喘。适用于新冠肺炎轻型、普通型和重症患者的治疗。

3）宣肺败毒方：该方由天津中医药大学校长、中国工程院院士张伯礼领导的抗疫团队在武汉抗疫一线临床救治过程中通过研究经典文献，结合临床实际，优化组合经方而来，其组方来源于麻杏石甘汤、麻杏薏甘汤、千金苇茎汤等经典名方。由生麻黄、苦杏仁、生石膏、生薏苡仁、茅苍术、广藿香、青蒿草、虎杖、马鞭草、干茅根、葶苈子、化橘红、生甘草13味中药组成。该方主要功效为宣肺化湿、清热透邪、泄肺解毒。适用于新冠肺炎轻型、普通型患者的治疗。

（2）三药

1）连花清瘟胶囊：该药是中国工程院院士吴以岭研制于非典时期的中成药，源于经方麻杏石甘汤和银翘散。由连翘、金银花、炙麻黄、绵马贯众、板蓝根、石膏、薄荷脑、广藿香、红景天、鱼腥草、大黄、炒苦杏仁、甘草13味中药组成。主要功效为清瘟解毒、宣肺泄热、健脾化湿。可用于新冠肺炎轻型、普通型患者，也可用于重型和危重型早中期患者。

2）金花清感颗粒：该药是2009年甲型流感流行期间研制上市的中成药。由金银花、石膏、麻黄、苦杏仁、黄芩、连翘、浙贝母、知母、牛蒡子、青蒿、薄荷、甘草12味中药组成。主要功效为疏风宣肺、清热解毒。适用于新冠肺炎轻型、普通型患者的治疗。

3）血必净注射液：我国危重病急救医学的奠基和开拓者王今达教授耗时多年通过优化清代经方血府逐瘀汤，在2003年"非典"期间研发上市的注射剂中成药。主要成分是由红花、赤芍、川芎、丹参、当归5味中药的提取物。主要功效为化瘀解毒、清热凉血、溃散毒邪。适用于感染诱发的全身炎症反应综合征，可用于新冠肺炎重型、危重型患者。

3. 西医的处理原则

新型冠状病毒肺炎为乙类传染病，但由于该病的流行特点，我国现按甲类传染病进行管理。在现阶段缺乏针对性的抗病毒药物治疗的情况下，确诊患者以转运至隔离病房，支持对症治疗为主。包括严密的监测，氧疗支持，卧床休息，保证充足的热量供应和营养供给，补充足够的维生素和微量元素，维持水、电解质平衡等治疗。继发细菌感染情况下，选择合适的抗感染治疗方案。有重症高危因素的患者早期使用具有潜在抗病毒作用的药物，重症患者需及时转入监护病房，予以包括输注康复者恢复期血浆，静注 COVID-19 人免疫球蛋白，使用托珠单抗等方法的免疫治疗。出现器官功能障碍者尽早进行脏器功能支持治疗。

 三、 答疑解惑

1. 什么是新冠肺炎？

答：新冠肺炎就是人感染一种先前未在人类中发现的新型冠状病毒后所患的一种急性感染性肺炎。这种病传染性强，传播途径复杂，人普遍易感，一般情况下预后良好，极少数人患病后会成为危重症患者，危及生命。患病后多数人会出现发热、乏力、咳嗽、胸闷、呼吸困难等表现，部分患者还会表现出嗅觉味觉减退、恶心、呕吐、腹泻等不典型症状，临床可分为轻型、普通型、重型和危重型四种类型。无症状感染者在感染新型冠状病毒后无明显临床表现，但体内仍有病毒存在并复制，并作为传染源造成新冠肺炎的传播流行。

2. 新冠肺炎的传播途径有哪些？

答：新冠肺炎患者及无症状感染者都是传染源，呼吸道传播和接触传播是该病的主要传播途径，健康者在空气流通差的环境中长时间暴露于含有新型冠状病毒的气溶胶中和接触被新型冠状病毒沾染的物品都能被感染。接触含病毒的粪便、尿液污染的物品及吸入这些排泄物形成的气溶胶也可导致健康者被感染，这种接触传播和气溶胶传播

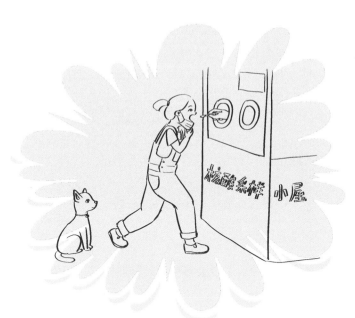

核酸采样 小屋

在我们预防该疾病时需要重点加以防范。

3. 新冠肺炎的常见症状有哪些?

答:新冠肺炎作为一种急性呼吸道感染性疾病没有特异性的临床症状,人感染后发热、乏力、干咳是最常见的症状,肌肉酸痛、鼻塞流涕、咽喉痒痛、胸闷、腹泻、嗅觉味觉异常也很常见,由于上述症状在其他呼吸道感染性疾病中也很常见,所以上述症状不能作为是否感染新型冠状病毒的依据,有无新型冠状病毒感染需至定点医疗机构进行新型冠状病毒核酸检测来判断。病情重未得到及时治疗的患者和合并有基础疾病的患者,病情可快速进展,患者会出现呼吸困难、低氧血症、循环障碍、消化道出血、脑卒中、神经系统脱髓鞘性病变、肌麻痹及皮肤冻疮样变等临床表现,病情严重可危及生命。

4. 哪些人员需要进行新型冠状病毒核酸检测?

答:国家规定8类重点人员实施"应检尽检",必须进行新型冠状病毒核酸检测,这8类人员包括密切接触者、境外入境人员、发热门诊患者、新住院患者及陪护人员、医疗机构工作人员、口岸检疫和边防检查人员、监所工作人员、社会福利养老机构工作人员。对于普通公众则实施"愿检尽检"。

目前，对于近期到过有阳性病例地区的人员，与已报告新冠病例公布的行程一致或有时空重叠的人员，健康码异常的人员，自我健康监测过程中出现发热、干咳、乏力嗅味觉减退等人员需主动进行新型冠状病毒核酸检测。一些医疗单位规定在接受侵入性检查或有创操作患者必须进行新型冠状病毒核酸检测。准备去做新型冠状病毒核酸检测的人员要做到采样前 2 h 不要进食；采样前 30 分钟不要吸烟、喝酒、嚼口香糖；在核酸检测的路上，戴好口罩，密接及疑似感染者尽量不要乘坐公共交通工具；核酸检测排队时要保持 1 米以上的安全距离。

5. 为什么有新冠肺炎患者会多次核酸检测结果呈现阴性？

答：新型冠状病毒是 RNA 病毒，RNA 容易降解，RNA 被蛋白核衣壳包裹，外被脂质及糖蛋白组成的外膜，使核内 RNA 得到保护。核酸检测是通过医务人员采集特定部位的细胞标本检测其是否含有病毒 RNA。样本送到实验室后经过处理，使核酸暴露，再经扩增，用探针检测进行判断。在采样、运输、灭活、核酸提取、扩增反应过程中任何环节出现问题均可导致检测结果错误。研究表明，呼吸道标本检出率最高的是支气管肺泡灌洗液，其次是肺组织，再次是痰、鼻咽吸取物，最后才是鼻咽拭子，采集鼻咽拭子由于方便快捷适合大规模采样，但不是准确率最高的采样方式。鼻咽拭子采样要求采样的部位是鼻腭和双侧扁桃体及咽后壁，采样人员采样不规范也直接影响检测结果。当患者病程进入中后阶段，病毒集中在下呼吸道时，鼻咽拭子可能无法检测出病毒存在。部分患者本身正在进行抗病毒的治疗，可能会导致感染后体内病毒载量低，导致新型冠状病毒核酸检测不出。普通公众对新冠肺炎患者会多次测新型冠状病毒核酸检测结果呈现阴性不必过于恐慌，只有疑似病例或密切接触人员，无法排除患病风险的人员才需要反复多次检测核酸，普通人没有反复检测新型冠状病毒核酸的必要。

6. 不同人群患上新冠肺炎病情发展会有哪些不同？

答：不同年龄阶段人感染新型冠状病毒后病情发展会有所不同，通常婴幼儿发病较少，他们感染新型冠状病毒后以轻型和普通型为主，重症及危重症患儿较少见；儿童和青少年身体处于生长发育期，抵抗力强，基础疾病少，感染新型冠状病毒后多为轻型和普通型，极少发展成为重症及危重症；妊娠妇女，由于病毒对妊娠妇女造成的呼吸系统炎症反应明显增强，会导致感染新型冠状病毒后病情进展迅速，易发展成为重症患者。一项针对武汉新型冠状病毒感染者的研究发现，重症患者常常存在共病特点，患者同时患有多种慢性疾病，如高血压、糖尿病、心脏病、慢性支气管炎、哮喘等，老年人由于共病多，身体基础条件较差，通常感染新型冠状病毒后病情发展快，易转变为重症及危重症患者；免疫力低下的人群，如肿瘤、艾滋病、接受器官移植者、长期服用糖皮质激素的自身免疫性疾病患者，一旦感染新型冠状病毒，也容易转变成为重症及危重症患者。

7. 哪些人是新型冠状病毒肺炎重症、危重症的高危人群？

答：① 大于 65 岁的老年人；② 有心脑血管疾病、慢性肺部疾病、糖尿病、慢性肝脏、肾脏疾病、肿瘤等基础疾病者；③ 免疫功能缺陷者，如艾滋病患者、长期使用皮质类固醇或其他免疫抑制药导致免疫功能减退的患者；④ 肥胖者（BMI ≥ 30）；⑤ 晚期妊娠和围产期女性；⑥ 重度吸烟者。

8. 新型冠状病毒有特效治疗药物吗？

答：目前没有针对新冠病毒肺炎的特效药物，一旦感染新型冠状病毒，以隔离和对症支持治疗为主。隔离的目的是阻止病毒在人群中继续传播，对症支持治疗的目的是防止患者病情继续恶化转变为重症患者。对于新冠肺炎患者强调要卧床休息，及时氧疗支持，加强生命体征的监护，监测心、肺、肝、肾、脑等重要脏器的功能，保证充足的营养供给和热量供应，补充足够的维生素和微量元素；维持水、电解质平衡；重症患者需立即转入监护病房进行监护治疗。在药物的使用方面，有重症倾向的患者可以采用 α 干扰素的雾化吸入，口服抗病毒药物利巴韦林、磷酸羟氯喹、阿比多尔、洛匹那韦、利托那韦等治疗方法。康复患者的恢复期血浆、托珠单抗等免疫制剂常也被予以应用。继发细菌感染者需予以抗生素治疗。危重患者多出现脏器功能的衰竭，需进行呼吸、循环支持及肾脏替代等治疗。

9. 如何做好新冠疫情期间的隔离防护及治疗？

答：新型冠状病毒流行期间，在我国按照疫情防控要求实行严格的隔离管控，入境人员及密切接触者均采用"7天集中隔离医学观察+3天居家健康监测"的管理措施（简称"7+3"），集中隔离第1、2、3、5、7天和居家健康监测的第3天各开展一次核酸检测；密接的密接，采用"7天居家隔离医学观察"的管理措施，居家人员每日应做好体温和症状检测，第1、4、7天各开展一次核酸检测。新冠肺炎患者治愈出院后应当进行7天居家健康监测。居家人员居家隔离期间不要聚集，采用分餐制，注意个人卫生，家中勤通风换气。居家隔离时，如果家中有密切接触者及从医院治疗后返回家中的患者，需进行单间隔离，无接触送餐制，每日做好健康检测，定时向社区医务人员汇报，居家成员需戴好口罩，做好个人防护。居家隔离期间，如果出现发热、呼吸道症状者，要及时就医。

新冠肺炎患者的隔离治疗是一个时间相对较长的过程，感染新型冠状病毒被隔离治疗者，可能因为环境发生变化加上自身疾病的影响，会产生焦虑、恐惧的应激反应，如何适应隔离病房的治疗是新冠肺炎患者必须面对的一个问题。

首先，患者对疾病本身要有一个清晰的认识，要树立战胜疾病的信念。新冠肺炎其特点是传播性强，人群普遍易感，但它并不是高致命性疾病，只要做到早发现、早诊断、早隔离、早治疗，我们就能有效防控它，治愈后一般不会留有后遗症。

其次，对于在隔离病房的治疗，患者要积极地去适应，在隔离治疗期间要服从隔离病房管理，遵守规章制度，学会安全有效地使用隔离病房的设施。患者要向主管医生全面详实的提供自己的病史情况，配合医生制定治疗方案，按时服药，做好个人卫生，使自己能够尽快康复，结束隔离治疗。

再次，隔离治疗的患者必须克服心理应激反应，做好心理调适，合理安排隔离治疗生活，做到"五个一"，即制定一个计划，合理饮食起居；钻研一件事情，使隔离期间有所追求；找到一种支持，掌握自己的心理动态，合理宣泄，必要时求助专业心理咨询师和治疗；进行一项锻炼，中医传统的八段锦、太极拳以及呼吸六字诀有助于锻炼呼吸肌，改善呼吸功能，恢复运动功能，缓解治疗期间的焦虑情绪，不失为隔离治疗期间良好的锻炼形式；思考一些体验，患者可以利用隔离期的空白时间，回顾以往的学习工作经历并进行总结，以利于康复后更好的生活。

对于有睡眠障碍的患者，要晚上有睡意再睡眠，避免白天补觉，每日坚持适当的运动，选择合理的放松训练，保持躯体和心理平衡，以提高睡眠质量，尽快恢复健康。

10. 新冠肺炎患者治愈后会留有严重后遗症吗？

答：感染新型冠状病毒后，80% 以上的患者为轻型和普通型患者，病变大多集中在肺部，在经过及时的治疗后，肺部病灶会被充分吸收，患者不会留有后遗症。

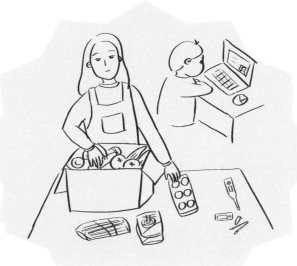

重症及危重症患者，病情较为严重，病变常累及全身多个器官和系统，治愈后常会留有后遗症。肺部实变严重的患者，治愈后即使病毒得到清除，也会遗留有肺部间质纤维化，对肺功能造成影响，患者表现出气促、咳嗽等症状，活动后上述症状可能会加重。当疾病发展累及肾脏、心脏、中枢神经和消化系统时，治愈后可能也会遗留有累及脏器和系统的功能不全。

部分患者在新冠疫情中精神紧张，表现出焦虑、睡眠障碍、原因不明的乏力、肌肉骨骼的酸胀痛等症状，可以看作是心理应激下的躯体反应，随着时间的推移，上述症状可以逐渐消退，如果持续存在，影响正常生活，则需要心理专科进一步干预治疗。

11. 新型冠状病毒疫苗有几种？

答：新型冠状病毒被膜表面的 S 蛋白在新型冠状病毒侵入人体后和人体细胞进行特异性的结合，RNA 进入人体细胞进行复制，导致新型冠状病毒肺炎的发生。S 蛋白就是目前新冠疫苗研制的靶标，目前上市的疫苗主要有 4 种：灭活病毒疫苗、核糖核酸疫苗、重组蛋白疫苗、病毒载体疫苗。① 灭活病毒疫苗，就是把病毒灭活后注入人体，诱导机体产生特异的免疫应答，产生抗体，该方法技术成熟，研发快，便于运输，要求接种者免疫功能正常；② 核糖核酸疫苗（mRNA 疫苗），就是将带有病毒信息的 mRNA 编码包裹后注入人体，当其被机体免疫细胞吞噬后，机体免疫系统就会获得病毒的特征信息，从而产生对病毒的免疫力，该方法生产简单，产量高，由于仅携带病毒信息，安全性高，但缺乏经验参考，技术需不断完善；③ 重组蛋白疫苗，就是将病毒 S 蛋白注入人体，激发免疫应答，类似技术也被应用于乙肝疫苗的制备，安全可靠，生产成熟，但效果完全依赖选择的 S 蛋白表达体系；④ 病毒载体疫苗，就是把病毒的外壳基因注入无害的病毒中，让该病毒长出新型冠状病毒的外壳，而病毒本身对人体无害，用该疫苗接种人体后就会产生免疫力，当感染新型冠状病毒后，机体就会识别新型冠状病毒对其进行清除。该疫苗安全有效，不良反应少，成本低，但该疫苗多以腺病毒为载体，如果接种者感染过腺病毒就可能诱发不了足够的特异性免疫。目前在我国国药、科兴

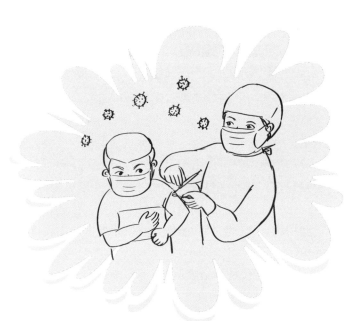

生产的疫苗都为新冠灭活疫苗，需接种两剂。康希诺生产的新冠疫苗为腺病毒载体疫苗，只需接种一剂。智飞龙科马生物生产的新冠疫苗为重组亚单位疫苗，需接种 3 剂。但实际接种的次数正在根据临床研究不断更新和完善。

12. 接种疫苗的作用和常见的不良反应是什么？

答：不同种类的新冠疫苗均会诱导人体产生对新型冠状病毒的免疫能力，抵御病毒对人体的侵袭，大范围有序的接种新冠疫苗还会在人群中形成群体免疫力，从而达到阻断新型冠状病毒传播的作用，所以接种新冠疫苗不仅对个人有益，也是国家的一项重要防疫措施，我们应当积极响应。

新冠疫苗作为一种生物制剂，和所有生物制剂一样，部分接种者会出现发热、头痛，注射部位的红肿、硬结，小部分人群可能会出现咳嗽、呕吐、腹泻、食欲不振等症状。随着时间推移上述症状可自行消失，不会遗留任何后遗症。接种后如出现发热，体温超过 38.5℃，局部红肿硬结超过 2.5 厘米，身体特别不适等症状需及时就医进行处理。

13. 为什么有的人接种新冠疫苗后抗体仍为阴性?

答:接种新冠疫苗后体内可能产生保护性抗体,包括 IgM 抗体和 IgG 抗体,IgM 抗体产生较快,消失也较快,IgG 抗体持续时间更长,接种后,两种抗体均可能被检测到,随着时间延长,体内抗体滴度逐渐减少甚至消失。

新冠疫苗作为一种预防措施,是一种主动免疫,接种者要产生免疫应答后才能产生免疫效应。由于个体的特异性,并非所有人都能对疫苗发生免疫反应,对于一些免疫力低下或者使用免疫抑制剂的人,接种疫苗后往往不能达到理想的免疫效应,这些人往往在接种新冠疫苗后新型冠状病毒抗体检测仍为阴性,我们不能因此而否认新冠疫苗对人体的保护作用。

14. 哪些人群不能接种新冠疫苗?

答:《新冠病毒疫苗接种技术指南》第一版明确新冠疫苗接种禁忌如下。

(1)对疫苗的活性成分、任何一种非活性成分、生产工艺中使用的物质过敏者,或者以前接种同类疫苗出现过敏者。

(2)既往发生过疫苗严重过敏反应者(如急性过敏反应、血管神经性水肿、呼吸困难等)。

(3)患有未控制的癫痫和其他严重神经系统疾病者(如横贯性脊髓炎、格林巴利综合征、脱髓鞘疾病等)。

(4)正在发热者,或患有急性疾病,或慢性疾病的急性发作期,或未控制的严重慢性病患者。

(5)妊娠期妇女。

15. 接种新冠疫苗应该注意哪些事项?

答:接种新冠疫苗的注意事项具体如下。

(1)接种后 80% 以上的过敏反应都发生在 30 分钟以内,所以接种新冠疫苗后必须在接种单位留观 30 分钟。

(2)接种新冠疫苗的当日保持接种处干燥,不应洗澡。

(3)接种当天加强观测,如出现发热,体温超过 38.5℃,局部红肿硬结超过 2.5 厘米,身体特别不适等症状需及时联系接种单位就医

你也能应对常见疾病

处理。

（4）既往新冠肺炎感染者、无症状感染者、新冠抗体检测阳性者不建议接种新冠疫苗。

（5）接种2剂新冠疫苗者，2剂间隔应≥3周，第2剂应在8周内接种；接种3剂新冠疫苗者，2剂间隔应≥4周，第2剂应在第1剂接种8周内接种，第3剂应在第1剂接种后6个月内完成接种。

（6）注射人免疫球蛋白者，应在注射人免疫球蛋白1个月后再接种新冠疫苗，以免免疫球蛋白干扰新冠疫苗接种后的免疫效应。

（7）原则上新冠疫苗不与其他种类的疫苗同时接种，接种其他疫苗时应间隔2周以上。特殊情况下，接种新冠疫苗后有猫犬伤或外伤时，仍要及时接种狂犬病疫苗和破伤风疫苗。如果先接种了狂犬病疫苗和破伤风疫苗，需完成上述疫苗最后一针接种后，间隔14天再接种新冠疫苗。

16. 如何不被感染新冠肺炎？

答：人群对新型冠状病毒普遍易感，每个人都需要提高警惕，树立防范意识，保护自己不被感染。我们要避免接触新冠肺炎感染者，不去中高风险地区，避免去人员集中、空气不流通的密闭场所，避免参加集会、婚宴等聚集性活动，保持社交距离，减少不必要的医院就诊。外出时要正确佩戴具有有效防护作用的口罩，遵循科学的口罩佩戴流程，口罩佩戴后要定时更换。当手被呼吸道分泌物污染，接触过发热、呼吸道感染和呕吐腹泻患者，触摸过公共设施后要勤洗手。不随地吐痰，打喷嚏或咳嗽时用纸巾或袖肘遮挡住口、鼻。平时室内勤通风。在日常生活中坚持锻炼，保持良好的饮食和生活起居习惯。一旦出现发热、乏力等不适症状时要及时就诊，做到新型冠状病毒感染早发现、早诊断、早隔离、早治疗。新冠疫苗接种是目前唯一有效的主动防疫措施，大家要及早按规定完成新冠疫苗的全程接种，保护自己不被新型冠状病毒感染。

17. 不断变异的新型冠状病毒给我们带来了哪些挑战？我们该如何应对？

答：2022年3月，上海的新一轮新冠疫情牵动了全国人民的心。

疫情的主角——奥秘克戎变异株 *BA.2* 和 *BA.2.2* 进入了大家的视野，引起了人们的关注。

　　该变异株存在着大量基因组的突变，多个变异位点位于病毒的刺突蛋白上，这些基因组的突变增加了病毒与人体细胞的结合能力。与原始毒株比较，奥密克戎变异株具有以下特点：首先，潜伏期更短，传播速度更快。人在感染后通常 2～3 天就具有传染性，传播代际时间变短，传播加速。其次，传染性更强。该变异株存在明显的免疫逃逸现象，既往接种过新冠疫苗或曾经被感染的人群仍可被奥密克戎变异株再次感染，但全程接种疫苗的感染患者的重症率及死亡率大大降低。再次，隐匿性更强。人群感染后，症状轻微或无症状，这样主动筛查发现的病例极少，一旦新的感染者被发现时，疫情已经在社区传播了一段时间，明显增加了防控难度。最后，在疫情广泛流行的区域，没有接种新冠疫苗的老年人感染后发生重症和死亡的比例仍较高。据香港卫生署公布的数据显示，香港疫情中 80 岁以上未接种新冠疫苗的老年患者在奥秘克戎变异株流行期间死亡率为 16.5%，接近于武汉早期新冠疫情爆发时 80 岁以上老人感染后 14.8% 的死亡率，这与老人免疫力下降，感染病毒后诱发自身免疫失调导致的炎症反应，以及大多数老年患者都患有基础性疾病，感染后更易出现并发症有关。同时老年患者感染新冠肺炎后，易出现低氧血症，出现低氧血症后老年患者相关症状表现不明显，一旦低氧状态失代偿极易危及患者生命。

　　奥密克戎及其变异株的出现给我们的疫情防控带来了巨大的挑战，奥秘克戎绝不是所谓的"大号流感"，其变异株更不是新冠大流行的"终结者"。"躺平"是一些国家的无奈举措，"动态清零"才是符合中国实际的最佳选择。只要疫情一天不被有效控制，只要病毒还在人体间传播复制，新的变种病毒株还会不断出现，不管什么样的变异毒株，也不管传播能力如何增强，作为传染性疾病，其必须依赖 3 个环节才能流行起来。这 3 个环节就是传染源、传播途径、易感者。我国仍将继续全力防控新冠肺炎的流行，坚持动态清零政策，各地实行严格的风险等级划分防控措施，同时在城市中建立 15 分钟核酸圈，将会更有效地发现管控新型冠状病毒感染者。我们每个人应遵守国家防疫政策，做好个人防控，戴口罩，勤洗手，保持社交距离，避免前往中高风险地区和人多拥挤的地方，注意室内通风，做好个人和环境卫生。伴随抗新型冠状病毒特效药物的不断研发，以及新的新冠疫苗的研制和使用，相信我们一定能够战胜各种变异毒株，取得新冠抗疫战的胜利。

尹成伟　上海中医药大学附属曙光医院

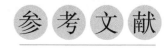

参考文献

1. 王晓琳，谢青．非酒精性脂肪肝的继发因素及诊断［J］．肝脏，2022，27（1）：109-113.

2. 柏帆，唐露霖，尚文斌．高脂血症的中医分类治疗探讨［J］．中医药学报，2022，50（2）：10-13.

3. 刘伟泽，范红敏．非酒精性脂肪肝影响因素研究进展［J］．现代养生（下半月版），2022，22（4）：571-574.

4. 柯星，沈立松．肿瘤标志物检测的溯源性研究进展［J］．中华预防医学杂志，2021，55（4）：545-550.

5. Kim M, Kim H, Han Y, et al. Prognostic Value of Carcinoembryonic Antigen (CEA) and Carbohydrate Antigen 19-9 (CA 19-9) in Gallbladder Cancer; 65 IU/mL of CA 19-9 Is the New Cut-Off Value for Prognosis ［J］. Cancers (Basel), 2021, 13(5): 1089.

6. 张怡洁，杨丽梦，熊旭东．肺纤通络方治疗中期特发性肺纤维化急性发作患者的临床疗效观察［J］．中国中西医结合急救杂志，2021，28（2）：174-177.

7. 吴艳旭，郭勃，蒙巍，等．特发性肺纤维化的中医治疗概述［J］．中外医学研究，2021，19（6）：194-196.

8. 王彦君，王雪林，李欣泽，等．中医药治疗特发性肺纤维化研究［J］．中国中医基础医学杂志，2021，27（6）：1033-1035.

9. 中成药治疗优势病种临床应用指南标准化项目组．中成药治疗冠心病临床应用指南（2020）［J］．中国中西医结合杂志，2021，41（4）：391-417.

10. 胡慧明，朱彦陈，于城安，等．山楂、决明子、泽泻提取物对高脂血症大鼠血脂水平、肝功能及 HMGCR 表达的影响［J］.中成药，2021，43（10）：2830-2834.

11. 字秋月，丁永丽，邓杨林，等.中医药治疗结节性甲状腺肿研究［J］.中国中医基础医学杂志，2021，27（5）：866-870.

12. 中国医药教育协会眩晕专业委员会，中国医师协会急诊医师分会.眩晕急诊诊断与治疗指南（2021 年）［J］.中华急诊医学杂志，2021，30（4）：402-406.

13. 李佳鑫，王冰，于淼.基于"扶正祛邪"治则的中药抗肿瘤作用机制的研究进展［J］.中草药，2021，52（18）：5751-5757.

14. 毕启瑞，李运，高敏，等.抗肿瘤中药研究进展［J］.中医肿瘤学杂志，2021，3（4）：1-11.

15. 国家消化系统疾病临床医学研究中心（上海），国家消化道早癌防治中心联盟，中华医学会消化病学分会幽门螺杆菌和消化性溃疡学组，全国幽门螺杆菌研究协作组.中国居民家庭幽门螺杆菌感染的防控和管理专家共识（2021 年）［J］.中华消化杂志，2021，41（4）：221-233.

16. 安玉秋，王惠娟，安玉鑫.胃息肉中医体质、证型及病理类型相关性研究进展［J］.中国中西医结合消化杂志，2021，29（7）：520-523，528.

17. 田锋亮，李延萍.中医药防治大肠息肉思路浅析［J］.中国民族民间医药，2021，30（17）：95-98.

18. 雒晓东，李哲，朱美玲，等.帕金森病（颤拘病）中医临床诊疗专家共识［J］.中医杂志，2021，62（23）：2109-2116.

19. 谢纬，刘玉，李亚清，等.中医药治疗特发性肺纤维化研究进展［J］.中国老年保健医学，2020，18（3）：91-94.

20. 覃潆玉，刘佳瑞，郑瑞茂.肥胖治疗的研究进展［J］.生理科学进展，2020，51（3）：167-173.

21. 中华医学会内分泌学分会.中国高尿酸血症与痛风诊疗指南（2019）［J］.中华内分泌代谢杂志，2020，36（1）：1-13.

22. 中国中医药研究促进会消化整合医学分会.成人幽门螺杆菌引起

的胃炎中西医协作诊疗专家共识（2020）［J］.中医杂志，2020，61（22）：2016-2024.

23. 孙雪，梁建庆，何建成，等.帕金森病中医证候的研究进展［J］.吉林中医药，2020，40（12）：1682-1686.

24. 任菁菁.新型冠状病毒肺炎社区防控［M］.北京：人民卫生出版社，2020.

25. 杨宝峰.新冠肺炎药物指导手册［M］.北京：人民卫生出版社，2020.

26. 中华医学会呼吸病学分会间质性肺病学组，中国医师协会呼吸医师分会间质性肺疾病工作委员会.特发性肺纤维化急性加重诊断和治疗中国专家共识［J］.中华医学杂志，2019，99（26）：2014-2023.

27. 杨志寅，任涛，马骏.内科危重病学（第3版）［M］.北京：人民卫生出版社，2019.

28. 郭宏洲，黄榕翀.2019ESC慢性冠状动脉综合征指南解读［J］.中国循环杂志，2019，11（34）：18-23.

29. Xia Y，Wu Q，Wang H，et al. Global regional and national burden of gout，1990-2017: a systematic analysis of the Global Burden of Disease Study［J］. Rheumatology (Oxford)，2019，pii: kez476.

30. 国家消化系统疾病临床医学研究中心（上海），国家消化道早癌防治中心联盟（CECA），中华医学会消化病学分会幽门螺杆菌学组，中华医学会外科学分会胃癌学组，中华医学会健康管理学分会，中国医师协会内镜医师分会消化内镜专业委员会，中国医师协会内镜医师分会消化内镜健康管理与体检专业委员会，中国抗癌协会肿瘤内镜专业委员会.中国幽门螺杆菌根除与胃癌防控的专家共识意见（2019年）［J］.中华消化杂志，2019，39（5）：310-316.

31. 中华医学会呼吸病学分会肺癌学组，中国肺癌防治联盟专家组.肺结节诊治中国专家共识（2018年版）［J］.中华结核和呼吸杂志，2018，41（10）：9.

你也能应对常见疾病

32. 刘博，杨旭，周荣斌，等.眩晕急诊诊断与治疗专家共识［J］.中华急诊医学杂志，2018，27（3）：248-253.

33. 招远琪，薛长利.阿尔茨海默病［M］.北京：人民卫生出版社，2018.

34. 李晓光，刘明生，崔丽英.肌萎缩侧索硬化的临床分型、分期及病情评估［J］.协和医学杂志，2018，9（1）：69-74.

35. 周诗远，石学敏.运动神经元病的中医研究进展及治疗现况［J］.中华中医药杂志，2018，33（6）：2468-2471.

36. 李晓曦.2016年美国临床内分泌医师协会.《甲状腺结节诊断和治疗临床实践医学指南》解读［J］.中国实用外科杂志，2017，37（2）：157-161.

37. 中华医学会消化病学分会幽门螺杆菌和消化性溃疡学组，全国幽门螺杆菌研究协作组.第五次全国幽门螺杆菌感染处理共识报告［J］.中华消化杂志，2017，37（6）：364-378.

参考文献

287

图书在版编目(CIP)数据

你也能应对常见疾病/熊旭东主编.—上海:上海科学普及出版社,2022.10
ISBN 978-7-5427-8285-4

Ⅰ.①你… Ⅱ.①熊… Ⅲ.①常见病-防治 Ⅳ.①R4

中国版本图书馆CIP数据核字(2022)第171993号

策划统筹　蒋惠雍
责任编辑　陈星星
助理编辑　郝梓涵
绘　　画　朱蕾蕾
装帧设计　赵　斌

你也能应对常见疾病
熊旭东　主编
上海科学普及出版社出版发行
(上海中山北路832号　邮政编码200070)
http://www.pspsh.com

各地新华书店经销　上海盛通时代印刷有限公司印刷
开本 890×1240　1/32　印张 9.375　字数 270 000
2022年10月第1版　2022年10月第1次印刷

ISBN 978-7-5427-8285-4　定价:48.00元
本书如有缺页、错装或坏损等严重质量问题
请向工厂联系调换
021-37910000